W0323181

Golf-Fitness für Dummies

Kelly Blackburn
& Steve Eubanks

Golf-Fitness für Dummies

Übersetzung aus dem
Amerikanischen
von Uwe Thiemann

mitp

Bibliografische Information Der Deutschen Bibliothek
Die Deutsche Bibliothek verzeichnet diese Publikation
in der Deutschen Nationalbibliografie;
detaillierte bibliografische Daten sind im Internet über
<http://dnb.ddb.de> abrufbar.

ISBN 3-8266-3119-6
1. Auflage 2004

Alle Rechte, auch die der Übersetzung, vorbehalten. Kein Teil des Werkes darf in irgendeiner Form (Druck, Fotokopie, Mikrofilm oder einem anderen Verfahren) ohne schriftliche Genehmigung des Verlages reproduziert oder unter Verwendung elektronischer Systeme verarbeitet, vervielfältigt oder verbreitet werden. Der Verlag übernimmt keine Gewähr für die Funktion einzelner Programme oder von Teilen derselben. Insbesondere übernimmt er keinerlei Haftung für eventuelle aus dem Gebrauch resultierende Folgeschäden.

Die Wiedergabe von Gebrauchsnamen, Handelsnamen, Warenbezeichnungen usw. in diesem Werk berechtigt auch ohne besondere Kennzeichnung nicht zu der Annahme, dass solche Namen im Sinne der Warenzeichen- und Markenschutz-Gesetzgebung als frei zu betrachten wären und daher von jedermann benutzt werden dürften.

Übersetzung der amerikanischen Originalausgabe:
Kelly Blackburn & Steve Eubanks: Golf Over 40 For Dummies®

Original English language edition Copyright © 2001 by Wiley Publishing, Inc., Indianapolis, Indiana
All rights reserved including the right of reproduction in whole or in part in any form.
This translation published by arrangement with Wiley Publishing, Inc.

Für Dummies, the Dummies Man logo and related trade dress are trademarks or registered trademarks of Wiley Publishing, Inc. in the United States and other countries.

© Copyright 2004 by mitp-Verlag/Bonn,
ein Geschäftsbereich der verlag moderne industrie Buch AG & Co.KG/Landsberg

Printed in Germany

Cartoons im Überblick

von Rich Tennant

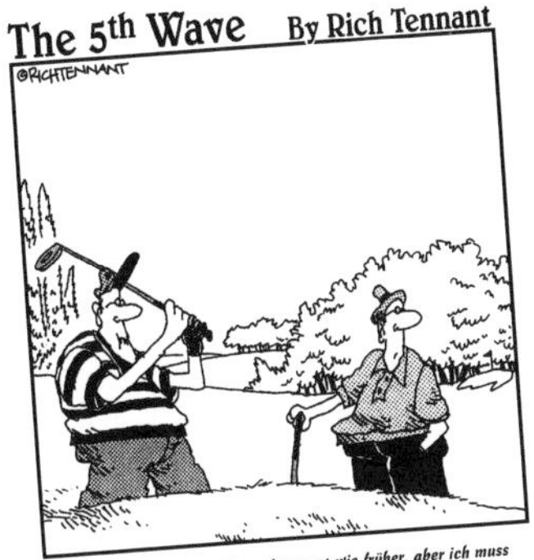

»Ich spiele vielleicht nicht mehr so gut wie früher, aber ich muss auch nicht mehr so lange daran denken.«

Seite 25

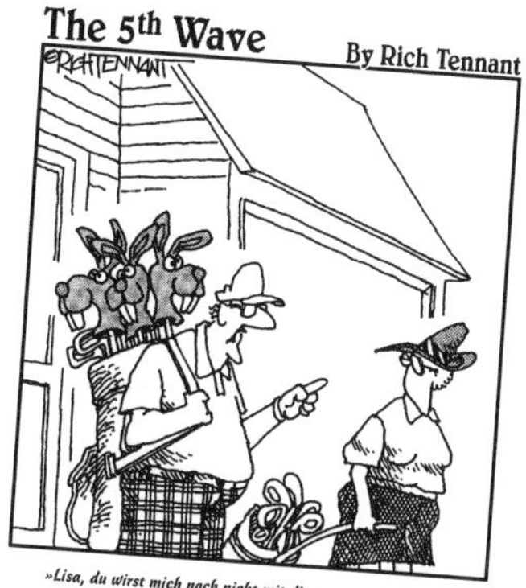

»Lisa, du wirst mich noch nicht mit diesem Hut im Golfclub blamieren wollen, oder?«

Seite 251

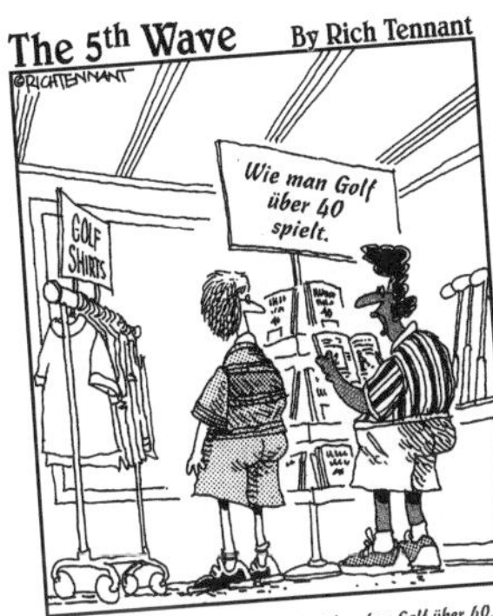

»Was soll daran so toll sein? Ich spiele schon Golf über 40, seit ich 20 bin«.

Seite 85

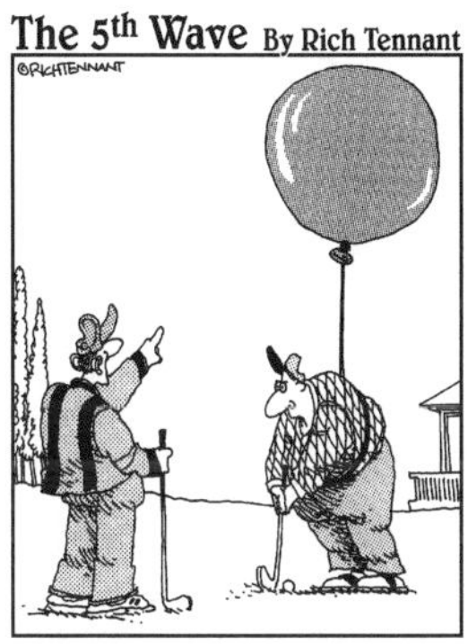

»Was denn? Er hält mich im Gleichgewicht.«

Seite 143

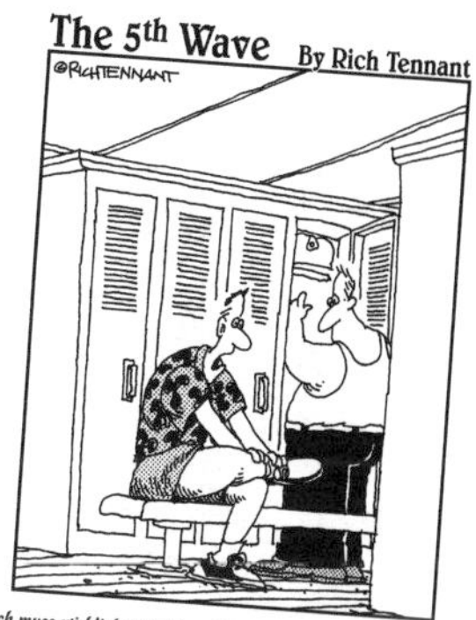

»Ich muss wirklich mehr üben. Als ich 20 war, rief ich bei jedem Schlag ›Attacke!‹. Mit 30 rief ich bei jedem Schlag ›Wau!‹. Und jetzt mit 50 rufe ich bei jedem Schlag ›Au!‹«.

Seite 219

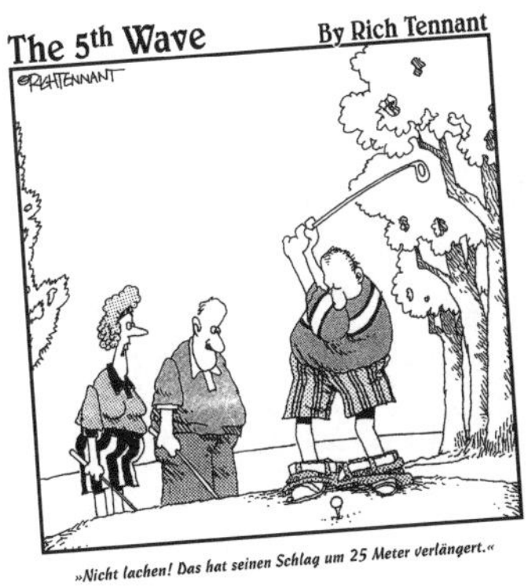

»Nicht lachen! Das hat seinen Schlag um 25 Meter verlängert.«

Seite 167

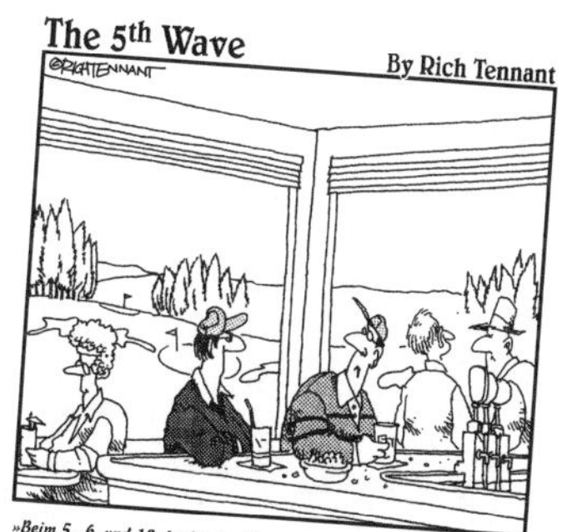

»Beim 5., 6. und 10. Loch habe ich einen Birdie geschlagen. Leider habe ich dabei jeweils das 3., 7. und 12. Loch gespielt.«

Seite 47

Fax: 001-978-546-7747
Internet: www.the5thwave.com
E-Mail: richtennant@the5thwave.com

Inhaltsverzeichnis

Teil II
Die Grundlagen und mehr 47

Kapitel 9
Den Oberkörper fit machen 111

Kapitel 10
Starke Wurzeln entwickeln: Kraft im Unterkörper 129

Teil IV
Gleichgewicht und Ausdauer verbessern 143

Kapitel 11
Gleichgewicht, Timing und Rhythmus 145

Kapitel 12
Ausdauer im Golfsport 155

Kapitel 18
Zu Hause trainieren 233

Kapitel 19
Die richtige Ernährung 243

Teil VII
Der Top-Ten-Teil 251

Kapitel 20
Zehn Fragen zur Einschätzung Ihres Spiels 253

Einführung

Wie sagte es doch der großartige Sportler und Entertainer Muhammad Ali anlässlich seines Rückzugs vom Boxen: »Alt zu werden ist schrecklich, aber immer noch besser als die Alternative.« Wie wahr. Niemand gibt gerne zu älter zu werden, insbesondere die Leute in den Vierzigern, die sich immer noch für aktiv und sportlich halten. Doch auch wenn die Vierziger die Blüte des Lebens sind (und ungeachtet der Erklärungen, besser drauf zu sein als die Teenager) ist niemand gegen die Auswirkungen des Alterns gefeit. Ganz gleich, wie fit oder aktiv Sie sind und wie jugendlich Sie aussehen oder sich fühlen: Der Körper verändert sich mit jedem Jahr in einer Weise, die all Ihre körperlichen Aktivitäten beeinflusst. Auch die letzte sportliche Bastion des Wochenendsportlers im mittleren Alter – Golf – verändert sich jenseits der 40er-Schwelle. Ihre Muskeln reagieren auf Reize des Gehirns anders; Ihre Reaktionen, Ihre Koordination und Ihre Geschicklichkeit ändern sich; Ihr Stoffwechsel und Ihre Ausdauer sind anders und Ihre Konzentrationsfähigkeit ist (hoffentlich) reifer.

Warum beginnt mit diesen scheinbar düsteren Aussichten ein Buch über allgemeine Golffitness? Zum einen ganz einfach, weil sicherlich viele der Leser dieses Buches bereits die 40 überschritten haben werden. Und zum anderen sollten sich die jüngeren der Tatsache bewusst sein, dass auch sie eines Tages an die Tür mit der Nummer 40 klopfen. Daher befassen sich auch die ersten drei Kapitel dieses Buches mit den Veränderungen beim Golfspiel für Menschen über 40. Die Leser aus dieser Altersgruppe werden einiges darin von sich selbst wieder finden und die jüngeren wissen, worauf sie sich einstellen müssen.

Doch es besteht kein Grund, den Mut sinken zu lassen. Diese Veränderungen sind weder gut noch schlecht, sie sind einfach anders. Und da sich Geist und Seele im Laufe der Zeit verändern, müssen Sie auch verschiedene Aktivitäten anders angehen. Golf ist da keine Ausnahme. Wenn Sie auch nach Ihrem 40. Geburtstag Ihre Scores senken und Ihr Spiel verbessern wollen, müssen Sie Ihre Art, sich vorzubereiten, zu üben und zu spielen verändern – und Sie müssen diese Veränderungen als natürlichen Bestandteil des Lebens akzeptieren. Sie brauchen sich nicht von den Folgen des Alters einwickeln zu lassen, besonders nicht bei Tätigkeiten, die Sie mögen, wie z. B. Golf. Es gibt keinen Grund, warum ein durchschnittlicher Golfer nicht mit 40, 50 oder 60 ausdauernder und genauer werden und niedrige Scores erzielen sollte. Das ist alles nur eine Frage der Vorbereitung und der Übung. Dieses Buch hilft Ihnen bei beidem.

Dies ist kein Einsteigerbuch. Ich setze gewisse Grundkenntnisse des Golfsports voraus. Falls Ihnen dennoch diese Kenntnisse fehlen, empfehlen ich Ihnen das Buch *Golf für Dummies* von Gary McCord (erschienen bei mitp).

Und das können Sie erwarten, wenn Sie eine angemessene Zeit auf die Übungen verwenden, die Sie in diesem Buch kennen lernen:

- ✔ Sie erhöhen Ihre Kraft, auf dem Golfplatz und anderswo.
- ✔ Sie erzielen eine messbare Erhöhung Ihrer Schlagweite und einen bemerkenswerten Unterschied bei Ihrer Genauigkeit.
- ✔ Sie verbessern Ihre Geschmeidigkeit.
- ✔ Sie erhöhen Ihre Ausdauer.
- ✔ Sie senken Ihre Scores.
- ✔ Sie werden mehr Freude am Golfsport haben als je zuvor.

Wie Sie dieses Buch verwenden

Zur Veranschaulichung vieler Beispiele und Übungen in diesem Buch finden Sie zahlreiche Bilder. Die Personen auf den Bildern sind Spieler der Senior Tour wie etwa Larry Nelson und LPGA-Spieler wie Laura Baugh sowie Profis und Amateure verschiedenen Alters und verschiedener Körpertypen. Eines haben sie jedoch alle gemein: Sie haben einige Jahre auf dem Buckel und wollen alles Notwendige tun um ihr Golfspiel zu verbessern.

Vielleicht sind Sie nicht so stark und beweglich wie diese Leute, aber das sollte Sie nicht entmutigen. Die Kraft- und Dehnübungen in diesem Buch passen für Golfer jedes Alters, egal, wie geschickt sie sind oder welchen Körpertyp sie haben.

Ich erzähle manchmal auch Anekdoten von Tourspielen, Clubprofis, guten Amateuren und Golfern mit hohem Handicap, die aus den von mir umrissenen Grundsätzen Nutzen gezogen haben. Diese Geschichten geben Ihnen authentische Beispiele für das, was Sie zu erwarten haben.

Sie können dieses Buch überfliegen und von Kapitel zu Kapitel springen um Aspekte zu finden, die auf Ihr Golfspiel besonders zutreffen, oder Sie können es Seite für Seite lesen. Wie auch immer Sie vorgehen, nehmen Sie das Buch immer mit, wenn Sie mit Ihrem neuen Golftrainingsprogramm beginnen. Dieses Buch ist kein literarisches Meisterwerk. Es ist ein Handbuch für Golfer. Wenn Sie es als solches behandeln und regelmäßig Ihre Fortschritte überprüfen, kann dieses Buch für Sie eine wertvolle Anleitung sein um Ihre Spielfreude aufrecht zu erhalten

Wie dieses Buch aufgebaut ist

Ich habe dieses Buch in sieben Teile unterteilt, von denen jeder zwei oder mehr Kapitel enthält. Dies ist der Aufbau der einzelnen Teile.

Teil I: In der Blüte Ihres Lebens spielen

Körper und Geist ändern sich in der zweiten Lebenshälfte. In diesem Teil lernen Sie die physiologischen und psychologischen Veränderungen kennen und erfahren, wie diese Ihr Golfspiel beeinflussen und was Sie dagegen tun können.

Teil II: Die Grundlagen und mehr

Die Grundlagen des Golfschwungs haben in den letzten Jahren einige Änderungen durchgemacht. Spieler und Lehrer haben den Schwung verändert um ihn den technologischen Verbesserungen, den veränderten Golfplätzen und den anderen Trainingsmethoden anzupassen. Niemand würde einem jungen Spieler, der das Spiel heute mit Titaniumschläger erlernt, Golf auf dieselbe Weise beibringen wie einem Golfer in den 20er oder 30er Jahren, der mit Hickoryhölzern gespielt hat. Ähnliche Prinzipien gelten auch für den Alterungsprozess. Wenn sich Ihr Körper verändert, müssen auch die Grundlagen des Spiels angepasst werden um diese Veränderungen auszugleichen.

Teil III: Problemzonen und wie man sie mit Fitness wieder hinbekommt

Es ist nie zu spät um sich für Golf in Form zu bringen. In diesem Teil lernen Sie die Art von Übungen kennen, die Sie in Ihr Trainingsprogramm einbinden müssen um Ihr Spiel zu verbessern.

Teil IV: Gleichgewicht und Ausdauer verbessern

Der Golfschwung ist wie ein Ballett, ebenso wundervoll und flüssig wie schwierig. Wie bei allen sportlichen Tätigkeiten sind Gleichgewicht und Ausdauer auch beim Golf wesentliche Komponenten. In diesem Teil erfahren Sie, warum das so ist und wie Sie Ihre Balance und Kondition verbessern.

Teil V: Golf ist kein Mannschaftssport: Verletzungen vermeiden

Beim Golf muss man nicht laufen, springen, fangen, werfen oder mit anderen Mitspielern in aggressiven Kontakt geraten. Daher glauben viele Leute, sie könnten sich auf dem Golfplatz nicht verletzen. Das sind dann genau die Leute, die man dann im Bett findet, sei es mit Rückenkrämpfen oder mit den Armen in den Schlingen. Golf wirkt auf den Körper in einer Weise ein, die Verletzungen verursachen kann, wenn Sie nicht die nötigen Vorkehrungen treffen. In diesem Teil erfahren Sie, wie Sie diese Verletzungen vermeiden.

Teil VI: Die Golf-Fitness auf eine höhere Stufe führen

Trainieren ist keine einmalige Angelegenheit und es gibt kein Geheimnis um zu Golf zu spielen. In diesem Teil lernen Sie die Programme kennen, die Sie regelmäßig ausführen sollten um Ihre Scores zu senken.

Teil VII: Der Top-Ten-Teil

In diesem Teil gebe ich Ihnen Selbsteinschätzungstest, Übungen und Programme und zeige Ihnen die Fehler auf, die Sie vermeiden müssen, wenn Sie vorwärts kommen wollen. Wenn Sie sich lange genug mit diesem Teil befassen, werden Sie es an Ihren Scores ablesen können.

Die Symbole in diesem Buch

In diesem Buch gibt es mehrere hilfreiche Symbole (die kleinen Bildchen am Rand), die Sie zu den von Ihnen benötigten Symbolen führen. Diese Symbole werden verwendet:

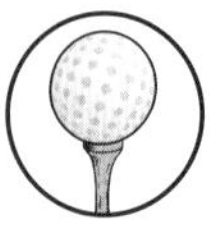

Dieses Symbol signalisiert Ihnen, dass Sie nun an den Erfahrungen eines Tourprofis teilhaben werden.

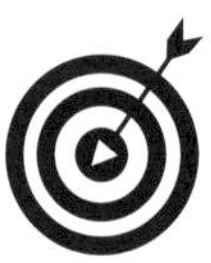

Dies sind wichtige und bewährte Informationen von einem Menschen, der die Besten dieses Spiels trainiert. Schenken Sie ihnen besondere Aufmerksamkeit.

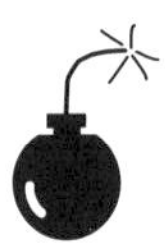

Wenn Sie diesen Anweisungen nicht folgen, könnten die daraus resultierenden Probleme einen Pot Bunker einfach erscheinen lassen.

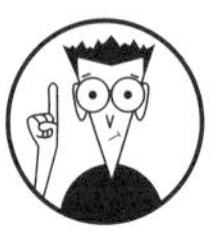

Diese Inhalte sind so technikbezogen, dass Titanium überholt erscheint. Sie können diese Stücke überspringen, wenn Sie nicht alle technischen Details wissen wollen.

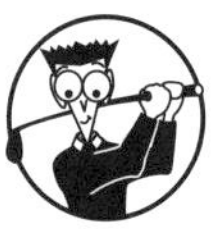

Dieses Symbol markiert den Rat von Golfprofis und weiht Sie auch in einige Übungsgeheimnisse ein, mit denen Sie Ihr Spiel verbessern können.

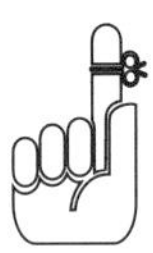

Hier finden Sie Informationen, die sich wiederholen, die sich wiederholen.

Wie es weitergeht

Sie halten ein Buch in Händen, dass die Art verändern kann, wie Sie auf dem Golfplatz aussehen, sich fühlen, handeln und (am allerwichtigsten) abschneiden. Um loszulegen holen Sie Ihre Schläger hervor und ziehen Sie die Sporthosen an. Es ist an der Zeit Ihr Golfspiel für immer zu verändern.

Teil I

In der Blüte Ihres Lebens spielen

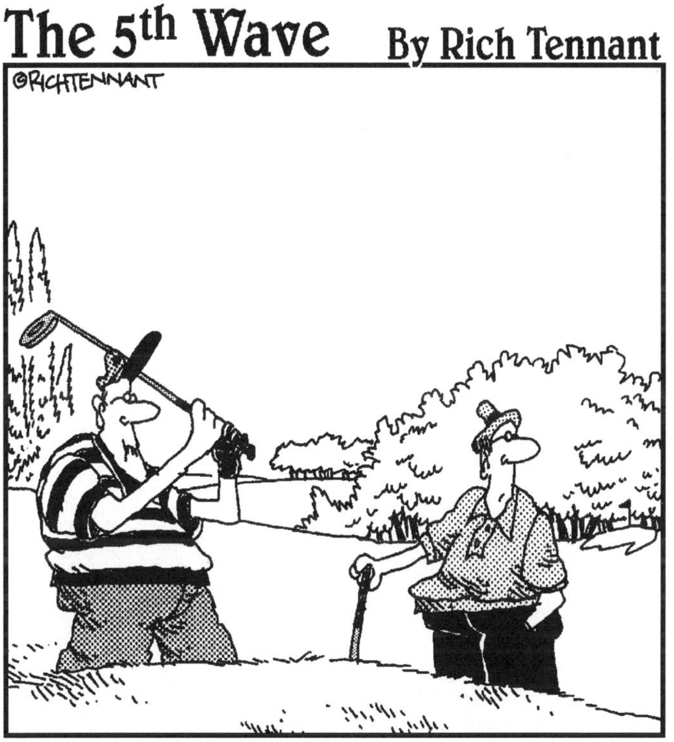

»Ich spiele vielleicht nicht mehr so gut wie früher, aber ich muss auch nicht mehr so lange daran denken.«

In diesem Teil ...

Hier erkläre ich die Auswirkung des Alterns auf den Körper und wie die körperlichen und geistigen Veränderungen Ihr Golfspiel beeinflussen. Ich breche auch eine Lanze für die Fitness und zeige Ihnen, warum es für Sie unerlässlich ist, jetzt Schritte zu unternehmen um Ihre Kraft, Beweglichkeit und Ausdauer zu verbessern. Denn andernfalls hätten Sie später die Konsequenzen zu tragen. Dazu gehören eine kürzere Abschlagsweite, geringe Konsistenz mit den Eisen, niedrigere Ausdauer und höhere Scores. Sie brauchen nicht in dieses Loch zu fallen. Wenn Sie die Auswirkungen des Alterungsprozesses auf Ihren Körper verstehen und Schritte unternehmen um ihnen zu begegnen, kann Ihnen das dabei helfen, ein besserer Golfer zu werden. Ganz zu schweigen davon, dass Sie ein gesünderer, glücklicherer und positiver eingestellter Sportler sein werden.

Wie anders Golf in der zweiten Lebenshälfte ist!

1

In diesem Kapitel

- Veränderungen an Ihrem Körper nach dem 40. Geburtstag
- Wie die besten Golfer sich dem Alterungsprozess entgegenstemmen
- Warum es nie zu spät ist, besser zu werden

»Die Zeit von 40 bis jetzt waren wahrscheinlich meine besten Golfjahre.«

Loren Roberts

Seit einem halben Jahrhundert wird Golf als das »Spiel des Lebens« bezeichnet. Anscheinend weiß niemand, wo dieser Ausdruck seinen Ursprung hat, aber er stimmt. Sie können Golf spielen, sobald Sie alt genug sind um zu laufen, bis zu dem Zeitpunkt, an dem Sie zu alt sind um zu stehen. Menschen zwischen 9 und 90 haben Freude an diesem Spiel und spielen weiterhin mit demselben Enthusiasmus wie früher. Das bedeutet jedoch nicht, dass Golfer, die ein Leben lang spielen, auch immer gut spielen. In jedem Leben kommt der Zeitpunkt, wenn der Körper nicht mehr so reagiert wie früher – Bewegungen, die in jungen Jahren leicht auszuführen waren, werden nun schwieriger.

In dieser Hinsicht ist Golf nicht einzigartig. Wenn Sie je ein Baseball-Spiel der Old Timers gesehen haben, kennen Sie die deprimierenden Auswirkungen des Alterns auf sportliche Fähigkeiten. Legenden dieses Spiels sehen aus wie sich langsam bewegende Amateure mit Hinken, Schmerzen und ausgedehnten Mittelpartien. Das gleiche gilt für Football, Basketball, Hockey, Fußball, Schwimmen und fast jede andere Sportart, die Ihnen einfällt. Ganz gleich, wie großartig diese Sportler in ihren Teen-, Twen- oder 30er Jahren waren, wenn sie die 40 erreichen, stellen sie fest, dass sie Probleme haben gegen Spieler anzutreten, die halb so alt sind wie sie.

Glücklicherweise können Golfer diesen Niedergang hinauszögern. Sehen Sie sich nur Ben Hogan an, den großen Spieler der 50er Jahre, der immer noch für einen der besten gehalten wird, die je gespielt haben. Hogan erlebte seine größten Erfolge nach seinem 40. Geburtstag. Payne Stewart, der Champion der U.S. Open von 1999, der im selben Jahr tragischerweise bei einem Flugzeugabsturz ums Leben kam, hatte sein bestes Jahr mit 42 und Tom Watson gewann weiterhin Veranstaltungen der PGA-Tour mit 48 Jahren. Im Jahre 2000 erreichte Watson sogar mit 50 Jahren die Top 10 der PGA-Meisterschaft. Niemand stellt das Talent und die Beharrlichkeit von Hale Irwin in Frage, der drei Saisons lang die Senior PGA Tour dominierte und immer noch gut gegen die jungen Leute spielt. Tom Kite konnte auch mit Anfang 50 immer noch mit jüngeren Spielern wie Tiger Woods oder David Duval mithalten.

Setzen Sie das in Kontrast mit Spielern wie Fred Couples, der mit 41 Jahren pensioniert war, und Ben Crenshaw, der im Alter von 46 mehr Runden in den 80ern hatte als jeder andere aktive Teilnehmer der PGA Tour.

Was also war der Unterschied? Warum konnte Tom Watson mit 48 immer noch gewinnen, während der zwei Jahre jüngere Ben Crenshaw 80 Schläge benötigte? Warum begab sich Fred Couples im selben Alter in die Halbpensionierung, in dem Ben Hogan drei große Meisterschaften gewann?

Ein Teil der Antworten liegt in den Genen und in der unterschiedlichen Art, in der Leute altern. Aber Sie können nicht alle diese Unterschiede auf Glück oder Vererbung schieben. In der überwältigenden Mehrheit der Fälle waren die Spieler, die noch lange nach ihrem 40. Geburtstag konkurrenzfähig blieben, auch diejenigen, die die widrigen Aspekte des Alterns anerkannten und Schritte einleiteten um diesen Einhalt zu gebieten. Stewart beispielsweise verbrachte in den zwei Jahren nach seinem 40. Geburtstag mehr Zeit im *Fitness Trailer* der PGA Tour (ein mobiles Fitnessstudio, das die Tour jede Woche begleitet) als in den 15 Jahren zuvor. Dasselbe gilt für Tom Watson, der in den 70er und 80er Jahren nur selten die Tür des Fitnessstudios durchschritt, dies aber in den 90er Jahren, nach seinem 40. Geburtstag, regelmäßig tat.

Wie alle erfolgreichen Golfer in der zweiten Lebenshälfte erkannten Watson, Stewart, Irvin, Kite und die anderen die Notwendigkeit aktiv zu werden und unternahmen etwas.

Was sich verändert

Das Leben ist mit 40 keinesfalls zu Ende. Sie gehen nicht am Abend vor Ihrem 40. Geburtstag ins Bett, fühlen sich großartig und wachen am nächsten Morgen altersschwach und senil auf. Das Altern ist viel subtiler, insbesondere wenn es um Golf geht.

Viele Golfer über 40 schwören, dass ihr Spiel heute besser sei als vor 20 Jahren – dass sie am Tee länger abschlagen und ihre Eisen mit 40 Jahren 10 Meter weiter schlagen als mit 20. In manchen Punkten stimmt das. Neue Ausrüstung und Technologie halfen durchschnittlichen Golfern dabei, längere und gerade Schläge zu schlagen. Verbesserte Gras- und Platzbedingungen haben es den Leitern ermöglicht, die Golfplätze in besserem Zustand zu halten. Diese Faktoren zusammen können älteren Golfern die Illusion vermitteln, dass sie mit 40 stärker und weiter sind als mit 20.

Die Wahrheit ist, dass sich an Ihrem Körper alles verändert, wenn Sie älter werden:

- ✔ Ihre Koordination zwischen Auge und Hand verschlechtert sich.
- ✔ Ihr Körperbau verändert sich.
- ✔ Ihre Kraft, Geschmeidigkeit und Ausdauer nehmen ab.
- ✔ Ihre Willenskraft ist nicht mehr das, was sie mal war.

Die Veränderungen in Ihrem Körper fühlen

Sie wissen, dass Sie nicht ewig so stark, schnell oder geschmeidig bleiben wie in Ihren jungen Jahren. Aber nicht alle verstehen, was genau mit dem Körper beim Altern geschieht.

Kraft und Stärke beginnen abzunehmen, wenn Sie Ende 20 sind. Mit etwa 28 beginnen Sie Muskelmasse zu verlieren und bis 65 verlieren Sie mindestens 20 Prozent Ihrer Kraft und 50 Prozent Ihrer Herz-Kreislauf-Leistungsfähigkeit.

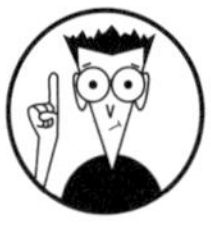

Diese Veränderungen markieren den Anfang einer negativen Abwärtsspirale. Weniger Muskeln bedeuten weniger aktives Körpergewebe um Kalorien zu verbrennen – also verlangsamt sich Ihr Stoffwechsel. Ein langsamerer Stoffwechsel führt häufig zu einem Verlust an Herz-Kreislauf-Fitness – das resultiert in einer geringeren Blutzufuhr zu den Muskeln. Dies wiederum erzeugt eine Reduktion des *Schlagvolumens* (das ist eigentlich die Blutmenge, die das Herz pumpt). Das fehlende Blut schwächt und verengt die sich ohnehin schon abbauenden Muskeln und verringert die Blut- und Sauerstoffzufuhr zum Gehirn. Neben schwächeren, steiferen und leichter ermüdenden Muskeln, die Sie bekommen, verlieren Sie auch noch die Fähigkeit, sich zu konzentrieren und konzentriert zu bleiben.

Zusätzlich geht mit dem Alter auch noch das Kollagen zurück, die strukturelle Basis für Sehnen. Das bedeutet, dass Ihre Sehnen zur gleichen Zeit straffer werden, zu der sich Ihre Muskeln versteifen. Und als ob das nicht schon schlimm genug wäre, kompensieren Ihre Sehnen diesen Verlust durch *Überbrückung* oder Verbindung mit anderen Sehnenfasern. Diese Überbrückung gibt den Sehnen zwar ihre Stärke zurück, macht sie aber auch weniger geschmeidig.

Die Auswirkungen dieser Vorgänge zeigen sich Mitte bis Ende 30, wenn Sie feststellen, dass Sie den 100-Meter-Lauf nicht mehr so schaffen wie früher oder dass Sie den Korbwurf nicht mehr so hinkriegen, wie Sie es mal konnten. Ihre Reaktionszeit hat sich verlangsamt und Ihre Muskeln brauchen für die Reaktion länger. Der Geist bleibt willig, nur das Fleisch will einfach nicht reagieren.

Die Veränderungen in Ihrem Golfspiel erkennen

Eine merkliche Abnahme in der Leistungsfähigkeit beim Golf tritt jedoch für gewöhnlich später auf. Niemand wirft Ihnen einen Golfball zu und erwartet, dass Sie ihn treffen. Sie müssen auch nicht von einem Abschlag zum nächsten rennen. Das bedeutet aber nicht, dass Ihre Golfmuskeln nicht schwinden oder dass Ihre Geschmeidigkeit dieselbe ist wie immer. In der zweiten Lebenshälfte machen sich die Schwächen und Zusammenziehung der Muskeln beim Golf bemerkbar. Die Ergebnisse sind:

- ✔ Weniger Flexibilität und verminderte *Drehung* (Rotation der Schultern und Hüften während des Schwungs)
- ✔ Schwächere Arme und ein schwächerer Rumpf

- ✔ Ermüdung in den wichtigen Golfmuskeln, was zu inkonsistenten Schwüngen und geringerer Schlägerkopfgeschwindigkeit führt.
- ✔ Verlust von Geschicklichkeit oder *Touch* auf dem Grün
- ✔ Zunahme von Rücken- und Gelenkverletzungen

Inspiration bei den Profis holen

Mag dies auch alles trostlos erscheinen, ich habe gute Nachrichten. Wenn Sie sich entschließen etwas zu tun, können Sie die meisten dieser negativen Erscheinungen von sich fernhalten. Es kommt nur darauf an, die richtigen Dingen für Ihren Körper zu tun und sich an ein golfspezifisches Trainingsprogramm zu halten, der jeden Aspekt Ihres Spiels verbessern kann. (Und natürlich schadet es auch nichts, dieses Buch zu lesen.) Nehmen Sie die folgenden aufbauenden Beispiel zweier PGA-Profis.

Als der frühere Champion der U.S. Open Hubert Green (siehe Abbildung 1.1) 52 wurde, stellte er bei sich ein ernsthaftes Problem fest. Trotz seines unorthodoxen Schwungs, der immer blitzschnell war, zog sich Green quasi von der regulären Tour zurück, als er Anfang 40 war. Doch nach seinem 50. Geburtstag fand er auf der Senior PGA Tour ein neues Leben wie so viele frühere Champions. Das einzige Problem war, dass Greens Schwung mit 52 immer noch so schnell war wie mit 22. Das Resultat bestand darin, dass er mit Verletzungen und einem unbeständigen Spiel konfrontiert wurde.

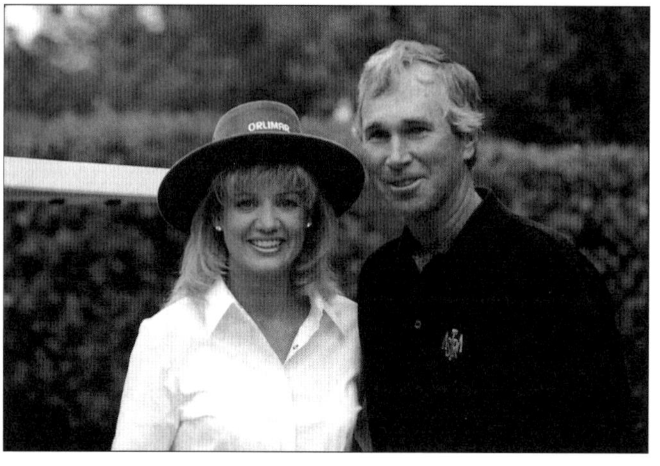

Abbildung 1.1: Der Sieger der U.S. Open und der PGA-Meisterschaft Hubert Green

Sechs Wochen nach Saisonbeginn sprach Green mich an und sagte, er wolle sein Spiel und seinen Körper wieder in Form bringen. Das war ein riskanter Schritt, jeder Körper reagiert auf

Training anders und wenn Sie 30 Jahre lang nicht trainiert haben, kann alles passieren. Green hätte gut darauf ansprechen und sein Spiel verbessern können oder sein Körper hätte schlecht auf die frühen Stationen des Trainingsprogramms reagieren können. Dies wiederum hätte möglicherweise zu einer abgrundtief schlechten Saison geführt.

Glücklicherweise liefen die Dinge zu seinen Gunsten. Er begann ein Kraft- und Ausdauerprogramm, das ich für ihn entworfen hatte. Dieses beinhaltete eine ordentliche Menge Beweglichkeitstraining. Danach konnte Green seine durchschnittliche Schlagweite um 12 Meter und seine Genauigkeit um 5 Prozent erhöhen. Er wurde zu einem der zehn am besten verdienenden Spieler und erlebte als Senior seine erste Saison mit mehreren Siegen.

Das Training war harte Arbeit, aber Green beklagte sich nicht über die Ergebnisse.

Der ehemalige Masters-Champion Tommy Aaron fand sich in einer ähnlichen Situation wie Green. Mit einem langen, flüssigen Schwung und einer großen, dünnen Gestalt dachte Aaron (siehe Abbildung 1.2) niemals, das Training – insbesondere Training mit Gewichten und Dehnübungen – seinem Golfspiel helfen würde.

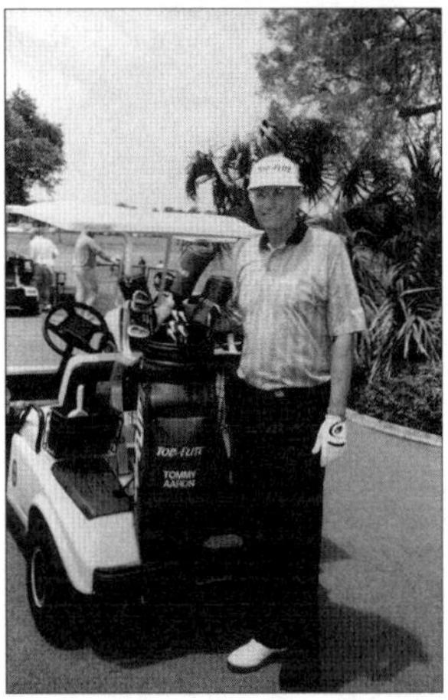

Abbildung 1.2: Masters-Champion Tommy Aaron

Zwei Monate vor seinem 60. Geburtstag wurde Aaron bekehrt. Er trat an mich heran, weil er zum ersten Mal in seinem Leben ein Fitnessprogramm aufstellen wollte. Zu diesem Zeitpunkt konnte er aus dem Stand seine Zehen nicht erreichen. Drei Jahre Später hatte er seine Stärke und Geschmeidigkeit verdoppelt. Im Jahr 2000 wurde er mit 63 Jahren der älteste Mann in der Geschichte, der das Masters gewann.

Angesichts dieser Beispiele fragen Sie sich vielleicht, ob ein Gesundheits- und Fitnessprogramm einen 08/15-Golfer in einen Tour-Champion verwandeln kann. Ganz sicher nicht. Aber eine gute Ernährung und golfspezifische Übungen können Ihre Golfscores verbessern und Ihnen ein bestmögliches Spiel gewähren.

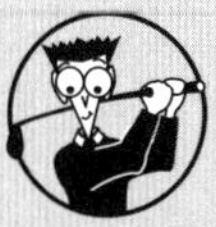

Gary hatte völlig Recht

Im Alter von 65 Jahren gilt Gary Player nun als der Gottvater der modernen Golf-Fitness-Bewegung. In den 60er und 70er Jahren, als Gary Player neben Arnold Palmer und Jack Nicklaus einer der drei besten Spieler der Welt war, machten sich viele Spieler über seine Hingabe an das Training lustig. Nicklaus sagte ganz öffentlich, dass Garys Gewichtheben und seine Sit-Ups letztendlich seinem Golfspiel schaden würden. Aber Gary blieb unerschrocken, ging jeden Tag ins Fitnessstudio und pries die Heilkraft des Trainings gegenüber einer Gruppe von Golfern, die mit dem Finger auf ihn zeigten und kicherten, bevor sie sich im Umkleideraum einen zur Brust nahmen.

Wie hat sich dies geändert! All diejenigen, die sich über Gary lustig gemacht haben, weil er Karottensaft trank und Hanteln hob, stehen jetzt im Fitnessstudio neben ihm, stemmen Gewichte, joggen, fahren Fahrrad und ernähren sich gesünder. Sogar Nicklaus trainiert!

Beim Senior Skins Game im Januar 2000 setzte Gary Player einen Meilenstein, indem er der erste Profigolfer wurde, der mindestens einen Profi-Event in sechs verschiedenen Jahrzehnten gewann. Es sieht so aus, als ob Gary Recht hatte.

Den Golfkörper fit halten

2

In diesem Kapitel

- Die Stärken und Schwächen Ihres Körpers einschätzen
- Die vier grundlegenden Elemente der Fitness entdecken
- Die Fallen erkennen, die durch Vernachlässigung der Fitness entstehen

»Golf ist ein Spiel, in dem es auf und ab geht. Und üblicherweise werden Sie während einer Partie Golf nicht alle Phasen Ihres Spiels in Bestform absolvieren. Aber wenn es dann doch passiert, können alle möglichen Typen wirklich niedrige Scores schlagen. Es gab Zeiten, in denen es so aussah, als ob alles zusammenkäme, aber dann ging mir doch noch an den letzten neun Löchern die Energie aus. Da beschloss ich etwas zu unternehmen.«

Larry Nelson

Was immer Sie auch lesen oder hören, Sie können den Alterungsprozess nicht aufhalten. Ermattung, Erschlaffung, Durchhänger, Wehwehchen und Schmerzen sind natürliche Bestandteile des Älterwerdens und keine Medikamente, Diäten, Trainingsprogramme und Heilkräuter können dies aufhalten. Beim Golf manifestieren sich diese Auswirkungen in einer geringeren Schlagweite, in geringerer Genauigkeit bei Schlägen mit dem Eisen, in einem Verlust des Gefühls beim kurzen Spiel sowie in körperlicher Ermüdung während einer Runde und Schmerzen danach. Sie erleben vielleicht nicht alle diese Probleme, aber es ist recht wahrscheinlich, dass Sie bereits eines oder zwei davon festgestellt haben. Und Sie können sich sicher sein, dass weitere unterwegs sind.

Aber geben Sie nicht auf. Nur weil Sie den Alterungsprozess nicht stoppen können, heißt das noch nicht, dass Sie nicht alles Ihnen mögliche tun können um dessen Auswirkungen hinauszuzögern. Gewiss, es wird Körperteile geben, die schmerzen, wenn Sie älter werden, und Sie werden eine Abnahme von Kraft, Koordination und Gefühl feststellen. Aber Sie können Schritte ergreifen um die Auswirkungen des Alterns auf Ihr Golfspiel zu minimieren. Um diese Schritte zu ergreifen müssen Sie zuerst einige Dinge über Ihren Körper und über die Alterserscheinungen bei sich herausfinden.

Ihren Körpertyp bestimmen

Alle Golfer sind verschieden. Sie besitzen verschiedene Körpertypen, verschiedene Stoffwechsel, verschiedene körperliche Fähigkeiten und verschiedene Schmerzen. Diese Unterschiede beeinflussen nicht nur das Erscheinungsbild der Golfer, sondern auch die Art, wie sie den Golfschläger schwingen.

Bevor Sie die Auswirkungen des Alterns auf Ihren Körper vollständig verstehen können, müssen Sie Ihren Körpertyp analysieren. Welcher der folgenden Körpertypen trifft am besten auf Sie zu?

- **Ektomorph:** Das ist ein dünner Mensch mit kleinen Knochen, sehr wenig Körperfett und einem hohen Stoffwechsel, der sich anstrengen muss um Muskel- und Körpermasse aufzubauen. Die meisten ektomorphen Menschen legen im Laufe ihres Lebens in ihrer Bauchregion ein wenig Gewicht zu, aber niemals in der Weise wie andere Menschen. Für gewöhnlich haben sie keine Probleme mit Ausdauer und Energie, aber im Alter verlieren sie sehr schnell an Kraft. Golfprofis wie Laura Baugh (Abbildung 2.1), Tommy Aaron und Joe Imman gehören in diese Kategorie.

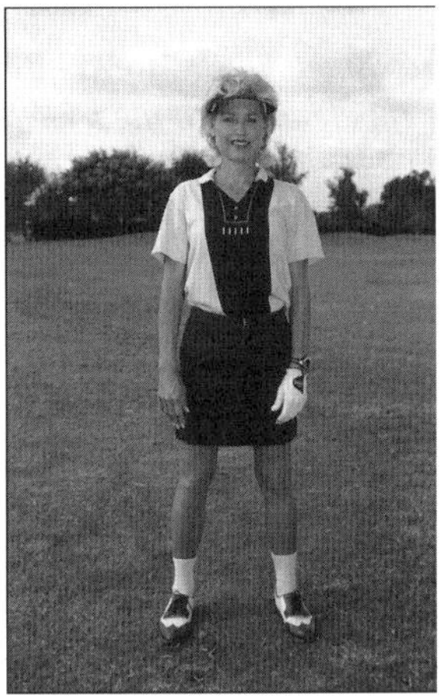

Abbildung 2.1.: Ektomorphe Menschen wie Laura Baugh sind üblicherweise klein und besitzen nur wenig Körperfett.

- **Mesomorph:** Das ist eine Person mit großen Knochen, bedeutender Muskelmasse und solider Statur. Mesomorphe Menschen sind von Natur aus stark und verlieren nicht so schnell an Kraft wie andere Körpertypen. Sie neigen auch dazu, im Alter Fett anzusetzen. Krafttraining ist für mesomorphe Personen kein großes Problem, aber Untätigkeit führt zu zusätzlichen Pfunden (an allen falschen Stellen) und einer wesentlichen Abnahme ihrer Herz-Kreislauf-Leistungsfähigkeit. Sie können schneller ermüden als früher, selbst wenn sie keine Kraft eingebüßt haben. Die Golfer Greg Norman und Larry Nelson (Abbildung 2.2) sind Paradebeispiele für diesen Körpertyp (obwohl sich beide Spieler in ausgezeichneter körperlicher Verfassung befinden).

- **Endomorph:** Das ist eine schwere Person mit viel Körperfett und geringem Muskelanteil. Diese Menschen sind anfällig für dramatische Gewichtsschwankungen und können schnell außer Atem kommen und ermüden. Auch Kraft und Geschwindigkeit sind bei ihnen fraglich. Endomorphe Menschen können zwar in ihren Teenagerjahren, ihren 20ern und vielleicht noch bis Mitte 30 stark und schnell sein, doch wenn sie die 40 überschreiten, verlieren sie mit alarmierender Geschwindigkeit an Kraft und ihre Reflexe werden bedeutend langsamer. Golfer wie Craig Stadler (Abbildung 2.3) und Billy Casper sind Bespiele für den endomorphen Körpertyp. (Selbst Jack Nicklaus geht als endomorph durch, obwohl er große Anstrengungen unternimmt sein Gewicht zu kontrollieren und seine Kraft durch ausgefeiltes Training zu erhalten.)

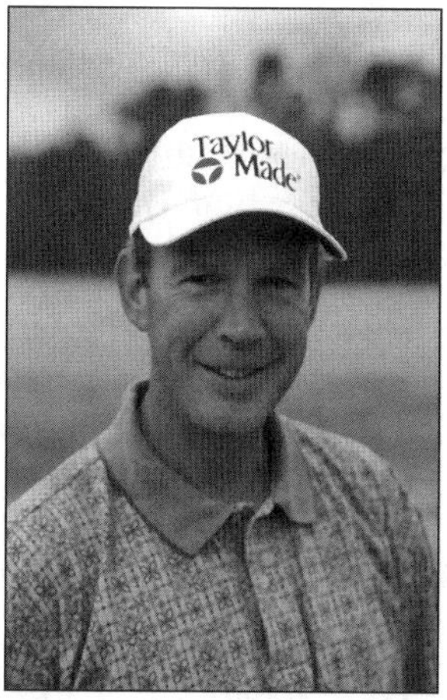

Abbildung 2.2: Larry Nelson

Nicht jeder Golfer fällt exakt in eine dieser Kategorien. Aber wenn Sie bei Ihrer Selbsteinschätzung ehrlich zu sich sind, wissen Sie, welcher Körpertyp Sie am besten beschreibt, und Sie können sich Ihr Golftraining auf Ihre spezifische körperliche Verfassung zuschneiden. Wenn Sie beispielsweise einen ektomorphen Körper haben, können Sie Ihr Golfspiel verbessern, indem Sie Ihr Training auf Kraft- und Muskelaufbau ausrichten, verbunden mit zahlreichen Dehnübungen. Wenn Sie eher in die Kategorie Mesomorph fallen, sollten Sie Ihr Training mehr auf Ausdauer- und Herz-Kreislauf-Training ausrichten (siehe Kapitel 12), wobei zielgerichtete Kraft- und Dehnübungen dieses Programm ergänzen. Endomorphe Menschen sollten sich auf Fett verbrennende, aerobe Übungen konzentrieren. Dazu gehören Kraft aufbauende Programme, die überschüssiges Fett in Muskeln umwandeln.

Keine zwei Golfer gleichen einander, auch nicht bei der Tour. Ihre Trainingsansprüche sind genauso spezifisch und einzigartig wie Ihr Golfschwung. Behandeln Sie diese Bedürfnisse mit der gleichen Umsicht wie jeden anderen Aspekt Ihres Spiels. Holen Sie professionellen Rat bezüglich Ihres Körpertyps ein und bezüglich des Trainingsprogramms, das für Sie am sinnvollsten ist.

Als ich Trainingsprogramme für Hubert Green und Larry Nelson entwarf, musste ich zwei verschiedene Ansätze verfolgen, da die Ansprüche der beiden Spieler so stark von einander abwichen. Hubert war der mustergültige Ektomorphe, mit einem blitzschnellen Schwung und hohem Stoffwechsel. Gewichtszunahme war für Hubert kein Thema, aber Kraft- und Dehnübungen waren sehr wichtig. Für Larry hingegen war Kraft kein so großes Problem, Ausdauer dafür umso mehr. Eine angemessene Ernährung und Cardiotraining entsprach Larrys Bedürfnissen perfekt.

Denken Sie bitte nicht, dass Sie aufgrund eines bestimmten Körpertyps als Golfer geliefert sind. David Duval war zu Schulzeiten ein 110 Kilo schwerer Klops mit 25 Prozent Körperfett. Doch mit einer proteinreichen und fettarmen Ernährung in Verbindung mit Kraft- und aerobem Training, kam David auf 80 Kilo herunter und senkte seinen Körperfettanteil in den einstelligen Prozentbereich. Er wurde zu einem der fittesten Golfer auf der Tour. Das gleich galt für die LPGA-Legende Nancy Lopez, die ab dem mittleren Alter mit Gewichtszunahme zu kämpfen hatte. Lopez arbeitete mit ihrem Trainer an einem Ernährungs- und Übungsprogramm um ihr Gewicht zu halten und gleichzeitig ihre Kraft und Ausdauer zu erhöhen.

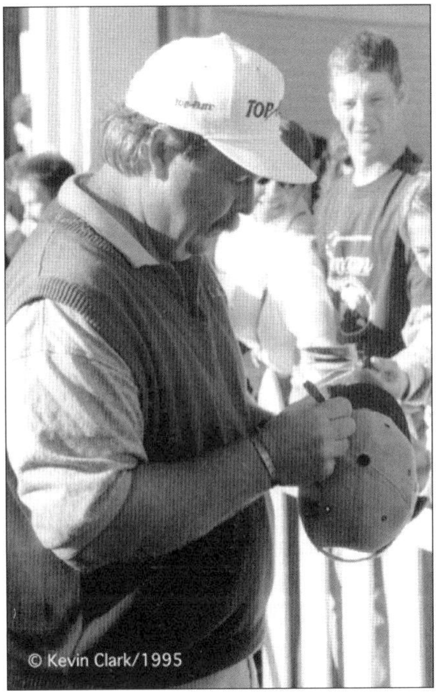

Abbildung 2.3: Craig Stadler

Den Fitnessstand Ihres Körpers testen

Bevor Sie damit beginnen können, einen besseren Körper für den Golfsport aufzubauen, müssen Sie ehrlich zu sich selbst sein, wo Sie aktuell stehen und wo Sie in Zukunft stehen möchten. Ebenso wie ein Golfer mit Handicap 10 nicht ernsthaft damit rechnen darf, sich für die U.S. Open zu qualifizieren, kann ein Golfer ohne Kondition nicht davon ausgehen, einen Zauberstab zu schwingen und fit zu sein. Ehrliche Selbsteinschätzung ist der erste und wichtigste Schritt um ein Programm zur Verbesserung Ihres Spiels aufzustellen. Die Beantwortung der folgenden Fragen ist eine gute Ausgangsposition.

Welche der folgenden Aussagen treffen am besten auf Sie zu?

- ❑ Ich habe in den letzten 10 Jahren nicht zugenommen, bin aber nicht mehr so kräftig und gelenkig wie früher.
- ❑ Ich muss mehr auf mein Gewicht achten als früher, aber ich habe nicht viel an Kraft verloren. Wenn überhaupt bin ich stärker denn je, nur nicht mehr so fit wie früher.
- ❑ Ich hatte schon immer Ärger mit meinem Gewicht und das Problem scheint mit jedem Jahr schlimmer zu werden. Ich bin nicht mehr so stark wie früher und werde heute viel schneller müde.

Welche Gelenke schmerzen nach dem Golfspiel? Vergeben Sie Punkte von 1 bis 10. Je geringer der Schmerz in den Gelenken, desto geringer die Punktezahl.

Fußgelenke und Knie ______

Hüften ______

Schultern ______

Ellbogen und Handgelenke ______

Welche Muskeln schmerzen nach einem kompletten Golftag? Vergeben Sie Punkte von 1 bis 10.

Rumpf (Bauchmuskeln, seitliche Obliquusmuskeln und Rückenmuskeln) ______

Unterarme ______

Beine ______

Andere (Schultern, Oberarme, Nacken und Unterschenkel) ______

Unter welchen Schmerzen leiden Sie heute, die Sie vor 10 oder 15 Jahren noch nicht hatten?

____

Welche dieser Schmerzen verschlimmern sich merklich, nachdem Sie Golf gespielt haben?

____

Welche Vorkehrungen treffen Sie derzeit um Ihre Schmerzen vor dem und beim Golfen nicht zu verschlimmern? ______________________________

Wie viel Zeit und Mühe sind Sie bereit aufzubringen um Ihre Fitness zu steigern und Ihr Golfspiel zu verbessern? ______________________________

Führen Sie diesen Test durch und schauen Sie ihn sich immer wieder an, während Sie sich durch die anderen Teile des Buches arbeiten. Dieser Test hilft Ihnen Ihr Trainingsprogramm an Ihre spezifischen Anforderungen und Ziele anzupassen.

Bringen Sie Ihren Körper für Golf in Form

Wie alle Topsportler lassen auch Profigolfer das Spiel leicht erscheinen. Ihre Schwünge sehen flüssig und mühelos wie fließendes Wasser aus und es scheint so, als seien sie auf einem gemächlichen Spaziergang, wenn sie mit den Drives über 270 Meter schlagen und hohe weiche Schläge mit dem Eisen hinlegen. Die Wahrheit ist: Junge Profis, wie z. B. Tiger Woods, David Duval, Sergio Garcis und Ernie Els sowie ältere Profis wie Loren Roberts, Greg Norman und Larry Nelson lassen das Spiel einfach aussehen, nicht weil sie sich selbst verausgaben, sondern weil sie stark und fit genug sind um eine komplizierte sportliche Bewegung (den Golfschwung) einfach aussehen zu lassen. Nur wenige Amateure können diese Menge von Zeit, Energie und Geld für ihr Golfspiel aufbringen. Doch das sollte diese Amateure nicht davon abhalten, ihr Spiel positiv zu verändern, indem sie ihre Kraft und Ausdauer verbessern.

Mit den Jahren ist das Konditionstraining für Sportler zu einer exakten Wissenschaft geworden. Das Trainingsprogramm für Basketballmannschaften ist nicht das gleiche wie für Schwimmer, Fußballspieler oder Tennisstars. Jeder Sport verlangt gewisse körperliche Fähigkeiten. Die Trainer müssen Programme entwickeln, die die für den jeweiligen Sport notwendigen Fähigkeiten verbessern.

Beim Golf ist es nicht anders. Trotz der Fortschritte bei Ausrüstung und Golfplätzen beruht Golf immer noch auf Gleichgewicht, Disziplin und Fingerspitzengefühl. Wenn Sie diese spezifischen Fähigkeiten verbessern wollen, brauchen Sie ein Programm, in dem vier wichtigen Komponenten die gleiche Bedeutung zukommt: Kraft, Geschmeidigkeit, Ausdauer und Ernährung. Im Rest dieses Kapitels erfährt jede dieser Komponenten eine eingehendere Betrachtung.

Kraft aufbauen

Es ist noch nicht lange her, als viele Leute glaubten, dass starke Muskeln langsame Muskeln seien, und jeder, der mit Gewichten trainierte, Gefahr lief ein muskelbepackter Rohling zu werden, der nicht imstande wäre einen Golfschläger zu schwingen oder das Feingefühl besäße um kurze Chips, Pitches oder Putts zu schlagen. Große, starke Muskeln sind beim Golf schlecht, hieß es in der landläufigen Meinung.

Selbst in den Tagen, in denen diese Denkweise vorherrschte, gab es Ausnahmen. Da die Idee eines Fitnessstudios im Golfclub in den Landclubs der 50er und 60er Jahre noch nicht vorhanden war, nahmen Gary Player und sein Freund und Trainingspartner, der Amateur Frank Stranahan, ihre eigenen Freihanteln mit auf die Tour – sehr zum Verdruss ihrer Tourkollegen. Doch während die anderen an der Bar des Clubhauses saßen und spotteten, gewann Player acht große Meisterschaften und Stranahan wurde der bester Amateurgolfer der Nation und besiegte regelmäßig die besten Profis der Welt im direkten Wettstreit.

Heute ist der Wert von Stärke im Golf fast überall anerkannt, speziell bei älteren Golfern.

Kraft in allen großen und kleinen Muskelgruppen (siehe Abbildungen 2.4 und 2.5) spielt beim Golfschwung eine wesentliche Rolle:

- ✔ Starke Bauchmuskeln und äußere Obliquusmuskeln (die Rumpfmuskeln an Ihren Seiten, wo sich normalerweise die Speckröllchen entwickeln) sind entscheidend für eine gute Haltung beim Ansprechen des Balls. Bei älteren Golfer ist dies besonders wichtig, weil eine schlechte Haltung das Risiko für Rücken- und Nackenverletzungen erhöht.
- ✔ Kraft in den Schultern, den Armen und dem oberen Rücken ist besonders wichtig beim Takeaway, beim Abschwung, beim Durchschwung und beim kurzen Spiel. Ihr Schwung beginnt damit, dass sich die Schulter und die Hüften vom Ziel wegdrehen. Der *Pectoralis major* (der Brustmuskel) hilft dabei, den Zielarm vom Ziel wegzudrehen. Die Unterarme und Handgelenke halten den Schläger in gespannter Position. Die Trizeps strecken sich um den Zielarm gerade zu halten, während der Bizeps den anderen Arm beugt. Die Muskeln der Rotatorenmanschette stabilisieren den Schultergürtel und drehen sich mit den Schultern und Armen. Die Rotatorenmanschette des Nicht-Zielarms zieht den Schläger zurück und dreht den Arm nach außen. Die Kniesehnen und äußeren Obliquusmuskeln unterstützen während des Rückschwungs die Hüftdrehung und erzeugen eine gute Haltung und Stellung. Das Gewicht verlagert sich von einer nahezu ausgeglichenen Verteilung beim Ansprechen des Balls bis zu 85 Prozent auf dem hinteren Fuß aufgrund der Umverteilung des Oberkörpers.
- ✔ Der untere Rücken ist eine Quelle von Schmerz und Leid für viele ältere Golfer. Das Aufwickeln des Oberkörpers um einen festen Unterkörper in Verbindung mit dem Drehen des Rückens beim Abschwung und Durchschwung kann verheerende Auswirkungen haben. Selbst bei einem ordnungsgemäß durchgeführten Golfschwung ziehen die Rückenmuskeln an den *Lendenwirbeln* und wenn ein Golfer nicht kräftig genug ist, sind diese Scheiben anfällig für Zerrungen und Verletzungen. Niemand kann Ihnen Gewähr dafür geben, dass Sie keine Rückenprobleme bekommen, auch wenn Sie alles richtig machen, aber bei einem starken unteren Rücken ist das Verletzungsrisiko geringer.
- ✔ Starke Beine und Hüften sind ebenfalls wichtig. Starke Kniesehnen bieten beim Ansprechen des Balls eine solide Basis, während die *Adduktoren* (innere Schenkel) und *Hüftbeuger* den Rückschwung und den Abschwung einleiten. Der *Gastrocnemius* – allgemein als Wadenmuskel bekannt – treibt den Unterkörper durch den Schwung, während die *Beugemuskeln des Knöchels* die Balance halten.

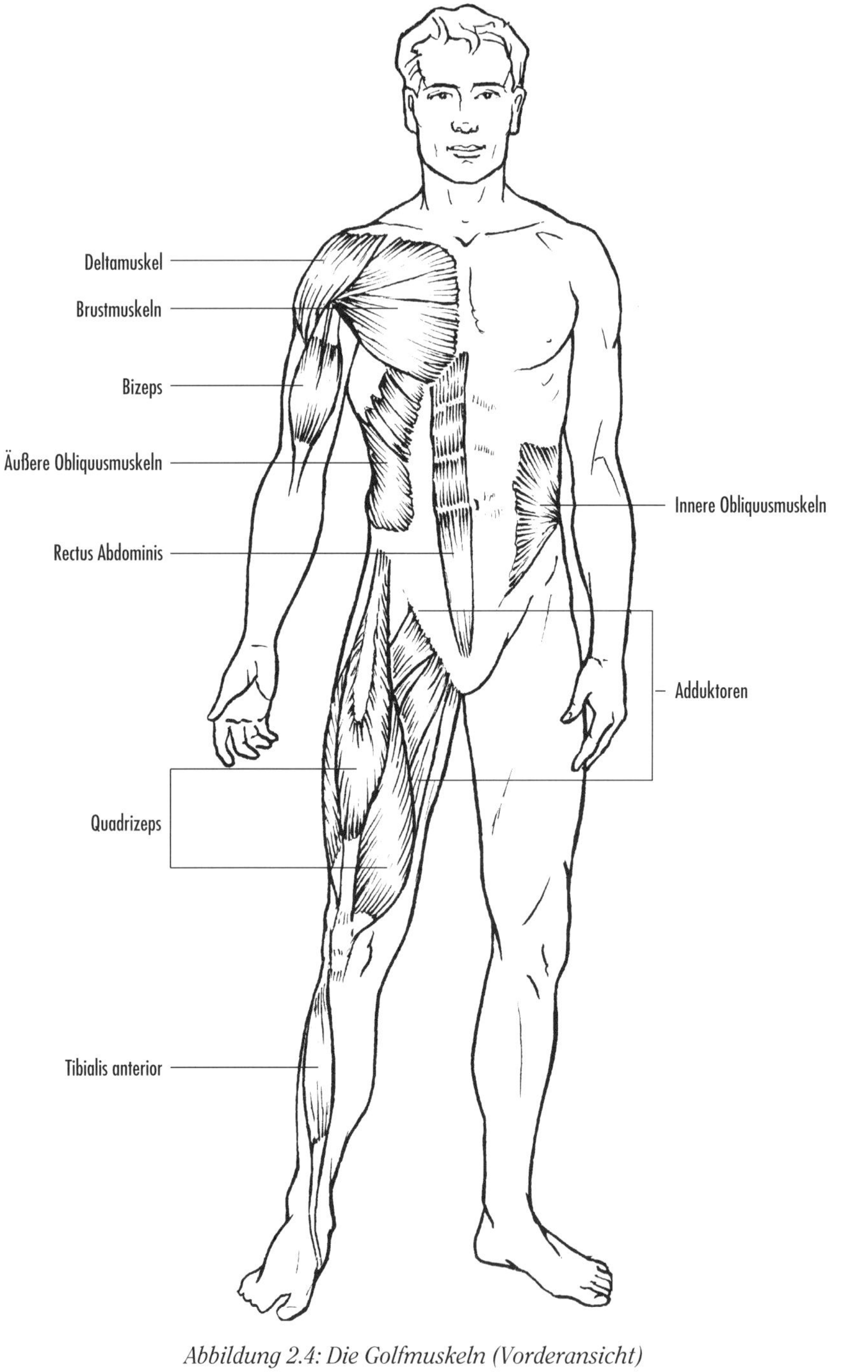

Abbildung 2.4: Die Golfmuskeln (Vorderansicht)

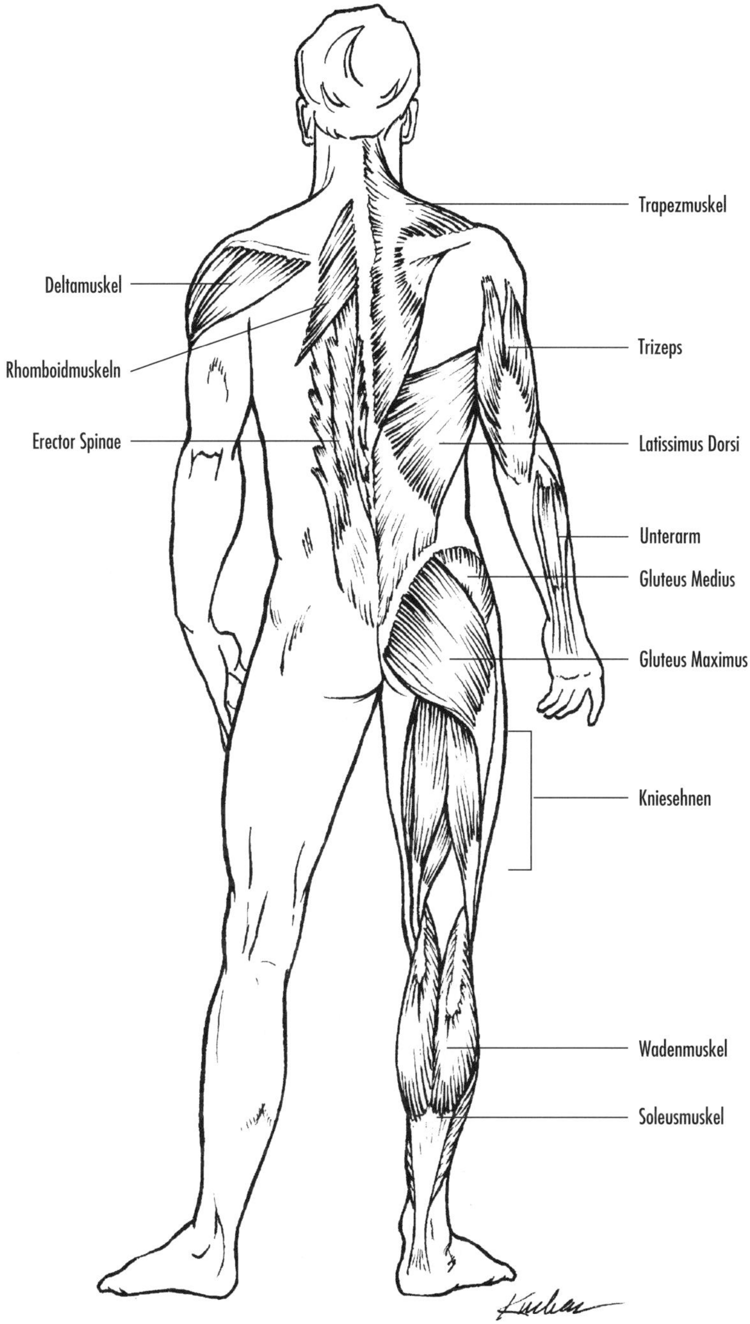

Abbildung 2.5: Die Golfmuskeln (Rückansicht)

Die Geschmeidigkeit erhalten

Golf erfordert Geschmeidigkeit in allen Körperteilen. Straffe Muskeln behindern und verlangsamen die Bewegungsabläufe, die notwendig sind, um den Golfschläger effektiv zu schwingen. Es ist naturgemäß, dass ältere Golfer härter trainieren müssen um das gleiche Maß an Geschmeidigkeit zu erhalten wie früher.

Geschmeidig zu bleiben bedeutet weit mehr, als sich einfach mit ein paar federnden Dehnungen vor dem ersten Abschlag einer Runde aufzuwärmen. Golfer, die ihr Spiel verbessern wollen, müssen das Beweglichkeitstraining genauso ernst nehmen wie das Schlagen von Übungsbällen oder das Putten auf dem Grün. Dies sind einige der Gründe dafür:

- ✔ Steife Muskeln und Sehnen im Rumpf und Unterkörper behindern die richtige Aufstellung (siehe Kapitel 4) und bringen Golfer zum Schludern. Sie können aus einer schlechten Aufstellung heraus keinen guten Schwung schlagen und Sie können sich auch nicht ohne ein gewisses Maß an Geschmeidigkeit beim Ansprechen des Balls in die richtige Position bringen.

- ✔ Sie können keine ordentliche Schulterdrehung ausführen (siehe Kapitel 5), wenn Ihre *Deltamuskeln* (die Schultermuskeln), der *Pectoralis major*, die *Obliquusmuskeln* (die Bauchmuskeln) und der *Latissimus dorsi* (die oberen Rückenmuskeln) steif und teilnahmslos sind. Der Rückschwung ist eine Drehung des Oberkörpers um einen relativ stabiler Unterkörper. Die Geschmeidigkeit des Oberkörpers macht diese Drehung möglich.

- ✔ Die Bizeps, Trizeps sowie die Beugemuskeln im Handgelenk und im Ellbogen müssen ebenfalls geschmeidig sein, damit die Arme beim Schwung ordnungsgemäß fungieren können. Sie haben vielleicht schon den Ausdruck *den Golfschläger freigeben* gehört. Dieser Ausdruck bezieht sich auf den Punkt beim Schwung, wenn Handgelenke, Ellbogen, Schultern und Hände zusammenwirken um in genau dem Augenblick die größte Schlägerkopfgeschwindigkeit zu erzeugen, indem der Schläger Kontakt zum Ball herstellt. Damit diese Körperteile in dieser synchronisierten Weise zusammenarbeiten können, müssen alle Muskelgruppen in Armen und Schultern geschmeidig sein. Steife Arme heben den Schläger hoch und vollführen einen schleudernden, ungestümen, technisch nicht korrekten Schwung. Weiche Arme schwingen den Schläger flüssig.

- ✔ Die Hüftbeuger und Adduktoren müssen ebenfalls geschmeidig bleiben, wenn Sie den Schläger effizient schwingen wollen. Da der Unterkörper den Abschwung einleitet und die stabile Basis bildet, auf der der gesamte Schwung aufgebaut ist, ist es entscheidend, bei diesen Muskeln den vollen Bewegungsspielraum zu haben.

- ✔ Ein guter Golfschwung hängt auch von einem geschmeidigen Rücken und geschmeidigen Bauchmuskeln ab. Diese einander gegenüber liegenden Muskelgruppen werden beim Golf bis an die Grenze gedehnt und ältere Spieler müssen sich sehr anstrengen um diese Muskeln richtig zu dehnen. Falls Sie das nicht tun, ist schlechtes Golf die geringste Ihrer Sorgen. Einen schlechten Schwung können Sie beheben. Ein schlechter Rücken kann für immer bleiben.

In Kondition bleiben

Es ist eine böse Ironie des Schicksals, aber wenn Sie der breiten Masse entsprechen, haben Sie mehr Freizeit und mehr Einkommen, die Sie dem Golfsport widmen können, wenn Ihre Studentenzeit schon einige Jährchen her ist. Das Problem ist nur, dass Ihr Körper nicht die Ausdauer besitzt um daraus Nutzen zu ziehen. Vielleicht haben Sie die Zeit und den Wunsch samstags 36 Löcher zu spielen, aber stattdessen spielen Sie 14 gute Löcher, zwei glanzlose Löcher und zwei schlechte Löcher, bevor Sie sich für ein kleines Nickerchen auf die Couch zurückziehen.

Dies Szenario mag einigen grausam vorkommen, aber Forschungen untermauern diese Vorstellung. Wenn Sie die 40 überschreiten, verlangsamt sich Ihr Körper und Sie müssen für dieselbe Aufgabe 25 Prozent mehr Energie aufbringen, als im Alter von 30 Jahren. Womöglich halten Sie Golf nicht für einen Test Ihrer Ausdauer und Kondition, aber die Kondition ist entscheidend um einen dauerhaft guten Score zu schlagen. Dies sind die Gründe:

- ✔ **Golf ist ein Spiel mit Rhythmus und Timing.** Atemlose Golfer mit Herzrasen können nicht dieselben rhythmischen Schwünge ausführen wie im entspannten Zustand. Golfer mit guter Kondition haben dieses Problem nicht. Sie sind beim 18. Loch immer noch so stark und beständig wie beim ersten.
- ✔ **Herz-Kreislauf-Training verbessert den Blutfluss durch den Körper.** Der verbesserte Blutfluss hilft älteren Muskeln, am Anfang, in der Mitte und am Ende einer Runde geschmeidig und beständig zu bleiben.
- ✔ **Eine gute körperliche Verfassung ist gut für Ihr Gehirn.** Herzintensives Training verbessert den Sauerstofffluss durch den Körper. Das Gehirn profitiert am meisten davon. Und da Golf ein Spiel mit starker Konzentration ist, bei dem das höchste Ziel heißt »den richtigen Dreh zu finden«, ist alles ein Plus, was die Konzentrationsfähigkeit eines Golfers erhöht. Cardiotraining tut genau das. Sobald bei den letzten Löchern einer Runde die Konzentration ins Spiel kommt, sind die Golfer mit der besten Kondition im Vorteil.
- ✔ **Es gibt unter Wettbewerbsgolfern ein Sprichwort: »Müde Muskeln ersticken, fitte Muskeln nicht.«** Das ist ein wenig vereinfacht, stimmt aber dennoch. Erschlaffte Muskeln können sich zusammenziehen und verkrampfen – und das kann kein Golfer auf den letzten Löchern eines eng umkämpften Spiels gebrauchen.

Auf die richtige Ernährung achten

Alle Sportler müssen darauf achten, was sie essen. Das gilt besonders für ältere Golfer, deren Stoffwechsel sich von dem ihrer jüngeren Antagonisten unterscheidet. Doch aus irgendeinem

Grund betrachten die meisten Golfer die Ernährung nicht als integralen Bestandteil ihres Spiels. Sie brauchen sich nur einmal die Restaurants der meisten Clubs anzusehen um die Essgewohnheiten der Golfer kennen zu lernen: Hamburger, Fritten, der obligatorische Salat zum Vorzeigen und jede Menge Bier bestimmen das Menü.

Golfer, die ernsthaft vorhaben ihr Spiel zu verbessern, müssen einkalkulieren, wie sehr die richtige Ernährung dabei helfen kann. Folgende Punkte gilt es zu bedenken.

- ✔ Golf ist kein aerober Sport. Ihre Herzfrequenz und Ihre Sauerstoffaufnahme steigen beim Golfspielen nicht bis in den Fett verbrennenden Bereich an. Doch die meisten Menschen unterschätzen den Preis, den Ihr Körper während einer typischen Runde zahlt. Das ist ein Fehler. Das Abschreiten von 18 Löchern (das können ohne weiteres 5 Kilometer sein) entzieht dem Körper bis zu 800 Kalorien. Sie würden ja auch keine 5-Kilometer-Wanderung unternehmen ohne entsprechend zu essen. Ebenso wenig sollten Sie auch ohne den richtigen Treibstoff auf den Golfplatz gehen.
- ✔ Gute Ernährung ist genauso wichtig wie ein guter Herz-Kreislauf-Zustand, wenn Sie Ihren Schwung durch die gesamte Runde hindurch bewahren wollen (siehe Kapitel 19). Die ausgewogene Balance von komplexen Zuckern, Kohlenhydraten und Proteinen in Ihrem Körper hält Sie ohne große Schwankungen am Laufen – ohne Höhe- oder Tiefpunkte, ohne Zittern oder Trägheit.
- ✔ Ein gut ernährter Golfer wird nicht so leicht von Wettereinflüssen wie Sonne und Hitze beeinträchtigt. Viel Wasser und das richtige Essen halten Sie noch auf den Beinen, während die Konkurrenz zurückfällt.

Das Stehaufmännchen

Wenn die Welt nicht gerade zugesehen hätte, wie Tiger Woods die Geschichtsbücher neu schrieb, hätte Larry Nelsons Saison bei der Senior PGA Tour 2000 das große Gesprächsthema in den Umkleideräumen des Landes sein können. Nelson hatte das beste Jahr seiner Karriere, mit sechs Siegen und fast 3 Millionen Dollar offizielle Einkünfte. Diese mustergültige Leistung erfolgte sechs Jahre, nachdem Nelson seinen Tiefpunkt erreicht hatte. Seine Einkünfte betrugen weniger als 40.000 Dollar und er war in eine so schlechte Verfassung gerutscht, dass er noch nicht einmal seine Zehen berühren konnte.

Was hatte sich also in diesen sechs Jahren nach Nelsons 47. Geburtstag verändert? Ernährung und Training. Nelson stellte fest, dass er seine Golfform verloren hatte und das er seine Kondition wiederherstellen musste, bevor er zu einer Seniorkarriere aufbrechen konnte. Er sprach mich an und bat mich um Hilfe wegen seiner allgemeinen Fitness, wobei es sein ultimatives Ziel war, bei der Senior PGA Tour mitzuspielen. Es dauerte fast drei Jahre, aber Larry konnte tatsächlich seine Kraft, seine Geschmeidigkeit und seine Ausdauer verbessern. Dies gelang ihm durch ein dauerhaftes Fitnessprogramm, nicht ein Heute-so-morgen-so-Programm.

Der Schlüssel für Larrys Erfolg liegt nicht im Gewichtheben, in den Dehnungen oder in der Ernährung allein, sondern darin, dass er täglich konsistent und gewissenhaft bei seinem persönlichen Programm bleibt. Für die Fitness beim Golf gilt dasselbe wie für die Fitness bei jeder anderen Sportart: Es ist keine kurzfristige Angelegenheit. Die besten Spieler der Welt haben das erkannt und unternehmen alles Notwendige um bei ihrem Training zu bleiben, ganz gleich, wie hektisch ihre Terminkalender auch sein mögen.

Teil II

Die Grundlagen und mehr

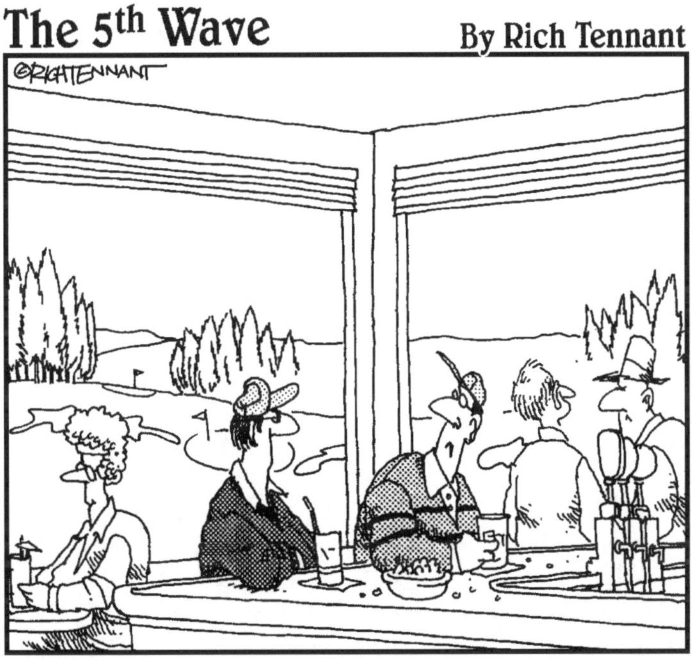

»Beim 5., 6. und 10. Loch habe ich einen Birdie geschlagen. Leider habe ich dabei jeweils das 3., 7. und 12. Loch gespielt.«

In diesem Teil …

Die wichtigsten Grundsätze des Golf – der Griff, die Haltung, der Takeaway, der Abschwung und das Finish – sind der Heilige Gral des Golfsports, beständig, heilig und unantastbar. Doch auch wenn diese Grundlagen seit den Zeiten, als Harry Vardon am Beginn des 20. Jahrhunderts Meisterschaften gewann, bis zur Herrschaft des Tiger Woods an der Schwelle zum 21. Jahrhundert erhalten geblieben sind, werden doch die ehrlichsten Lehrer und gewissenhaftesten Beobachter des Spiels zugeben, dass sich diese Grundsätze »weiterentwickeln«, wenn die Spieler altern.

Jegliche objektive Betrachtung der größten Champions dieses Spiels – Spieler wie Ben Hogan, Sam Snead, Gene Sarazen, Arnold Palmer, Gary Palmer und Jack Nicklaus – zeigt Ihnen, dass diese Spieler ihre Grundlagen verändert haben, als ihre Körper älter wurden und sich ihre körperlichen Fähigkeiten veränderten. In diesem Teil zeige ich Ihnen, wie Sie die Grundlagen anpassen um dem Alter zu entsprechen. Wenn es den besten Spielern der Geschichte geholfen hat, kann es auch Ihr Golfspiel verbessern.

Ihren Griff in den Griff bekommen

3

In diesem Kapitel

- Die Bedeutung des Griffs kennen lernen
- Herausfinden, wie Sie den Schläger für bestmögliche Resultate halten müssen
- Bedenken, dass sich der Griff mit dem Alter verändert

»Die Grundlagen des Golfschwungs sind wie das Fundament eines Hauses; sie müssen auf einer soliden Basis aufgebaut werden. Meine gesamte Theorie von Golf ist es, eine gute Grundlage zu schaffen, auf die man dann so viele Etagen wie gewünscht bauen kann. Eine solide Basis erfordert in vielen Fällen Veränderung, besonders für Leute, die seit vielen Jahren zwar so spielen, dass es sich für sie gut anfühlt, die aber einige grundlegende Fehler machen, die sie daran hindern, ihr Spiel zu verbessern.«

Johnny Miller

Die elementarste Grundlage beim Golf ist der Griff, da die Hände die Verbindung von Golfspieler und Schläger sind. Das mag fast zu einfach klingen, aber die meisten Menschen vergessen durch die Komplexität des Golfspiels die Wichtigkeit der Hände und die richtige Haltung des Schlägers. Ben Hogan hat einmal geschrieben, dass »gutes Golf mit einem guten Griff beginnt«, und er hat jahrelang daran gearbeitet, um das, was er für die korrekte Position der Hände am Schläger hielt, zu perfektionieren.

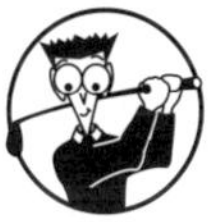

Jedoch sagt Jack Nicklaus, dass er sich nie groß damit beschäftigt hat, wie er den Schläger hält. Stattdessen konzentriert sich Nicklaus unbewusst darauf, wie er seine Hände benutzt um Körper-Hebelwirkung in Schlägerkopfgeschwindigkeit umzuwandeln. »Bezogen auf das Abvieren des Schlägerkopfes beim Aufschlag denke ich, dass die Hände am Besten funktionieren, wenn sie während des Schwungs instinktiv arbeiten und sich reflexiv verhalten, und nicht, wenn sie bewusst geführt werden.«

Trotz ihrer sehr unterschiedlichen Ansätze hatten Nicklaus und Hogan eine Gemeinsamkeit: Als sie älter wurden, änderten beide leicht ihren Griff. Hogan lockerte seinen Griff in den späteren Stadien seiner Karriere, da er enorme Kraft in Händen und Armen hatte und aufgrund der Tatsache, dass er immer einen *Hook* (einen Schlag, bei dem der Ball oft nach links und manchmal aus dem Spiel fliegt) geschlagen hatte. Es mag sein, dass Nicklaus sich nie wegen seines Griffs groß Gedanken gemacht hat, aber er verstärkte seinen Griff in den 90ern um »unbewusst« und »reflexiv« eine höhere Schlägerkopf-Geschwindigkeit zu erzeugen und schlug härter, als er älter wurde.

In diesem Kapitel werde ich Ihnen zeigen, wie Sie in Ihrem Spiel ähnliche Anpassungen vornehmen können um die Verluste von Stärke, Geschmeidigkeit und Koordination auszugleichen, die mit dem Älterwerden einhergehen. Die erste Grundlage, bei der man über Veränderung nachdenken sollte, ist der Griff.

Das Ziel des Griffs

Es sind schon viele mystische Übertreibungen geschrieben worden, von »verbindenden« Proklamationen wie »Sei der Ball«, bis zu projektiven Lehren wie »Schwinge den Schlägerkopf, nicht den Griff.« Diese Konzepte haben alle ihre Berechtigung, nur nicht in diesem Buch. Die einzige Verbindung, die Sie zum Ball haben, ist über den Schläger, und die einzige Verbindung, die Sie mit dem Schläger haben, erfolgt durch die Hände. Das macht den Griff zur Nummer Eins der Golfgrundlagen, auf die alle anderen aufbauen. Was ist also die Funktion des Griffs und warum hat jeder Autor von Golflehrbüchern diesem Thema mindestens ein Kapitel gewidmet?

Die Antwort hängt davon ab, wen man fragt. Sie können ganz verschiedene Meinungen von den besten Spielern der Welt erhalten. Hogan hielt den Griff für die Quelle allen Energietransfers vom Körper zum Ball, während Nicklaus der Meinung war, dass der Griff einfach nur bedeutet, dass man die Hände um den Schläger legt, so dass sich die Handgelenke ohne viel Aufwand drehen können. Beide Spieler galten als die Besten ihrer Generationen. Wer hatte also Recht? Beide. Hogan und Nicklaus waren unterschiedliche Menschen mit unterschiedlichen Golfschwüngen und sehr unterschiedlichen Stärken und Schwächen. Hogan war ein kleiner Mann mit starken Ost-Texas-Arbeiterhänden, der zu seinen schwersten Zeiten um die 68 kg wog. Er hatte außerdem einen vernichtenden Schlag, der zur Perfektionierung große Präzision und Fleiß erforderte. Nicklaus' Hände waren von Natur aus so schwach, dass er selbst zu seinen besten Zeiten ein ungeöffnetes Glas Mayonnaise zum Öffnen an seine Frau Barbara weitergeben musste. Nicklaus' Stärke lag in seinen kräftigen Beinen und dem hohen, fliegenden Bogen seines Schwungs. Seine Hände mussten sich einfach nur festhalten.

Auch wenn Hogan und Nicklaus bezüglich ihres Griffs unterschiedliche Ansätze hatten, waren sie (und jeder andere nennenswerte Meisterschaftsgolfer) sich über ein Prinzip einig: Es ist egal, ob ein Golfer den verschränkten Griff (wie Nicklaus), den überlappenden (oder umgangssprachlich *Vardon-Griff*) oder den *10-Finger-Griff* (ein Baseball-Griff, bei dem alle Finger Kontakt zum Schläger haben) anwendet. Zweck des Griffs ist es, die Hände so um den Schläger zu positionieren, dass der Spieler maximale Schlägerkopfgeschwindigkeit erreicht, ohne Genauigkeit und Konsistenz aufzugeben. Nebenbei bemerkt: Falls Sie detailliertere Erklärungen zu den verschiedenen Griffarten wünschen, sollten Sie sich *Golf für Dummies* von Gary McCord ansehen (erschienen bei mitp).

Der »korrekte« Griff liegt immer im Auge des Betrachters. Es gibt aber keine Zweifel, dass sich der Griff mit dem Älterwerden verändern kann und sollte. Genauso wie Sie in der zweiten Lebenshälfte nicht mehr soviel essen und trinken sollten, wie Sie es mit 20 getan haben, so müssen Sie auch Ihren Golfgriff anpassen.

Kommen Sie mit Ihrem Griff zurecht

Im Laufe der Jahre sind konventionelle Golfgriffe wie der verschränkte und der Vardon-Griff für alle großartigen Spieler zum Standard geworden. Sie werden kaum einen guten Spieler finden, der einen Baseball- oder 10-Finger-Griff anwendet. Und Sie werden niemals einen Champion der Oberklasse finden, der einen *Split Grip* (die Hände sind auf dem Schläger voneinander entfernt) oder eine andere merkwürdige Variante nutzt. Was den viermaligen Major Champion Nick Price betrifft: »Es gibt immer Spieler, die einen unkonventionellen Griff haben, und viele können es gut. Aber diese Golfer müssen Eigenarten in ihre Schwünge einbauen um ihren schlechten Griff zu kompensieren. Ein Spieler, der einen guten Griff hat und diesen regelmäßig überprüft, wird sich nie Gedanken machen müssen, ob er mit seinem Griff dem Schwung schadet. Der korrekte Griff kann dem Schwung nur helfen. Sicherlich könnten die meisten Golfer den Schläger effektiver schlagen, wenn sie ihren Schläger richtig hielten.«

Wie Sie mit Ihren Händen umgehen

Es gibt in Ihrer Hand und Ihrem Handgelenk 28 kleine Knochen, die durch eine Reihe von Beuge- und Strecksehnen (diese können Sie sich als eine Reihe von Marionettenfäden unter Ihrer Haut vorstellen, die es Ihnen erlauben, Ihre Finger zu schließen und zu öffnen) bewegt werden. Sie werden durch drei Hauptnerven gesteuert. Außerdem besitzt jede Hand 16 Gelenke, jedes mit einem anderen Bewegungsbereich und eingebettet in eine kleine Schicht Knorpel. Kurz gesagt ist die Hand ein komplexer, empfindlicher und verletzlicher Körperteil.

Allein durch die bloße Anzahl von Knochen, Gelenken, Sehnen, Bändern und Nerven in den Händen und Handgelenken ist es wahrscheinlicher, dass Sie an Alterserscheinungen in diesen Bereichen als in anderen Körperteilen leiden. Knochenschwund, die Verhärtung von Bändern und Sehnen sowie der Verlust von Knorpeln und natürliche Entzündungen sind Bedingungen, die nach dem vierzigsten Lebensjahr auftreten, und jede von ihnen kann eine zerstörerische Auswirkung auf die Hände haben. Alterskrankheiten der Hände, Handgelenke und Finger sind verbreitet und variieren von allgemeiner Schmerzhaftigkeit und Steifheit bis zu ernsten und manchmal auch lähmenden Gelenksproblemen. Im Folgenden finden Sie die geläufigsten Handprobleme bei älteren Golfern.

- ✔ **Tendinitis:** Eine Entzündung der Sehnen, die durch Belastung und Überanstrengung hervorgerufen wird. Tendinitis kennzeichnet sich durch einen konstanten Schmerz in der Hand, der sich zu einem stechenden Schmerz während des Golfschwungs entwickelt. Diese Handverletzung ist bei Golfern die häufigste (und auch die schmerzhafteste). Obwohl es zahlreiche Behandlungen für die Symptome von Tendinitis gibt, hilft hierbei nur das Ruhigstellen der betroffenen Stelle. Das heißt: für ein paar Wochen kein Golf und so wenig Hebungen und anstrengende Übungen in der Hand- und Handgelenksgegend wie möglich.

- **Karpaltunnelsyndrom:** Ein schmerzhafter Zustand, der dadurch zustande kommt, dass ein Band in Ihrer Hand (das querliegende Handwurzelband, für die, die es genau wissen wollen) gegen einen der Hauptnerven in der Hand drückt. Dieses Problem wird normalerweise wiederholten Bewegungen, wie z. B. intensivem Tippen, zugeschrieben, ist aber bei Golfern sehr verbreitet und resultiert in Taubheit, Kribbeln und Schmerzen in Hand, Handgelenk und Fingern. Abhilfe-leistende Behandlungen beim Karpaltunnelsyndrom reichen von Ruhe für die geplagte Hand und Medikamenten zur Verringerung der Entzündung bis zum operativen Eingriff, wobei das Band durchgeschnitten wird um den zusammengepressten Nerv zu befreien.

- **Arthritis:** Die ernsteste und leider auch unheilbarste Krankheit der Hände und Handgelenke ist die Arthritis. Arthritis ist eine Schwellung oder Entzündung der Gelenke, deren Härte von leicht schmerzhaft und unerfreulich bis zu lähmend und entstellend reichen kann. Ärzte können Arthritis nicht komplett heilen, aber Sie können es mit entzündungshemmender Medikation versuchen, die die Symptome minimiert, oder Sie machen Übungen, die die Hand stärken und die Bänder und Sehnen dehnen, die die geschwollenen Gelenke umgeben. (Sehen Sie sich dazu den Abschnitt »Ältere Hände stärken« an.)

Einer der größten Fehler, die ältere Golfer begehen, ist es, die Schmerzen in Händen und Handgelenken zu ignorieren. Sie tun diese Schmerzen als Zeichen des Älterwerdens ab. Weil so viele Krankheiten die gleichen Symptome haben, sollten Sie sich immer bei jeder Art von Schmerz, Taubheit oder Schwellung in Ihren Händen und Handgelenken Rat von einem Experten einholen. Eine Selbstdiagnose kann Ihnen nur mehr schaden als helfen. Auch einfach »trotz der Schmerzen weiterzuspielen« kann zu ernsten und irreparablen Schäden führen. Nur ein Arzt kann beurteilen, ob Ihre Schmerzen lediglich ein kleines Problem sind, das durch Ausruhen des verletzten Bereichs geheilt werden kann, oder ob es ein großes Problem ist, das massive Behandlung braucht.

Ihren Griff ändern

Natürlich können Sie die degenerativen Einwirkungen des Alters auf Ihre Hände nicht völlig aufhalten, aber Sie können viel tun um die Krankheiten zu minimieren, die das Alter Ihren Händen zufügt. Dies ist möglich ohne Distanz, Genauigkeit oder Gefühl aufgeben zu müssen. Das Erste ist die Überarbeitung der Position Ihrer Hände am Golfschläger.

Fast jeder Golflehrer befürwortet grundsätzlich einen neutralen oder auf die Handflächen gerichteten Griff (siehe Abbildung 3.1), egal ob der Spieler den Schläger mit den Fingern ineinander verschränkt oder übereinander hält.

»Dass der Square-Griff (oder neutrale Griff) der beste ist, liegt daran, dass die Hände immer dazu tendieren, zu dieser auf die Handflächen gerichtete Position beim Aufprall zurückzukehren. Was die meisten Golfer am Griff nicht verstehen, ist, dass es am einfachsten ist, Square-Kontakt mit dem Ball zu sichern, indem man den Griff mit beiden Handflächen im rechten Winkel zum Ziel hält. Das bedeutet, wenn Sie den Griff nehmen und beide Hände öffnen würden, würden sich beide Handflächen im rechten Winkel zur Ziellinie, einer gedachten Linie vom Ball zum Ziel, befinden.« – *Johnny Miller*

Miller übernahm den neutralen Griff, als er Student an der Brigham Young University war, und der Griff war während seiner 30er Jahre gut für ihn. Aber Miller änderte, bewusst oder unbewusst, seinen Griff, nachdem er 40 geworden war, um dem Verlust von Kraft in seinen Händen entgegen zu wirken und um mögliche Verletzungen zu vermeiden.

Beim zur Handfläche gerichteten oder neutralen Griff können Sie auf der linken Hand *zwei* Knöchel und eine Linie oder »V« zwischen dem Daumen und der Hand, die in Richtung Ihres Kinns zeigt, sehen. Das ist es, was Miller *Square* genannt hat, und es ist auch der Griff, den die meisten Lehrer anraten. Dieser Griff ist dennoch nicht perfekt für ältere Golfer.

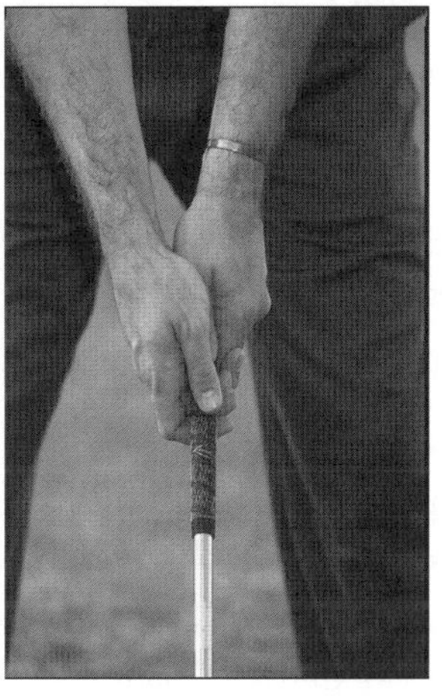

Abbildung 3.1: Nahaufnahme eines neutralen Griffs

Die linke Hand bewegen

Der neutrale Griff erlaubt es starken Spielern, den Schläger beim Abschlag im rechten Winkel zu halten, ohne dass die Hände zu aktiv werden. Da Sie aber an Kraft verlieren, wenn sich die Sehnen in den Händen verhärten und die Gelenke anfälliger für das Trauma des Golfballschlagens werden, müssen Sie diesen neutralen Griff stärken. Bewegen Sie Ihre linke Hand mehr an die Spitze des Schlägers, so dass *drei* Knöchel auf Ihrer linken Hand zu sehen sind und das »V« zwischen Daumen und Hand auf Ihre rechte Schulter zeigt (siehe Abbildung 3.2).

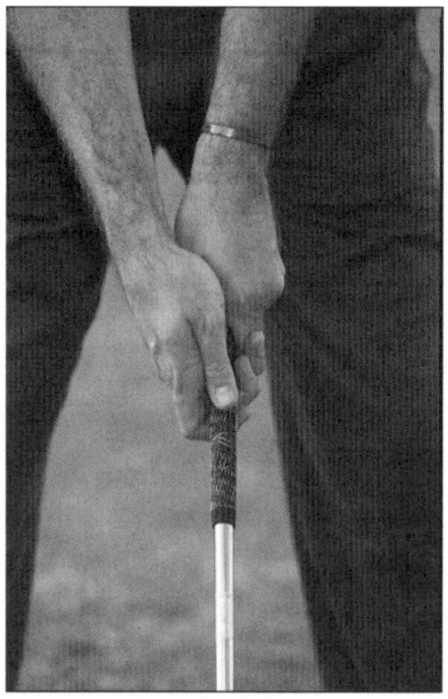

Abbildung 3.2: Nahaufnahme eines festeren Links-Hand-Griffs

Für ältere Golfer erfüllt dieser festere Griff einige Tatbestände:

- ✔ Er ermöglicht es Händen, die nicht mehr so stark sind wie früher, während des Rückschwungs zu hängen und den Schläger beim Abschlag zu lockern.
- ✔ Er macht es möglich, Ihren Griff zu entspannen ohne die Kontrolle zu verlieren. Ein entspannter Griff ist nicht nur für die Entwicklung der Schlägerkopfgeschwindigkeit beim Aufschlag wichtig. Auch das Verletzungsrisiko ist geringer. Je fester Sie den Griff umfassen, desto größer ist das Risiko die Sehnen und Bänder in Ihren Händen zu belasten. Eine stärkere linke Hand erlaubt weniger Druck und sorgt für weniger Verletzungen.
- ✔ Er bringt den linken Daumen in eine stärkere Position, was den Schläger am Höhepunkt des Rückschwungs sicherer macht und die Gefahr reduziert, dass der Schläger wegrutscht.

Um den Effekt dieses stärkeren Griffs zu spüren nehmen Sie Ihre rechte Hand vom Griff und machen nur mit der linken Hand ein paar Schwünge. Wenn Sie das machen, bekommen Sie ein Gefühl für den Winkel im Handgelenk, der durch diesen neuen Griff erzeugt wird, sowie für die starke Position des Schlägers am Höhepunkt des Rückschwungs. Er erlaubt es Ihnen auch, den unterschiedlichen Druck zu fühlen und zu spüren, wie entspannt Ihr Griff mit der linken Hand in einer stärkeren Position sein kann.

Das Problem, das mit jeder grundlegenden Änderung beim Golf einhergeht, ist die Tendenz einiger Golfer es zu übertreiben. Wenn es darum geht, etwas so Grundlegendes wie den Griff zu ändern, kann diese Tendenz zu verheerenden Konsequenzen führen. Die linke Hand zu stärken ist für ältere Golfer aus all den Gründen, die ich früher in diesem Kapitel beschrieben habe, sinnvoll, solange man sich an die Richtlinien hält. Wenn Sie z. B. Ihren Griff soweit verstärken, dass alle vier Knöchel statt nur dreier sichtbar sind, schränken Sie die Fähigkeit Ihres Handgelenks ein beim Rückschwung richtig zu hängen und Sie riskieren weitere Schäden an Ihrem Schwung dadurch, dass Sie andere Körperteile dazu zwingen, diesen übertriebenen Griff auszugleichen.

Die rechte Hand im Auge behalten

Ein ähnliches Problem taucht bei der rechten Hand auf. Beim neutralen Griff wie auch beim stärkeren Über-40-Griff bleibt die rechte Hand verständlicherweise neutral, wobei das »V« dieser Hand auf Ihr Kinn oder Ihr linkes Ohr zeigt. Diese Position hält die rechte Hand davon ab, den Schwung zu übertreiben, in ihn hineinzulaufen und den Schläger von der Höhe des Rückschwungs wie die Rute eines Fliegenfischers auszuwerfen oder die Handgelenke beim Rückschwung zu schnell hängen zu lassen. Wenn Sie Ihre linke Hand stärken, müssen Sie auch darauf achten, dass Ihre rechte Hand neutral bleibt. In Abbildung 3.3 sehen Sie ein Beispiel für den schlechtesten Griff beim Golf.

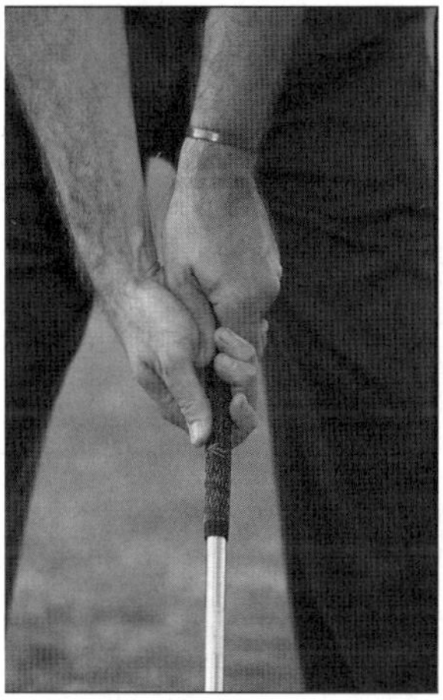

Abbildung 3.3: Nahaufnahme eines starken Rechte-Hand-Griffs

Johnny Miller bezeichnet das als »Harley Davidson-Griff«. Von Golfern, die mit solch einem Griff spielen, sagt er: »Wenn sie mit ihrem Schläger wedeln, sehen sie aus wie eine dieser Typen mit Lederjacke, die den Motor eines starken Motorrads aufheulen lassen. Wie der frühe Brando und so spielen sie auch.«

Miller hätte es nicht besser ausdrücken können. Dieser starke Rechte-Hand-Griff ist für einen Golfspieler der Todeskuss. Selbst wenn Sie den Schläger vom Ball wegnehmen, ist das Ergebnis unvermeidlich. Ihre Hände können sich nicht richtig bewegen. Es wird damit enden, dass Sie Ihren Schläger heben, nach dem Ball werfen und Ihr Schlag wird kurz und krumm sein. Das ist keine Kombination, die zu guten Ergebnissen führt.

Wenn Sie als grundlegende Regel für den Griff über 40 die Anzahl der Knöchel heranziehen, sollten beim Ansprechen des Balls immer zwei Knöchel auf der rechten Hand sichtbar sein (und nicht von der Unterseite des Schafts). Durch diese Position wird gesichert, dass die rechte Hand während des Schwungs nicht übermäßig aktiv, aber zum perfekten Begleiter ihres neu positionierten, starken Partners, der linken Hand, wird.

Als Hal Suttons 17 Jahre alt war, brachte sein Vater das Wunderkind nach Austin, damit er dort eine Unterrichtsstunde bei dem legendären Lehrer Harvey Penick erhielt. Hal erinnerte sich: »Ich schlug circa 50 Bälle und Harvey sah mir nur zu. Dann sagte er: »Die Leute werden Dir erzählen, dass Dein Linke-Hand-Griff zu fest ist. Hör nicht auf sie. Er ist nicht zu fest.« Seit dieser einen Stunde habe ich Tausende von Golfstunden genommen, aber ich erinnere mich immer noch an jedes Wort, das Harvey sagte.«

Sutton hat immer noch den starken Linke-Hand-Griff, den er mit 17 hatte, und er gewinnt immer noch in einem Alter von 43 Jahren. Tatsächlich überprüft Sutton seinen Griff als Teil seiner Routine vor dem Schlag, wobei er den Schläger hebt und vor jedem Ansprechen des Balls während einer Runde einen visuellen Test der Position beider Hände vornimmt. Wenn Sie diese Art von visueller Kontrolle in Ihre Routine einbauen, sichern Sie damit für viele Jahre einen gleichbleibenden Griff.

Hände stärken

Durch die Veränderung Ihres Griffs können Sie Ihr Golfspiel verbessern, Sie können aber die Alterseffekte auf Ihre Hände nicht verzögern. Dafür müssen Sie Krafttraining in Ihre tägliche Routine aufnehmen. Was die Hände betrifft, empfehle ich zwei Arten von Kraftübungen:

- ✔ Flexor-Übungen: Widerstand wird durch das Ballen der Hand zu Faust ausgeübt.
- ✔ Extender-Übungen: Widerstand wird durch das Öffnen der Hand und das Ausstrecken der Finger ausgeübt.

Widerstand durch Drücken eines Balls

Die geläufigste *Flexor-Übung* für die Hand beinhaltet das Drücken eines Balls. Dies ist auch eine der Kraftübungen, die am häufigsten falsch angewandt und missverstanden werden. Diese Übung ist kein Kraftakt. Sie sollen nicht versuchen den Ball zum Explodieren zu bringen!

Um diese Übung korrekt auszuführen müssen Sie folgendes beachten:

- ✔ Nehmen Sie einen Ball, der ein Mittelmaß an Widerstand bietet, keinen Tennisball, den Sie überhaupt nicht drücken können oder einen Schaumgummiball, der gar keinen Widerstand bietet. Ein Racquetball oder ein mit Gel gefüllter Ball ist am Besten.

✔ Wenn Sie den Ball zusammendrücken und wieder loslassen, machen Sie das langsam, wobei Sie einzelne Finger bei jeder Wiederholung isolieren (siehe Abbildung 3.4).

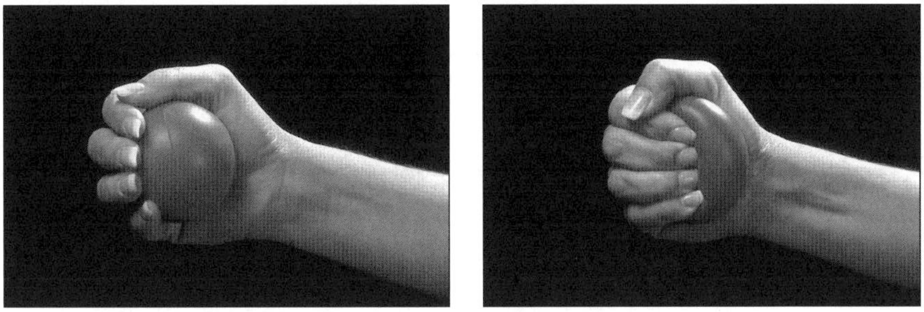

Abbildung 3.4: Nahaufnahme einer Ball-Übung in Start- und Endposition

✔ Wiederholen Sie die Übung 10 bis 20 Mal. Nehmen Sie sich drei Sätze von je 10 bis 20 Wiederholungen mit Pausen von 30 Sekunden zwischen jedem Satz vor. Während der Ruhepause strecken und spreizen Sie Ihre Finger um Ihre Hand zu dehnen. Nur weil Sie den Ball ohne Unterbrechung 100 Mal zusammendrücken können, heißt das nicht, dass Sie das auch tun sollten. Ihre Hände werden besser trainiert, wenn Sie zwischen den Sätzen Pausen machen.

✔ Arbeiten Sie mit beiden Händen gleichermaßen. Tappen Sie nicht in die alte Golffalle zu denken, dass die linke Hand stärker sein sollte als die rechte. Beim Krafttraining (wie im Leben) haben beide Seiten die gleiche Zeit verdient.

Ein Gummiband zur Stärkung dehnen

Die *Extender-Übung* ist ebenso einfach, wird aber fast nie praktiziert. Alles was Sie dafür brauchen, sind ein stabiles Gummiband und zehn Minuten Zeit. So funktioniert es:

1. **Wickeln Sie ein kurzes, starkes Gummiband um Ihren Daumen und einen Finger, so dass das Band entspannt ist, wenn die Hand geschlossen ist (siehe Abbildung 3.5).**

2. **Öffnen Sie langsam die Hand, wobei Sie das Gummiband zwischen Daumen und Finger dehnen. Dann schließen Sie die Hand so langsam, dass Sie den Widerstand in beiden Richtungen spüren.**

3. **Wiederholen Sie die Übung 20 bis 30 Mal mit jedem Finger jeder Hand, bis alle Finger die gleiche Zahl von Wiederholungen erfahren haben. Dehnen und entspannen Sie langsam um die Übung effektiver zu gestalten.**

4. **Führen Sie diese Übung jeden Tag einmal aus.**

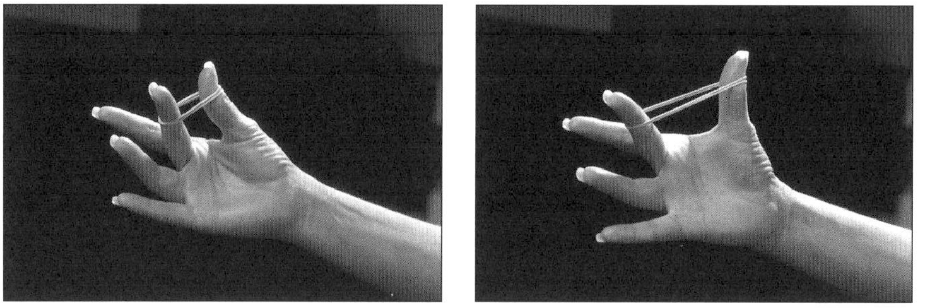

Abbildungen 3.5: Nahaufnahmen der Gummiband-Dehnung in Start- und Endposition

Wenn Sie diese grundlegenden Änderungen auf Ihren Griff anwenden und Ihre Hände trainieren, können Sie auch in Ihren späteren Lebensjahren stark und leistungsfähig sein.

Die richtige Aufstellung

4

In diesem Kapitel

- Die Bedeutung der korrekten Aufstellung kennen
- Die besten Möglichkeiten entdecken um die Position und Ausrichtung des Balls zu erkennen

»Wenn Sie sich richtig aufstellen, haben Sie gute Chancen, einen vernünftigen Schlag hinzubekommen, selbst wenn Ihr Schwung nur mittelmäßig ist. Wenn Sie sich falsch aufstellen, werden Sie einen erbärmlichen Schlag abliefern, selbst wenn Sie den besten Schwung der Welt haben.«

Jack Nicklaus

Alle Tourprofis sind sich darin einig, dass die Aufstellung der wichtigste Aspekt beim Golf ist – wichtiger als Rückschwung, Durchschwung, Schwungebene (siehe Kapitel 6), *Gewichtsverlagerung* (die Bewegung des Körpergewichts während des Schwungs), Visualisierung oder die Vorstellung der Ball zu sein. Wenn Sie eine gute Aufstellung haben – gute Haltung, gute Ballposition und gute Ausrichtung –, haben Sie schon die halbe Miete. Nicklaus sagt, die Aufstellung mache »90 Prozent eines guten Schlags« aus. Nick Price hingegen sagt: »Der Schwung ist eine Kettenreaktion und der Golfer, der die ersten Glieder der Kette richtig hinbekommt – den Griff, die Haltung und die Aufstellung –, hat eine höhere Chance auch die späteren Glieder richtig hinzubekommen.«

Es spielt keine Rolle, welchen Prozentsatz der Wichtigkeit Sie der Aufstellung beimessen. Unbestreitbare Tatsache ist, dass Sie Ihren Körper während des Golfschwungs nicht effizient einsetzen können, wenn Sie sich am Anfang schlecht aufgestellt haben.

Nicklaus hat Recht. Wenn Sie sich in eine gute Ausgangsposition für den Schwung bringen, können Sie auch beim Schwung einen oder zwei Fehler machen und immer noch ganz gut davonkommen. Aus einer schlechten Aufstellung heraus haben Sie keine Chance gute Bälle zu schlagen, egal wie gut Sie den Golfschläger schwingen.

Ihre Aufstellung: Die Grundlagen

Viele Leute sind durch den Begriff *Aufstellung* irritiert. Manche glauben, er beziehe sich nur auf die *Haltung*: wie die Füße positioniert sind, wie stark die Knie gebeugt sind. Andere denken bei der Aufstellung an die Ballposition und die Abläufe vor dem Schlag. Einige dieser Vermutungen sind teilweise richtig, andere sind total falsch. Die *Aufstellung* im Sinne der meisten Profis und Golflehrer besteht aus drei verschiedenen Bereichen: Haltung, Ballposition und Ausrichtung.

- ✔ **Haltung:** Dies ist die Stellung Ihrer Füße und Ihres Körpers vor dem Schwung. Auch wenn es manche Leute ein wenig verkomplizieren, ist die Haltung beim Golf nicht wesentlich anders als die Haltung in anderen Sportarten. Ob Sie nun zum Rebound springen oder einen Return schlagen – Folgendes gilt in jedem Fall:
  - Sie sind gespannt, aber ruhig, energiegeladen und explosionsbereit.
  - Ihr Körper ist in der Hüfte leicht vorwärts geneigt, aber der Rücken ist relativ gerade.
  - Ihr Kopf ist oben, aber nicht auf unnatürliche Weise.
  - Ihre Füße stehen schulterbreit auseinander – oder ein bisschen mehr.
  - Ihr Gewicht ist gleichmäßig verteilt und zwischen dem Ball und Ihren Fußgewölben zentriert.
  - Sie wackeln nicht hin und her.
  - Ihr Gesäß befindet sich leicht, aber nicht übermäßig, hinter Ihren Fersen.
  - Ihre Arme sind locker. Nur Ihre Hände sind leicht gespannt.
  - Das ist genau die gleiche Position, die Sie auch einnehmen müssen um einen Golfball zu schlagen – keine Verdrehungen, keine Checklisten, keine merkwürdigen Winkel. Die Haltung zum Schlagen eines Golfballs ist schlicht und einfach eine normale athletische Position.
- ✔ **Ballposition:** Sie bestimmen, wo der Ball positioniert wird, denn Golf ist kein Reaktionssport, bei dem Ihnen der Ball zugespielt wird. Sie können den Ball von Ihrem vorderen Fuß, Ihrem hinteren Fuß oder aus der Mitte heraus spielen. Sie können den Ball auch 1,5 m entfernt hinlegen und loslaufen, wie es Adam Sandler in dem Film *Happy Gilmore* getan hat (allerdings ist diese Technik nicht empfehlenswert, weil Sie dabei nicht nur dämlich aussehen, sondern sich auch verletzen können). Abgesehen von der Sportlichkeit ist die Ballposition ein wesentlicher Teil der Aufstellung, der eingehende Berücksichtigung finden sollte.
- ✔ **Ausrichtung:** Wenn Sie nicht zum Grün hin ausgerichtet sind, ist es mehr als wahrscheinlich, dass Sie es nicht treffen. Dennoch richten sich viele Golfer meterweit entfernt aus, weil sie hoffen, den Ball irgendwie zum Ziel zu ziehen, zu drücken, zu hacken oder zu schneiden. Es ist schon erstaunlich, wie viele Golfer sich falsch ausrichten und dann wundern, wenn ihre Schläge in den Bäumen landen. Das ist ein törichter Ansatz und Sie sollten ihn für immer aus Ihrem Gedächtnis streichen. Eine gute Haltung, eine gute Ballposition und der perfekte Golfschwung bedeuten nichts, wenn Ihre Ausrichtung daneben ist. Wenn Sie sich zu Ihrem anvisierten Ziel hin ausrichten, haben Sie zumindest eine Chance Ihren Ball dorthin zu schlagen. So einfach ist das und doch wird es immer wieder vergessen.

Viele Dinge können Sie beim Golf nicht kontrollieren: den Wind, schlechtes Aufprallen, gute Putts, die irgendwie nicht ins Loch wollen. Aber die eine Sache, die Sie kontrollieren können, ist die Aufstellung für einen bestimmten Schlag. Vielleicht haben Sie nicht den weltbesten Schwung, aber dieses Problem sollte Sie nicht davon abhalten, alles in Ihrer Macht stehende zu tun um eine perfekte Aufstellung zu erreichen.

Langsam, ruhig und erfolgreich

Jahrelang wurde Jack Nicklaus wegen seiner Langsamkeit kritisiert, obwohl seine Runden auch nicht länger dauerten als die jedes anderen Spielers auf der Tour. Er beschrieb es so: »Ich gehe sehr schnell zum Ball und wenn ich da bin, entscheide ich mich sehr schnell, was ich tun möchte. Aber dann stelle ich mich manchmal sehr langsam für den Schlag auf, weil die Aufstellung der einzige Aspekt des Schwungs ist, über den man zu 100 Prozent bewusste Kontrolle hat. Er ist das bedeutendste Einzelmanöver im Golf.«

Nicklaus hat 18 Profi-Majors gewonnen (darunter einen Masters-Titel mit 46 und einen 6. Platz beim Masters mit 58). Bezüglich der Bedeutung der Aufstellung täten alle Golfer gut daran, Nicklaus' Ansatz im Hinterkopf zu behalten.

Ihre Aufstellung beibehalten und schlechte Angewohnheiten vermeiden

Schlechte Angewohnheiten stellen sich nicht über Nacht ein. Sie gehen nicht eines Abends mit der perfekten Haltung und der perfekten Ausrichtung schlafen und wachen am nächsten Morgen mit einer neuen Aufstellung auf. Die Veränderungen sind graduell. In diesem Abschnitt erfahren Sie, wie Sie Ihre Aufstellung überprüfen und schlechte Angewohnheiten vermeiden können.

Eine gute Haltung bewahren

Sie sollten Ihre Haltung immer wieder überprüfen um zu verhindern, dass Sie sich keine schlechte Haltung angeeignet haben. Und so funktioniert es:

- ✔ Stellen Sie sich vor einen Spiegel in Körpergröße und markieren Sie (mit einem abwaschbaren Stift) gewisse Punkte, nämlich die Spiegelbildpositionen Ihres Kopfes, Ihrer Schulter, Ihrer Füße und Ihres Gesäßes. So können Sie Ihre Haltung immer wieder kontrollieren.

- Schneiden Sie sich ein Brett so zu, dass es die Entfernung zwischen Ihren Füßen beim Ansprechen des Balls wiedergibt, und nehmen Sie dieses Brett zum Üben mit. So können Sie Ihre Fußbreite regelmäßig überprüfen.
- Lassen Sie sich auf dem Übungsplatz filmen. Es gibt nichts Besseres, um in Echtzeit zu sehen, wie Ihre Abläufe und Ihre Aufstellung vonstatten gehen.

Die Ballposition beobachten

Mit der Zeit kann es passieren, dass Sie den Ball gegenüber Ihrer eigenen Position vor- oder zurücksetzen, ohne diesen Fehler zu bemerken. Es gibt eine gute Möglichkeit, dies Problem zu erkennen, falls es auftritt. Lassen Sie Fotos von Ihrer Ballposition beim Ansprechen des Balls machen, wenn Sie sicher sind, dass der Ball an der richtigen Position liegt. Anhand dieser Fotos können Sie regelmäßig überprüfen, ob Sie Ihre Ballposition verändert haben.

Die Ausrichtung überprüfen

Videos und Fotos sind bei der Überprüfung Ihrer Ausrichtung nicht sehr nützlich, weil es sehr schwierig ist, ein entferntes Ziel, den Golfer und die Schlägerkopffläche in ein Bild zu bekommen. Es gibt jedoch genügen andere Methoden.

Versuchen Sie beispielsweise Folgendes:

- Die geläufigste und effektivste Methode ist die *Zwei-Schläger-Treue*. Dabei legen Sie zwei Schläger parallel auf den Boden, die beide zum Ziel weisen. Indem Sie Ihren Körper mit einem der Schläger ausrichten und die Schlägerkopffläche mit dem anderen, können Sie schnell und einfach Ihre Ausrichtung überprüfen.
- Viele Spieler richten die Streifen von *Übungsbällen* aus (diese sind oft gestreift um sie von anderen Bällen zu unterscheiden), so dass diese zum Ziel weisen. Das ist eine gute visuelle Hilfe für die Ausrichtung der Schlägerkopffläche, nutzt jedoch wenig bei der Ausrichtung des Körpers.
- Wieder andere Spieler platzieren Tees und andere Dinge vor dem Ball auf einer Linie zum Ziel. Auch damit kann man sich bei der Ausrichtung der Schlägerkopffläche helfen.

Die Aufstellung ist mehr als die halbe Miete. Wenn Sie in einer guten Ausgangsposition für den Schwung stehen, haben Sie Chancen ein sehr guter Spieler zu werden.

Ihre Drehung verbessern

5

In diesem Kapitel

- Ihre Schulterdrehung verbessern
- Ihren X-Faktor berechnen und seine Bedeutung verstehen
- Dehnungen zur Verbesserung der Drehung und der Schlagweite

»Das Geheimnis beim Golf ist es, einen so soliden Rückschwung zu haben, dass man auf dem Golfplatz über den Abschwung gar nicht nachdenkt. Natürlich geschieht das nicht allzu oft. Und doch habe ich viele Momente erlebt, in denen ich nur an eine Position in meinem Rückschwung gedacht habe und der Ball ist richtig von der Schlägerkopffläche getroffen worden. Der richtige Rückschwung sorgt für die Bedingungen, die die Wahrscheinlichkeit erhöhen, dass später die richtigen Dinge geschehen.«

Nick Price

Der Anfang Ihres Schwungs spielt eine enorme Rolle im Hinblick auf sein Ende. Wenn Sie den Schläger richtig in die Hand genommen haben und sich für den Schlag aufgestellt haben, ist die erste Bewegung, wenn Sie die Schultern in den Schwung drehen, auch die wichtigste. Sie bestimmen in den ersten Millisekunden des Rückschwungs nicht nur den Weg Ihres Schwungs, Sie bestimmen auch, welche Muskeln den Schwung steuern und wie viel Energie von Ihrem Körper in den Schläger übertragen wird. In diesem Kapitel lege ich genau dar, welche Muskeln Sie während der Drehung verwenden und biete Ihnen ein paar Schlüsselübungen zur Stärkung dieser Muskeln.

Die Muskelaktivitäten bei der Drehung

Während des Rückschwungs ist jede Muskelgruppe zwischen Ihrem Nabel und Ihrem Nacken aktiv. Und auch wenn bei diesem Vorgang keine Gruppe wichtiger als die andere ist, ist es dennoch entscheidend, die Rolle einer jeder größeren Muskelgruppe des Oberkörpers bei der Drehung zu verstehen.

Viele sehr gute Spieler, darunter Bobby Jones, glaubten zu fühlen, dass der linke Arm oder die linke Schulter den Rückschwung einleiteten. Das war das Gefühl, das sie haben wollten und das ihnen half die Drehung zu beginnen. Dennoch war diese Vorstellung nur teilweise richtig.

Den ganzen Oberkörper einbeziehen

Ein Drücken mit der linken Seite initiiert die Rückschwungsdrehung, aber nicht nur die Arme und Schultern sind aktiv. Der *Trapezmuskel*, der entlang des oberen Rückens verläuft, spielt eine Schlüsselrolle bei der Einleitung der Drehung, ebenso wie der *Latissimus dorsi* (der Muskel, der an der Wirbelsäule entspringt und mit dem Knochen im Oberarm verbunden ist). Er wird auch oft als Latmuskel bezeichnet. Diese beiden Muskelgruppen sind bei der Schulterdrehung behilflich. Die *Bizeps* kommen ins Spiel, wenn der Schläger vom Boden abhebt und sich in die Schwungebene dreht, während Ihre Unterarme die Schlägerkopffläche für den Rückschwung ausrichten.

Die äußeren *Obliquusmuskeln*, die seitlich an Ihrem Körper verlaufen, spielen ebenfalls eine Schlüsselrolle beim Rückschwung. Sie müssen geschmeidig sein, damit Sie eine vollständige Schulterdrehung ausführen können. Viele Spieler glauben, dass sie keine vollständige Schulterdrehung hinbekommen, weil ihre Schultern nicht geschmeidig genug sind. Dabei sind es in Wahrheit die Obliquusmuskeln, die ihre Drehung einschränken. Die *oberen* und *unteren Bauchmuskeln* (in Ihrer mittleren Körperpartie) spielen ebenfalls eine wichtige Rolle dabei, Ihren Rumpf während der Drehung stabil zu halten. Und bei einer starken und geschmeidigen mittleren Körperpartie ist es eine natürliche Tendenz, den Schläger aufzuheben, anstatt ihn zurückzudrehen. (Näheres erfahren Sie im Abschnitt »Geläufige Fehler vermeiden« im weiteren Verlauf des Kapitels).

Warum größer nicht immer besser ist

Wenn Leistung und Schnelligkeit beim Golf ausschließlich auf Kraft basieren würden, dann würden die größten, stämmigsten, muskulösesten Golfer den Ball weiter als jeder andere schlagen und Golfer von kleinerer Statur wären klar im Nachteil. Aber das ist überhaupt nicht der Fall. Nehmen Sie Gary Player als Beispiel. Er ist nur 1,70 m groß, wiegt – nach einer kräftigen Mahlzeit – 66 kg und doch hat er weltweit 95 Profitouren gewonnen und ist einer von nur fünf Männern, die alle vier größeren Profitouren gewonnen haben. Player ist der sichere Beweis dafür, dass auch kleinere Golfer enorme Kraft entfalten können.

Wie machen die das? Wie können kleinere Golfspieler wie Player, Ben Crenshaw (1,75 m, 70 kg), Mark McCumber (1,73 m 70 kg) oder Chi Chi Rodriguez (1,70m, 59 kg) mit größeren, schwereren und stärkeren Spielern mithalten? Was ist mit Frauen? Wie kann es sein, dass die kleine Cindy Flom wöchentlich an ihren bärenstarken Partnern beim Turnier der Profis und Amateure vorbeizieht? Warum eigentlich schlagen die meisten Spieler der LPGA-Tour den Ball weiter als die meisten größeren und stärkeren männlichen Amateure?

Die Anwort ist einfach: All diese Spiele machen sich die Kraft des so genannten *X-Faktors* zunutze, indem sie Schwünge aufbauen, die die Hebelwirkung einer starken Schulterdrehung und einer stabilen Basis maximieren. Sie erzeugen Spannung, indem sie ihre Körper bei einer vollen Drehung aufwickeln und dann enorme Energie freisetzen, wenn sie diese Drehung abwickeln.

Ihre Kraft durch den X-Faktor finden

Sicher: Golf ist nicht Ballistik, Gehirnchirurgie oder Analysis und alles, was im Golfsport eine Berechnung mit einer Funktion erfordert, ist Kauderwelsch. Glücklicherweise ist der X-Faktor einfach. Der einzige Grund für die mathematische Ausdrucksweise ist die Tatsache, dass Sie ihn, genau wie Ihr Handicap, berechnen können.

Im Golf lautet die Formel:

X = Schulterdrehung - Hüftdrehung

Denken Sie sich Ihre Schulter und Hüften als Ziffern auf einem Kompass um zu verstehen, wie diese Formel funktioniert. Wir denken uns eine volle Schulterdrehung um 90 Grad, bei der eine Linie über die Schultern senkrecht zum Boden verliefe. Davon subtrahieren wir eine Hüftdrehung von 30 Grad, bei der sich die linke Ferse vom Boden erhoben hat und die Hüften leicht gedreht haben. Das ergibt einen X-Faktor von 60 – und das ist ziemlich gut (siehe Abbildung 5.1) Jeder X-Faktor über 50 ist in Ordnung. Wenn die anderen Grundlagen bei Ihnen stimmen, können Sie mit einem X-Faktor von 60 beim Abschlag eine ordentliche Schlägerkopfgeschwindigkeit erzeugen.

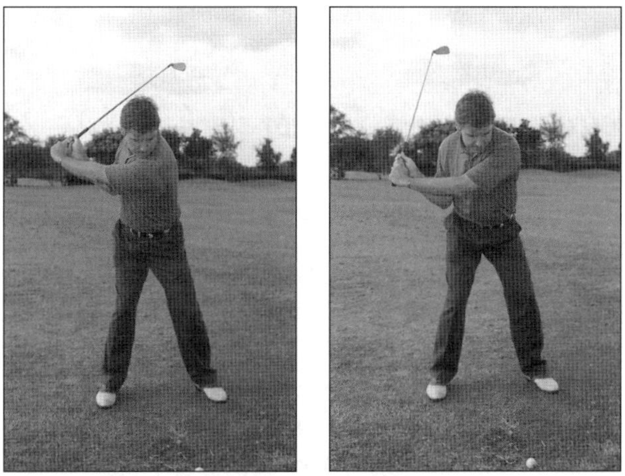

Abbildung 5.1: Steve auf dem Höhepunkt mit gutem X-Faktor: Steve hebt den Schläger gerade mit X-Faktor 0 hoch.

Eine Schulterdrehung von 80 Grad minus einer Hüftdrehung von 20 Grad, bei der beide Füße fest auf dem Boden bleiben, erzeugt immer noch einen X-Faktor von 60. Das bedeutet, dass der Golfer, der seine Schultern nur um 80 Grad dreht aber seine Hüften stabiler hält, die gleiche Energie erzeugt wie der Golfer, der seine Schultern um 90, aber die Hüften um 30 Grad dreht.

Häufige Fehler vermeiden

Verstehen Sie, worauf das hinausläuft? Ein enormes Aufwickeln beim Rückschwung bedeutet nicht unbedingt große Schlägerkopfgeschwindigkeit beim Abschwung. Sie können Ihre Schulter um 100 Grad drehen und den Schläger wie wild herumwirbeln. Doch wenn Sie Ihre Hüften ebenfalls um 60 Grad drehen, haben Sie nur einen X-Faktor von 40 erreicht. Das bedeutet, dass Sie weniger Energie aufgebaut haben als der Spieler mit dem kürzeren 80-Grad-Rückschwung, der seine Hüften fest an Ort und Stelle gehalten hat.

Der andere fatale Fehler bei vielen Amateuren ist es, den Schläger mit den Händen hochzunehmen und zu glauben, dies gelte als Rückschwung (siehe noch einmal Abbildung 5.1). Es ist durchaus möglich, den Schläger so weit wie viele Profis zurückzuführen, ohne dabei die Schultern zu drehen. Sie brauchen den Schläger nur mit den Händen hochzunehmen und erzeugen einen X-Faktor 0. Wenn Sie mit diesem Schwung abschlagen, werden die Ergebnisse nicht berauschend sein.

Ein großes wichtiges Prinzip über die Drehung beim Golf sollten Sie sich merken: Es geht nicht darum, wie weit Sie Ihre Schultern beim Rückschwung drehen können. Es geht darum, wie groß der X-Faktor ist, den Sie erzeugen können.

Die Schlagweite mit dem X-Faktor verbessern

Es überrascht nicht, dass der beste X-Faktor der Welt dem besten Spieler der Welt gehört: Tiger Woods. Der X-Faktor ist die Quelle für Tigers übermenschlich scheinende Schlagweite. Tiger besitzt die geradezu unheimliche Fähigkeit, seine Schultern mehr als 90 Grad – und manchmal mehr als 100 Grad – zu drehen und dabei die Hüften kaum zu bewegen. Dieser X-Faktor erzeugt enorme Energie, die in Form von 320-Meter-Tee-Abschlägen und 180-Meter-Schlägen mit einem 7er-Eisen freigesetzt wird. Wie bei den meisten Dingen im Spiel beherrscht niemand den X-Faktor besser als Tiger.

Laura Baugh stellte nach einer Videoanalyse fest, dass es nicht ihre geringe Körpergröße war, die ihre Schlagweite verschlechtert hatte, sondern es waren Fehler bei der Drehung, nämlich die Hüfthaltung. Sie machte sich dann daran diese Fehler zu verbessern.

»Ich trainiere und dehne mich jeden Tag und mit diesem neuen Schwung bin ich wirklich groß.«, meinte Laura. »Es ist ein großer Vorteil, mit kürzeren Schlägern Par 4 zu schlagen und Par 5 mit 2 zu erreichen. Schade, dass ich die notwendigen Schwungänderungen nicht schon vorher erkannt habe.«

Lauras Offenbarung ist nicht ungewöhnlich und ihr Erfolg ist kein Geheimnis. Sie merkte, dass sie ihren X-Faktor erhöhen musste und begann mit Dehnungen. Sie arbeitete auch daran, ihre Schultern um relative stabile Hüften kreisen zu lassen. Im Folgenden finden Sie einige Übungen.

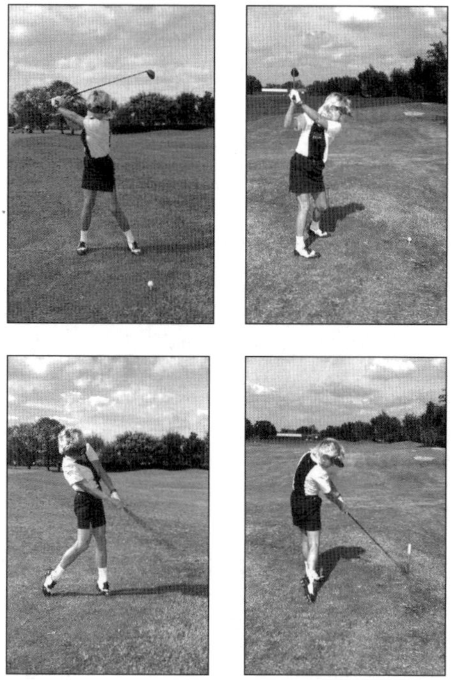

Abbildung 5.2: Laura Baugh auf dem Höhepunkt des Rückschwungs und nach dem Abschlag, von vorne und von der Seite gesehen

Die Geschichte des X-Faktors

Ben Hogan hielt den Rückschwung für eine so wichtige Phase für den Erfolg des Schwungs, dass er ihn als einen der fünf »Grundsätze« des Golf aufführte. Laut Hogan wird der Rückschwung zuerst durch die Hände ausgelöst, die den Schläger zurückbewegen, dann folgen die Arme, dann die Schulterdrehung. Alle Bestandteile arbeiten in Einklang um den Schläger um ein stabiles Zentrum und ein starkes rechtes Bein zu führen. Die linke Hüfte folgt den Schultern auf dem Weg nach hinten, aber die Hüften bewegen sich überhaupt nicht, bis die Hände oberhalb der Hüften sind und der Rückschwung zur Hälfte vollendet ist.

Hogans Theorie, entstanden in zahllosen Stunden des Nachdenkens und bei Millionen von Übungsschlägen, besagt, dass der Abschwung einfach eine Umkehrung des Rückschwungs ist. Die Hüften bewegen sich zuerst und leiten den Abschwung ein, dann folgen die Schultern, Arme und Hände. Viele Experten haben sich in den letzten 50 Jahren mit dieser Idee auseinandergesetzt, seit Hogan sie in seinen beiden Büchern *Power Golf* und *Golf Fundamental* dargelegt hat, aber niemand konnte sie widerlegen. Hogans Grundsätze einer drehenden Abfolge beim Rückschwung, gefolgt von einer abwickelnden umgekehrten Abfolge beim Abschwung und Durchschwung, gelten bei vielen Profis und hochrangigen Profis noch immer als Evangelium.

In rein physiologischer Hinsicht lag Hogan richtiger, als er es je ahnen konnte. Auch wenn er oft von den »großen« Muskeln im Rücken und in den Schultern und deren Rolle beim Schwingen des Golfschlägers sprach, war er seiner Zeit voraus, wenn er die richtige Rolle des Rückens, der Schultern, der Bauchmuskeln und der Obliquusmuskeln und die Drehung, die sie erzeugen, umrissen hat. Er war auch ein klassisches lebendes Beispiel für die Hebelwirkung und die Kraft, die von der Drehung des Oberkörpers um einen relativ stabilen Unterkörper erzeugt wird. Hogan war nicht groß. Man nannte ihn wegen seiner Größe auch »Bantam Ben«, aber er erzeugt bei seinem Schwung aufgrund seiner Drehung eine enorme Kraft und Effizienz. In den 50er Jahre hatte er noch keinen Namen für diesen Grundsatz. Heute kennt man ihn als den *X-Faktor*.

Dehnungen zur Verbesserung der Drehung

Wenn Sie einen Golfschläger korrekt schwingen, sind viele Muskeln vollständig daran beteiligt. Ihre rechte Seite ist während des Rückschwungs nicht weniger wichtig als Ihre linke Seite. Ihre Arme und Hände sind genauso entscheidend wie der Bauch und der Rücken. Darum müssen Sie die großen Muskelgruppen, die den Golfschläger drehen, kräftigen und dehnen. Zwei einfache Übungen können Ihnen dabei helfen.

Die Drehübung

Der Zweck dieser Übung ist es, die Muskeln daran zu gewöhnen, den X-Faktor voll auszuschöpfen. Folgen Sie diesen Schritten:

1. **Bringen Sie einen Golfschläger hinter Ihren unteren Rücken, so dass der Griff und der Schaft zwischen Ihren Ellbogen eingeklemmt quer hinter Ihrem Rücken verlaufen.** Der Schlägerkopf sollte sich auf Ihrer linken und der Griff auf Ihrer rechten Seite befinden.

2. **Nehmen Sie die Ansprechposition ein und drehen Sie langsam Ihren Oberkörper, so dass der Schlägerkopf auf den Boden zeigt. Dabei bleiben Ihre Füße fest auf dem Boden und Ihre Hüften sind relativ stationär (siehe Abbildung 5.3).** Laura Baugh arbeitet stundenlang daran, für diese Drehung geschmeidig genug zu sein. Seien Sie also nicht enttäuscht, wenn es bei Ihnen nicht sofort klappt.

3. **Nachdem Sie sich so weit gedehnt haben, wie Sie es ohne Schmerzen können, halten Sie diese Dehnung 10 Sekunden. Drehen Sie sich langsam aus dieser Dehnung und simulieren Sie einen Durchschwung in Zeitlupe bis zur Finish-Position (siehe Abbildung 5.4).** Halten Sie diese 10 Sekunden lang. Dieser Durchschwung gibt Ihnen ein Gefühl für

die großen Muskelgruppen, die beim Schwung aktiv sind, wobei beide Seiten des Körpers gleichermaßen gedehnt werden.

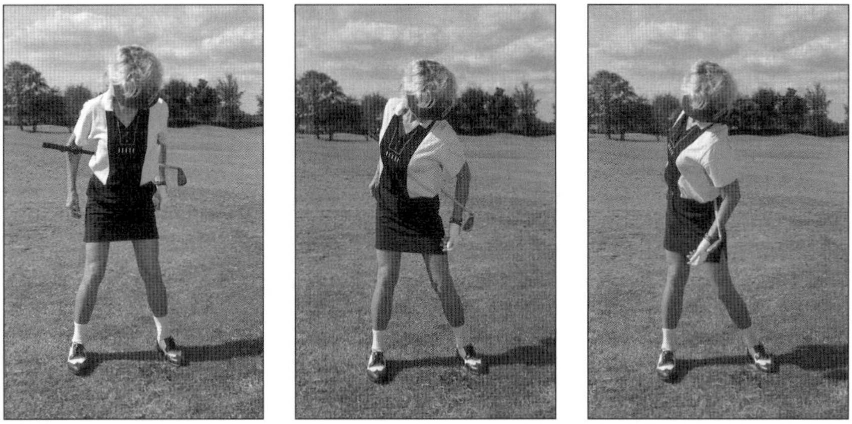

Abbildung 5.3: Laura zeigt die Rückschwungdehnung mit einem Schläger hinter sich.

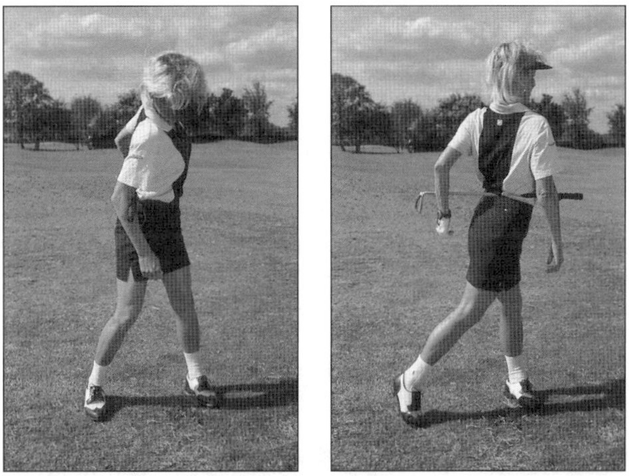

Abbildung 5.4: Laura zeigt die Durchschwung-Dehnung mit einem Schläger hinter sich.

Diese Übung muss langsam ausgeführt werden! Nehmen Sie sich mindestens drei oder vier Sekunden um Ihre Drehung zu vollenden. Eine Übereilung dieser Dehnung macht nicht nur den gewünschten Effekt zunichte, sondern kann auch zu Verletzungen führen. Machen Sie – wie bei allen Dehnungen – langsam und spüren Sie das Gefühl in jeder Muskelgruppe.

Dehnung im Stehen

Es gibt eine weitere Dehnung für alle Muskeln im Rumpf, in den Armen, den Schultern und im Nacken. Diese können Sie im Stehen zu Hause oder auf dem Golfplatz ausüben. Sie ist eine großartige Übung zum Aufwärmen vor einer Runde. Sie können sie aber auch als Dehnung in Ihr tägliches Programm aufnehmen.

Folgen Sie diesen Schritten:

1. **Nehmen Sie den Schlägerkopf in die linke und den Griff in die rechte Hand. Der Schläger befindet sich direkt vor Ihnen und Ihre Arme sind voll ausgestreckt.**

2. **Winkeln Sie Ihre Knie leicht an und drehen Sie langsam Ihre Arme, Ihre Schultern und Ihren Kopf um 90 Grad nach rechts, so dass Sie direkt nach rechts blicken.**

3. **Dehnen Sie sich noch ein bisschen mehr und versuchen Sie, wenn es geht, direkt hinter sich zu blicken. Drehen Sie Ihre Schultern und Ihren Kopf um 180 Grad, wobei die Hüften so ruhig wie möglich bleiben. Halten Sie diese Position 10 Sekunden lang (siehe Abbildung 5.5).**

4. **Nachdem Sie sich so weit wie möglich nach rechts gedreht haben, drehen Sie sich langsam nach vorne zurück und wiederholen die Dehnung auf Ihrer linken Seite. Halten Sie auch auf der anderen Seite 10 Sekunden lang.**

Sie sollten diese Dehnung in Ihrem Rücken, Ihren Seiten und Ihren Bauchmuskeln spüren. Wenn Sie diese Übung regelmäßig ausführen, können Sie die Kraft und die Geschmeidigkeit dieser Muskeln verbessern.

Es ist wichtiger, einen großen X-Faktor aufzubauen, als den Schläger möglichst weit zurückzuführen oder möglichst starke Hände oder Arme zu haben. Wenn Sie die Muskeln des Oberkörpers trainieren, haben Sie gute Chancen die Distanz, Genauigkeit und allgemeine Gelenkigkeit zu verbessern.

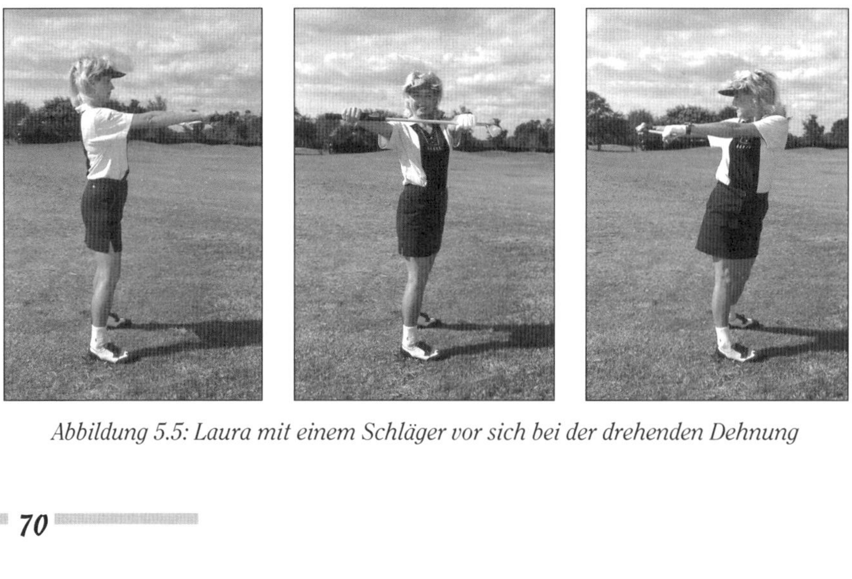

Abbildung 5.5: Laura mit einem Schläger vor sich bei der drehenden Dehnung

Den Abschwung und den Durchschwung verbessern

6

In diesem Kapitel

- Die Bedeutung des Unterkörpers beim Golfschwung
- Finden Sie Ihre Schwungebene heraus
- Den Kopf ruhig halten
- Einige Übungen zur Verbesserung des Schwungs

»Ich glaube an den kurzen Schwung, weil damit so wenig schief gehen kann. Ein Spieler mit einem langen Schwung wird wahrscheinlich den Schläger auf einer Ebene zurückführen und auf einer anderen herunterbringen. Ich bin mir der Tatsache bewusst, dass der Schwung eine einheitliche, fließende Bewegung ist. Ich halte meinen Kopf unten, während ich den Ball schlage. Mein Durchschwung ist dabei lang, aber kontrolliert. Wenn Sie beim Durchschwung quer über den Platz stolpern, war Ihr Schwung wahrscheinlich nicht richtig ausbalanciert.«

Laura Davies

Wenn Sie beim Abschwung angelangt sind, sind Sie zu 90 Prozent zu Hause. Allerdings sind die letzten 10 Prozent ziemlich wichtig, weil das der Zeitpunkt ist, wenn Sie den Golfball treffen. Doch wenn Sie bis dahin alles richtig gemacht haben, stehen die Chancen gut, dass Ihnen ein ordentlicher Schlag gelingt.

Stellen Sie sich den Golfschwung wie einen Motor vor. Der Griff und die Aufstellung entsprechen der Konstruktion und dem Tuning, der Rückschwung ist der Treibstoff und der Abschwung ist die Zündung. Wenn Sie einen gut konstruierten Motor haben, der richtig eingestellt ist und den passenden Treibstoff bekommt, können Sie den Schlüssel herumdrehen, es kommt der Zündfunke, Benzin wird gezündet und der Motor läuft. Wenn der Motor jedoch fehlerhaft und falsch eingestellt ist und der falsche Treibstoff eingefüllt wurde, wird der Motor spucken und stottern oder überhaupt nicht anspringen. Dieses Bild kann auf den Golfsport übertragen werden. Wenn Sie Ihren Schwung auf ein solides Fundament gestellt haben und die Abfolge ordnungsgemäß durchlaufen, wird die »Zündung« reibungslos ablaufen. Wenn nicht, wird Ihr Abschwung abgewürgt und die Qualität Ihres Schlages ist in ernsthafter Gefahr.

Nachdem Sie den Abschwung begonnen haben, können Sie bewusst nicht mehr viel tun. Von dem Moment an, in dem Sie die Richtung in Ihrem Schwung ändern, bis zum Ballkontakt können Sie Ihre Bewegung nicht mehr steuern und noch nicht einmal darüber nachdenken. Sie haben ganz einfach nicht die Zeit dazu: Der ganze Vorgang dauert nicht mehr als eine Sekunde.

Die Abfolge, mit der Sie den Schläger zurückführen – zuerst bewegen sich die Hände, dann die Arme, die Schultern und schließlich die Hüften –, sollten Sie beim Abschwung *umkehren*, so dass die Hüften die Richtungsänderung initiieren, dann folgen die Schultern, die Arme und schließlich die Hände, die den Schläger beim Abschlag freigeben.

Einige sehr gute Spieler haben unterschiedliche Vorstellungen über das Gefühl dieser Abschwungbewegung. Johnny Miller sagt, er fühle die Richtungsänderung in seinen Knien. Sein linkes Knie bewegt sich auf das anvisierte Ziel zu (das Fairway oder das Grün). Jack Nicklaus hingegen fühlt sie in seinen Füßen und Beinen. Andere spüren den Abschwung durch ein Drücken im Wadenmuskel des rechten Beins. Eines steht nicht in Frage: Über 95 Prozent der besten Spieler der Welt stimmen darin überein, dass der Unterkörper den Abschwung einleitet.

Von unterhalb der Hüfte schlagen

Die größten Muskelgruppen des Körpers befinden sich unterhalb des Nabels und diese Muskeln erzeugen die Kraft und die Schlägerkopfgeschwindigkeit, die erforderlich sind um lange und exakte Bälle zu schlagen. Physiologisch funktioniert das folgendermaßen:

Auf dem Höhepunkt des Rückschwungs bewegen der *Abduktor* und der *Adduktor* gemeinsamen mit den *Hüftbeugern* die Hüften seitlich gegen den Uhrzeigersinn durch den Schlag. Der Abduktor ist der äußere Muskel des Oberschenkels und bewegt einen Teil des Körpers von der Mittellinie weg. Der Adduktor ist der innere Muskel des Oberschenkels und bewegt einen Teil des Körpers auf die Mittellinie zu. Die Hüftbeuger sitzt vorne an den Hüften und ermöglicht Ihnen beispielsweise, ein gebeugtes Bein zu heben. Diese Bewegung ist ein Abwickeln der Hüften aus ihrer angespannten Position auf dem Höhepunkt des Rückschwungs. Sie bringt den Oberkörper in die Abschlagposition. Die Schultern folgen den Hüften und die Arme fallen auf den Ball zu. Der rechte Arm entfaltet sich in eine Stellung kurz vor dem Loslassen. Dabei bleibt der rechte Ellbogen dicht an der rechten Körperseite, während der gesamte Oberkörper dem führenden Unterkörper folgt.

- ✔ Gleichzeitig stößt der rechte *Gastrocnemius* (der Wadenmuskel) vor und verlagert das Körpergewicht vom rechten auf den linken Fuß. Diese Gewichtsverlagerung geschieht zeitgleich mit der Hüftdrehung, wodurch die seitliche Verschiebung während des Schlags verstärkt wird.
- ✔ Die *Kniesehnen*, die *Quadrizeps* und die *Gluteusmuskeln* unterstützen während des Abschlags die Richtungsänderung des Ober- und Unterkörpers sowie die Gewichtsverlagerung und die schnelle Bewegung der Arme, der Hände und des Schlägers.
- ✔ Die *Adduktoren* und die *Beugemuskeln des Fußgelenks* (die es Ihnen ermöglichen, das Fußgelenk aufwärts, abwärts und seitwärts zu bewegen) helfen dabei, den Körper in den

Durchschwung zu drehen, wobei sich das rechte Bein während des Abschlags weiterhin beugt und dreht.

All diese Aktionen stellen sich für verschiedene Spieler anders dar, aber wenn sie korrekt ausgeführt werden, bleibt eine Sache immer gleich: Der Unterkörper leitet den Abschwung ein und bewegt den Oberkörper in die richtige Position um den Ball zu schlagen. Wenn Sie sich Profis wie Laura Baugh und Larry Nelson ansehen (siehe Abbildung 6.1), fällt auf, dass Ihre Unterkörper die Schultern und Arme in Position bringen. Das gleiche gilt auch für Amateure mit weniger Fähigkeiten.

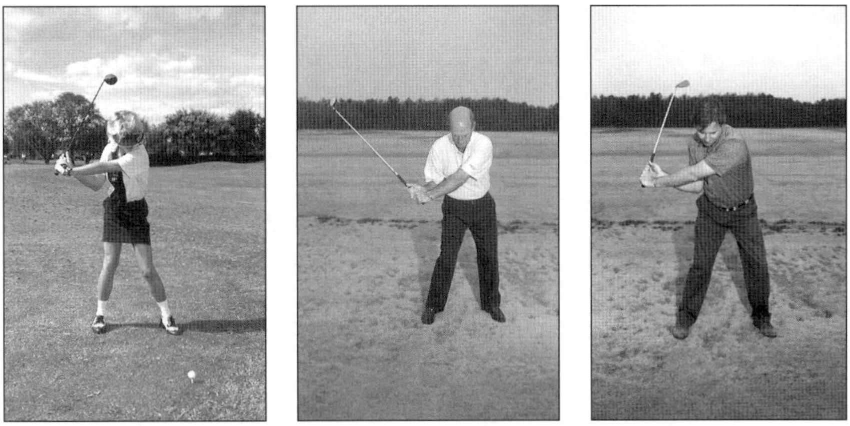

Abbildung 6.1: Laura (links), Larry (Mitte) und Steve (rechts) leiten den Abschwung ein.

Ihre Schwungebene bestimmen

Es gibt beim Golf eine Menge Verwirrung über die *Schwungebene*, also den Winkel, in dem sich der Schaft des Schlägers während eines Schwungs um den Körper bewegt. Um zu verstehen, was eine Schwungebene ist und welche Körperteile sie beeinflussen, ist eine kleine Mathestunde vonnöten.

Technisch betrachtet, ist die Schwungebene eine Ebene im geometrischen Sinn. Ben Hogan dachte sie sich als eine Glasscheibe, die vom Ball durch seinen Hals bis zu den Schultern führt. Er glaubte, wenn er den Schläger schwingen könne ohne das Glas zu zerbrechen, dann habe er den Schläger auf der richtigen Ebene gehalten. Im Prinzip hatte er völlig Recht. Wenn Ihr Schlägerkopf während des Schwungs eine Linie in die Luft zeichnen könnte, würden die Punkte auf dieser Linie auf der Schwungebene liegen. Verbinden Sie die Punkte miteinander, zeichnen Sie eine imaginäre Ebene (oder eine Glasscheibe, falls Sie sich das besser vorstellen können) und Sie haben Ihre Schwungebene.

Bei guten Spielern besitzt die Schwungebene keine Beulen oder Falten. Hogan hat niemals seine Glasscheibe zerbrochen. Ebenso führen die meisten guten (und alle großartigen) Spieler den Schläger auf derselben Ebene zum Ball, auf der sie ihn auch von ihm wegführen. Der Schwung bleibt somit während des Durchschwungs immer auf derselben Ebene. Das heißt jedoch nicht, dass alle Schwungebenen gleich aussehen. Hogan hatte einen sehr flachen Schwung, ebenso Gary Player. Nicklaus hatte immer eine sehr aufrechte Ebene (obwohl sie mit den Jahren flacher wurde). Worum es geht: Manche Schwungebenen sind aufrecht (siehe Abbildung 6.2), manche sind flach (siehe Abbildung 6.3), aber alle guten Schwungebenen sind beim Rückschwung und beim Durchschwung konsistent.

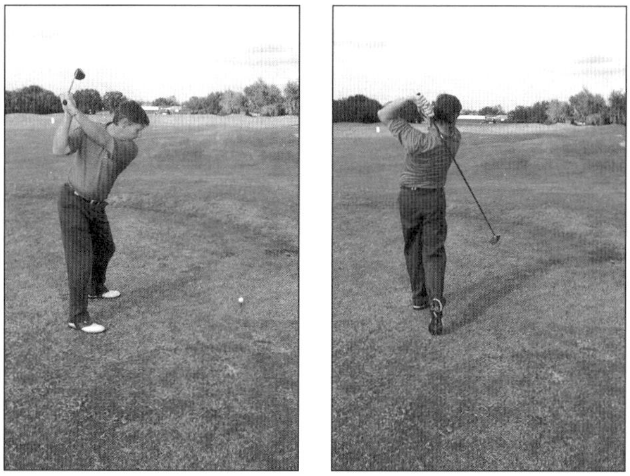

Abbildung 6.2: Steve beim Rückschwung und Durchschwung mit aufrechter Schwungebene

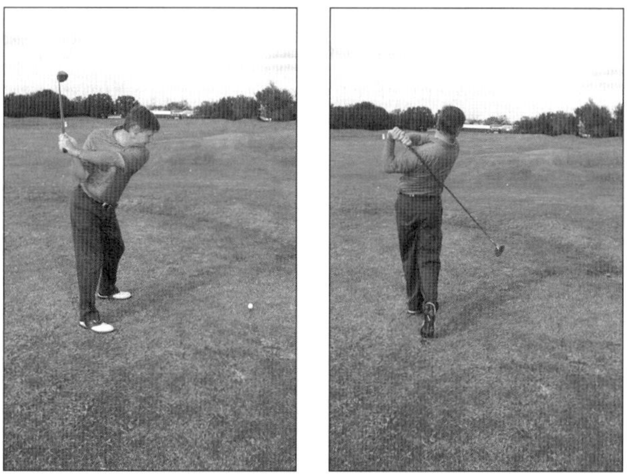

Abbildung 6.3: Steve beim Rückschwung und Durchschwung mit flacher Schwungebene

Die Schwungebene zerstören: Wenn die Hände aus dem Rahmen fallen

Das Verlassen der Schwungebene auf dem Höhepunkt des Rückschwungs ist ein häufiger Fehler bei Amateuren. Golfer beschreiben dieses Problem im Allgemeinen so: *Den Schläger von oben herunterwerfen, von oben über ihn kommen* oder *die rechte Seite am Höhepunkt übernehmen lassen.*

Diese Beschreibungen implizieren allesamt dieselbe Aktion: eine heftige Bewegung, bei der die Hände und die rechte Schulter den Abschwung einleiten, zusammen mit einer werfenden oder stoßenden Bewegung. Dieser Vorgang zerstört die Ebene, da sich die Hände nicht mehr auf der imaginären Glasscheibe befinden. Dies ist auch für den Schlag desaströs. Wenn die Hände (statt des Unterkörpers) beim Abschwung übernehmen, ist all die Mühe, die Sie aufgebracht haben um sich in eine gute Position zu bringen, umsonst. Sie verschwenden die Energie, die Sie bei Ihrem Rückschwung erzeugt haben, und der Schlag wird kurz und krumm sein. Das ist eine tödliche Kombination für jeden Golfer.

Die meisten Golfer, die mehr als zwei oder drei Runden gespielt haben, kennen das Gefühl den Schläger von oben herunterzuwerfen und sind davon frustriert. Sie *wissen*, dass sie nicht vorhatten, den Schläger so fest mit der rechten Hand anzufassen. Sie *wollten* gar nicht mit ihrer rechten Seite herüber kommen. Wenn sie nur ihre rechte Hand am Handgelenk abhacken oder sich Novokain in die rechte Schulter injizieren lassen könnten um sie beim Höhepunkt des Schwungs nicht so stark zu benutzen! Dies sind die üblichen Kommentare (die Flüche nicht mitgezählt), die man von Golfern hört, die ihre Schwungebene in der Mitte des Schwungs verändert und deshalb einen schrecklichen Schlag gelandet haben. Sie merken aber überhaupt nicht, dass sie die falschen Körperteile verfluchen.

Müde Beine wieder aufmuntern

Die Hände übernehmen beim Höhepunkt des Rückschwungs nur dann, wenn die Beine zu müde, zu schwach oder zu wenig trainiert sind um den Abschwung einzuleiten. Wenn der Unterkörper seine Rolle gut spielt, fallen die Hände und Arme von allein an die richtige Stelle. Wenn der Unterkörper den Abschwung nicht richtig einleitet, übernehmen automatisch die Hände. Insbesondere ältere Golfer zerstören deshalb oft ihre Schwungebene. Das generelle Problem bei allen Golfern sind zu schwache Beine.

Wichtige Übungen zur Stärkung des Unterkörpers

Ein komplettes Programm zur Verbesserung der Kraft und Geschmeidigkeit im Unterkörper, wie ich es in Kapitel 10 beschreibe, ist am besten geeignet um Sie für den Golfsport in Form zu halten. Doch auch diese Übungen bieten keine Gewähr dafür, dass Ihr Unterkörper den

Abschwung einleitet. Dafür müssen Sie die folgenden Übungen ausführen, die die Aktivität des Unterkörpers während des Schwungs simulieren.

Schwingen mit überkreuzten Armen

Sie brauchen nicht auf dem Golfplatz zu sein um den Unterkörper zu stärken. Sie benötigen noch nicht einmal einen Golfschläger. Es gibt eine hervorragende Möglichkeit, sich nur auf die Aktivität der Hüften, Beine und Füße zu konzentrieren. Stellen Sie sich mit vor der Brust überkreuzten Armen vor einen Spiegel und simulieren Sie einen Golfschwung (siehe Abbildung 6.4). Da Ihre Arme hierbei nicht mitspielen, können Sie leicht spüren, wie der Unterkörper den Abschwung einleitet. Sie können den Unterkörper auf diese Weise auch gut darauf trainieren, sich durch den Schlag zu bewegen ohne sich mit dem Problem befassen zu müssen den Ball zu treffen. Diese Übung können Sie im Büro, im Schlafzimmer oder unter der Dusche ausführen und Sie sollten das auch so oft wie möglich tun. (Jeden Tag wäre ideal, aber drei bis vier Mal die Woche reicht auch.)

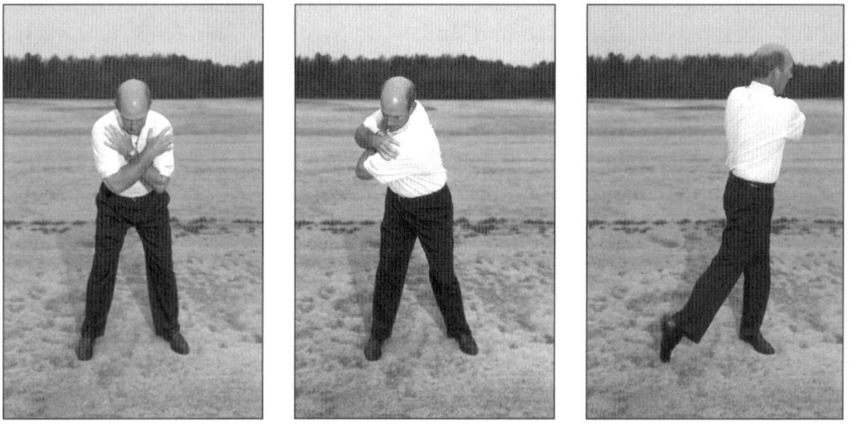

Abbildung 6.4: Larry geht mit überkreuzten Armen vom Höhepunkt des Schwungs bis zum Durchschwung.

Übung mit Widerstand

Da so viele der weltbesten Spieler verschiedene Ansichten über das Gefühl im Unterkörper beim Abschwung haben, fragen Sie sich wahrscheinlich, was Sie während des Schwungs fühlen sollten. Die Antwort ist einfach: Kommt drauf an. (Hallo, ich sagte, die Antwort sei einfach, nicht glasklar.) Vielleicht spüren Sie, wie sich Ihre Hüften drehen und verlagern, oder Sie fühlen die Bewegung in Ihren Quadrizeps, Knien, Waden oder Füßen. Das Empfinden dieses Bewegungsablaufs ist völlig subjektiv. Es gibt wahrscheinlich keine zwei Menschen, die dasselbe fühlen.

Es gibt jedoch eine Übung, mit der Sie Ihr individuelles Gefühl herausfinden können. Sie benötigen einen Golfschläger und die Hilfe einer weiteren Person, aber die Übung selbst ist sehr einfach. Nachdem Sie den Schläger zum Höhepunkt des Rückschwungs geführt haben, hält die zweite Person den Schläger fest, während Sie den Beginn des Rückschwungs mit Ihrem Unterkörper simulieren (siehe Abbildung 6.5). Der Widerstand des zurückgehaltenen Schlägers verstärkt die Wahrnehmung des Gefühls im Unterkörper, wenn Sie diese Bewegung beginnen. Das hilft Ihnen herauszufinden, was Sie spüren, wenn der Unterkörper den Abschwung einleitet. Hoffentlich können Sie dann dieses Gefühl auf dem Golfplatz wieder spüren.

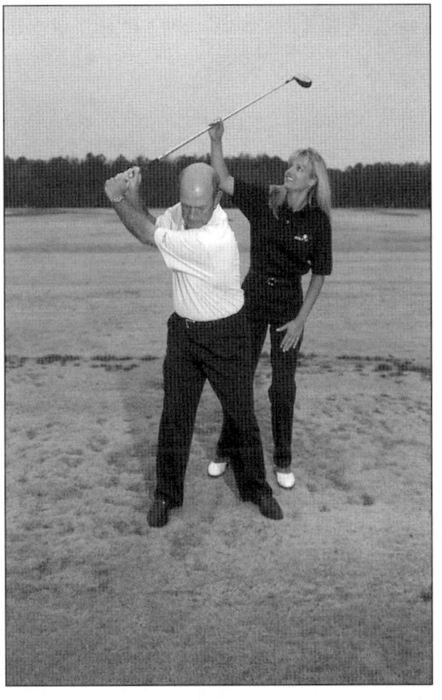

Abbildung 6.5: Kelly hält den Schläger auf dem Höhepunkt von Larrys Schwung fest.

Drei Dehnübungen zum Aufwärmen der Beine

Viele Golfer vergessen regelmäßig vor dem Spiel den Unterkörper aufzuwärmen. Sie haben das wahrscheinlich auch schon getan. Sie kommen ein bisschen spät aus dem Haus und sitzen unruhig im Auto, während Sie zum Clubhaus rasen. Während Sie zum Tee gehen, machen Sie ein paar Aufwärmübungen, hauptsächlich für die Arme, Schultern oder den Rücken, bevor Sie ein paar Schwünge üben und den ersten Abschlag dreschen. Während der Ball in die falsche Richtung abdriftet, fragen Sie sich, wie um alles in der Welt Sie einen so schlechten Schwung haben konnten.

Die Beine müssen ein wenig aufgewärmt werden, bevor man ihnen den ersten Abschwung zumuten kann. Sie sollten nicht den ersten Schlag des Tages ansetzen, wenn Sie nicht vorher ein paar Übungsschwünge absolviert haben. Ebenso wenig sollten Sie die ersten Übungsschwünge machen ohne vorher den Unterkörper gedehnt und gelockert zu haben.

Es gibt drei einfache Übungen, die Ihren Unterkörper vor dem ersten Schlag gründlich aufwärmen und Fehler vorbeugen, die von nicht spielbereiten Beinen ausgelöst werden. Die erste Dehnung beansprucht Ihre Waden und Ihre Achillessehne. Dies sind die Schritte:

1. **Stellen Sie den Schläger um das Gleichgewicht zu halten so vor sich hin, dass die Schlägerkopffläche auf Sie weist (damit der Schläger nicht wegrutscht), und stellen Sie Ihren rechten Fuß etwa 40 cm hinter sich, wobei die Ferse auf dem Boden bleibt (siehe Abbildung 6.6).**

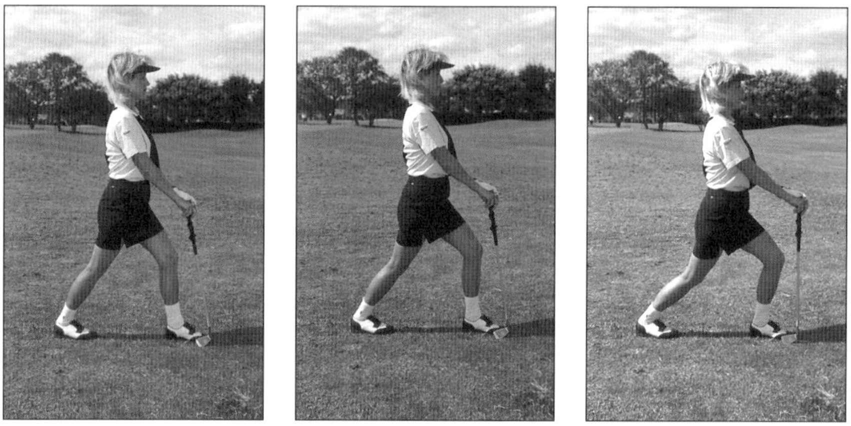

Abbildung 6.6: Laura zeigt die Wadendehnung.

2. **Halten Sie Ihre Hüften starr und drücken Sie langsam die rechte Ferse bei gebeugtem Knie nach unten, bis Sie eine kräftige Dehnung spüren.**
3. **Sie werden diese Dehnung zuerst im Wadenmuskel und in der Achillessehne spüren (die lange Sehne an der Rückseite Ihres Knöchels). Wenn Sie mit dieser Dehnung fortfahren, setzt sich das Gefühl in den Quadrizeps und den Hüftbeuger fort.**
4. **Halten Sie diese Position etwa zehn Sekunden und kehren Sie dann langsam zur Ausgangsposition zurück. Wiederholen Sie diese Dehnung mit dem anderen Bein. Eile hilft Ihnen nicht weiter. Lassen Sie sich Zeit und bewegen Sie sich langsam in diese Dehnung hinein und aus ihr heraus.**

Die folgenden Schritte erläutern eine Dehnung, die Ihre Kniesehnen und das Gesäß trainiert:

1. **Halten Sie den Schläger in derselben Position wie zuvor, stellen Sie den rechten Fuß etwa 40 cm hinter sich, halten Sie die Hüften starr und lehnen Sie sich auf Ihre rechte**

Ferse zurück. Halten Sie Ihr linkes Bein gestreckt, aber das Knie leicht gebeugt, und senken Sie sich langsam auf Ihr rechtes Bein ab. Gehen Sie nach unten, als ob Sie sich auf einen Stuhl setzen wollten, und halten Sie Ihre Brust und Ihren Kopf aufrecht (siehe Abbildung 6.7).

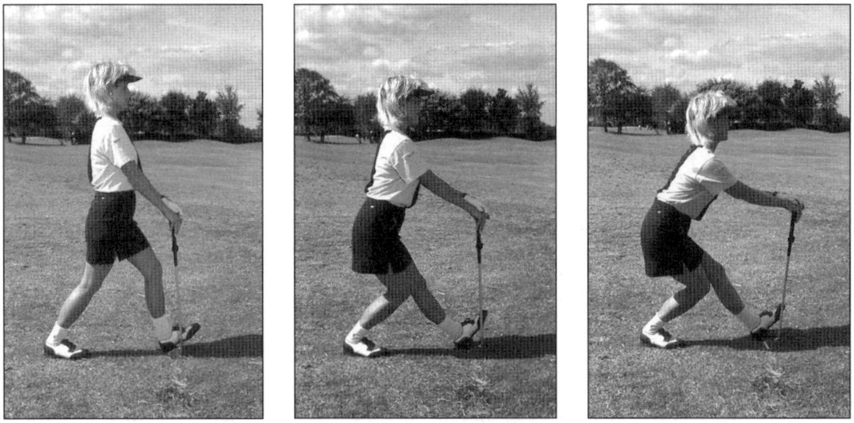

Abbildung 6.7: Laura dehnt die Kniesehnen und das Gesäß.

2. **Sie spüren diese Dehnung in Ihrer linken Kniesehne und im Gesäß.**
3. **Halten Sie diese Position etwa 10 Sekunden und kehren Sie dann langsam zur Ausgangsposition zurück.** Wiederholen Sie diese Übung mit dem anderen Bein. Lassen Sie sich Zeit und bewegen Sie sich langsam in diese Dehnung hinein und aus ihr heraus.

Die nächste Dehnung wirkt auf Ihren Abduktor und den Quadrizeps:

1. **Halten Sie sich am vor Ihnen stehenden Golfschläger im Gleichgewicht, beugen Sie das rechte Knie und heben Sie langsam den rechten Fuß vom Boden, wobei Ihr Knie nach unten zeigt (siehe Abbildung 6.8).**
2. **Nachdem Sie Ihren Fuß so weit wie möglich hochgehoben haben, greifen Sie mit der rechten Hand hinter sich und halten Ihren Fuß.** Drücken Sie langsam und vorsichtig Ihre Hüfte nach vorne, während Sie Ihren Fuß zum Gesäß ziehen, bis Sie die Dehnung im rechten Abduktor und im rechten Quadrizeps spüren.
3. **Halten Sie diese Position etwa 10 Sekunden und kehren Sie dann langsam zur Ausgangsposition zurück.** Wiederholen Sie diese Übung mit dem anderen Bein. Lassen Sie sich Zeit und bewegen Sie sich langsam in diese Dehnung hinein und aus ihr heraus.

Überhasten Sie Dehnungen niemals. Alle Bewegungen in eine und aus einer Dehnung sollten langsam und flüssig sein. Dehnen ist kein Rennen. Was auch immer Sie früher gehört haben: Sie sollten niemals, niemals *bei einer Dehnung federn*. (Das bedeutet, dass Sie versuchen, durch den Impuls des Federns beim Dehnen weiter zu kommen – eine schlimme Sache.) Das ist kontraproduktiv und gefährlich.

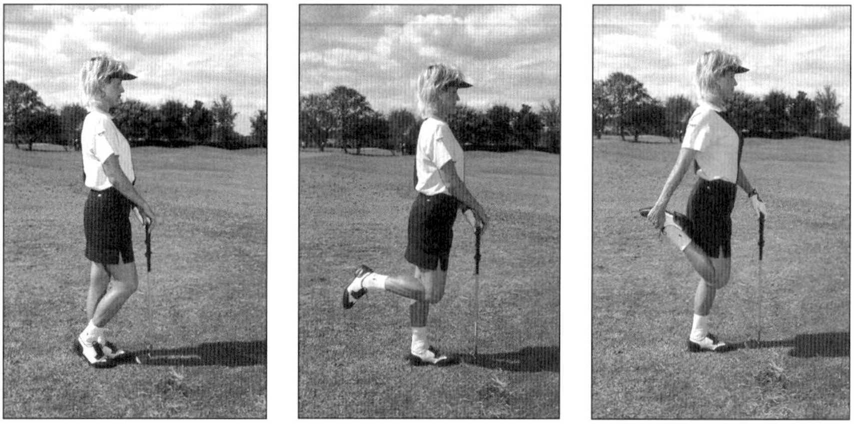

Abbildung 6.8: Laura dehnt den Quadrizeps und den Abduktor.

Ihr Unterkörper spielt eine wichtige Rolle beim Golfschwung. Wenn Sie alle Muskeln unterhalb des Nabels ordentlich dehnen und trainieren, ist das ein gutes Stück auf dem Weg zu langen und geraden Golfschlägen.

Den Kopf und die Hände in den Abschlag einbeziehen

Nachdem Sie den Abschwung mit dem Unterkörper eingeleitet haben, folgen die Arme mit eingedrehten Händen, bereit den Ball mit der vollen Schlägerkopfgeschwindigkeit zu schlagen. Die beiden Hebel, die vom rechten Arm gebildet werden – der gespannte Ellbogen und das gespannte Handgelenk – stehen bereit um den Schläger mit dem ganzen Tempo gegen den Ball zu schmettern, den Ihr Körper hergibt. Und das ist eine ganze Menge, wenn Sie bis dahin alles richtig gemacht haben.

Hogan verglich das Loslassen des Golfschlägers mit einem unter der Hand zum Ziel geschlagenen Baseball. Der Vergleich ist so gut wie jeder. Ihr Ellbogen und Ihr Handgelenk strecken sich, während sich die Schultern weiterdrehen und die Arme kreisen während des Schlages weiter. Die meisten Spieler bezeichnen dies als *den Schläger während des Abschlags loslassen*.

Ihrem Schlag zu lange nachhängen

Manchmal hören Sie einen Profi oder einen sehr guten Amateur sagen, er habe *einem Schlag nachgehangen*. Das soll bedeuten, dass er den Schläger nicht richtig losgelassen hat. Aber diese Ausdrucksweise ist unzulänglich.

Den Schläger vom Höhepunkt des Schwungs aus mit den Händen nach unten zu schleudern ist eher ein Fehler des Unterkörpers als der Hände selbst. Ebenso ist das Hängenbleiben am Schläger während des Abschlags und das völlige Freigeben der Hände und Arme nicht die Schuld der Hände und Arme. Es ist ein sicheres Anzeichen dafür, dass der Golfer seinen Kopf bewegt hat.

Einen ruhigen Kopf behalten

Nicklaus drückte es wohl am besten aus, als er sagte: »Ich halte es für *die* eiserne Regel des Golfsports, den Kopf sehr ruhig zu halten, wenn nicht gar stocksteif. Was mich betrifft, ist diese Regel unantastbar.«

Es gibt nicht viel an Nicklaus' Haltung zu deuten und Sie werden auch kaum jemanden finden, der ihm widerspricht. Den Golfschläger um ein ruhiges Zentrum zu schwingen (in diesem Fall den Kopf) ist die wichtigste Voraussetzung um konsistente Schwünge zu erreichen und eine Schlüsselkomponente bei der Erzeugung von Schlägerkopfgeschwindigkeit und Impuls.

Stellen Sie sich eine Schleuder vor – nicht so eine mit einem Y-förmigen Stock und einem Gummiband, sondern eine mit zwei Bändern und einem Beutel, so wie sie David für Goliath benutzt hat. Die Prinzipien dieser Art von Schleuder sind die gleichen wie beim Golfschwung. Indem Sie den Stein um ein ruhiges Zentrum schwingen, bauen Sie Zentrifugalkräfte auf und wenn Sie letztlich eines der Bänder loslassen, fliegt der Stein weiter und gerader, als Sie es mit bloßen Händen je hinbekommen hätten.

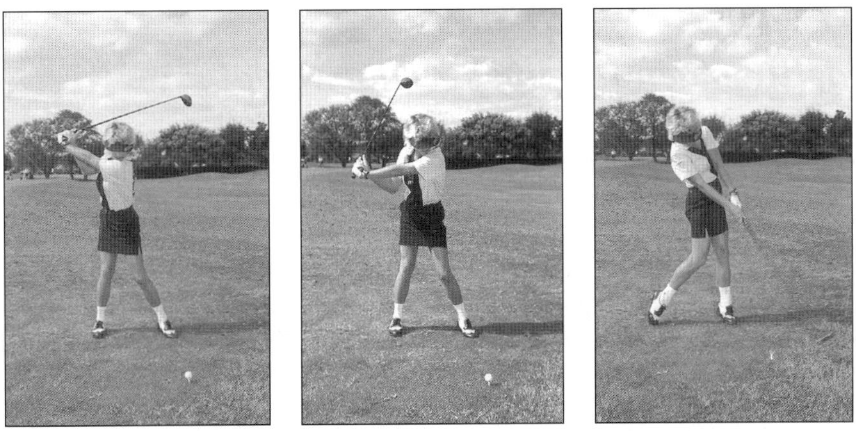

Abbildung 6.9: Laura vom Höhepunkt des Schwungs bis zum Abschlag

Der Golfschwung funktioniert unter derselben Voraussetzung. Indem Sie den Schläger um ein ruhiges Zentrum schwingen, erzielen Sie den zusätzlichen Nutzen von Hebel und Zentrifugalkraft. Auf diese Weise können Profis und gute Amateure den Schlägerkopf beim Abschlag auf über 160 km/h beschleunigen. Es ermöglicht ihnen auch, die Fläche des Schlägerkopfes flach vor den Ball zu setzen. Jede Kopfbewegung – seitwärts, abwärts oder aufwärts – verändert das Zentrum des Schwungs und sprengt diesen Prozess.

Sie sehen an den Abschwüngen von Laura Baugh (Abbildung 6.9) und Larry Nelson (Abbildung 6.10), dass die besten Spieler der Welt ihren Kopf beim Abschlag absolut ruhig halten um den Ball lang und gerade zu schlagen. Wenn Sie das genau so machen, wird sich Ihr Spiel erheblich verbessern.

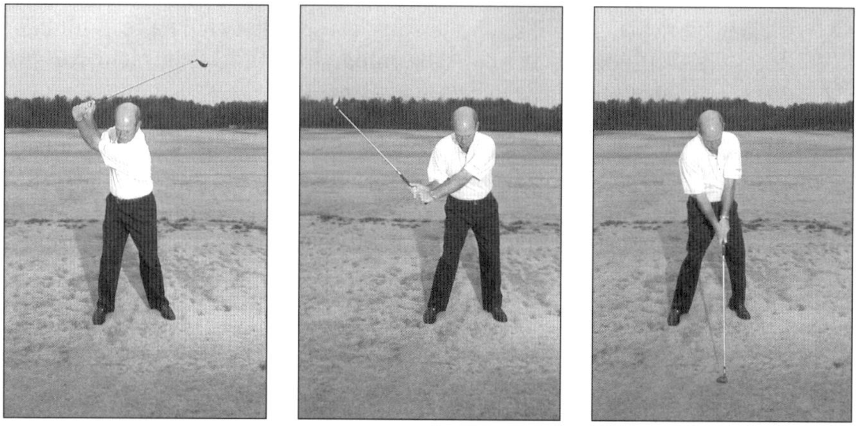

Abbildung 6.10: Larry vom Höhepunkt des Schwungs bis zum Abschlag

Einige Übungen für einen ruhigen Kopf

Sie können Ihren Kopf während eines Golfschwungs nicht sehen. Daher ist es beinahe unmöglich zu sagen, ob Sie sich unterbewusst ins Schaukeln oder Schwanken gebracht haben, wobei sich Ihr Kopf seitlich oder auf und ab bewegt. Doch mit den folgenden einfachen Übungen können Sie Ihr ruhiges Zentrum auf die Probe stellen.

- ✔ **Einen Spiegel markieren:** Nehmen Sie einen Spiegel in Körpergröße und einen abwaschbaren Stift. Stellen Sie sich vor den Spiegel und zeichnen Sie einen Kasten oder einen Kreis um das Spiegelbild Ihres Kopfes. Wenn Sie dauerhaft einen Golfschläger schwingen können, ohne dass Ihr Kopf diese Umrisse verlässt, können Sie ganz beruhigt von sich sagen, dass Sie ein ruhiges Zentrum besitzen. Es gibt nur ein Problem bei dieser Übung: Sie können sie auf dem Golfplatz nicht ausführen. Selbst wenn Sie einen solchen Spiegel auf den Übungsplatz mitnehmen könnten, würden Sie doch beim Schlagen der Bälle nach unten und nicht in Ihr Spiegelbild schauen. Die Übung funktioniert zu Hause oder im Büro gut, aber sie hat ihre Grenzen.
- ✔ **Den Videotest machen:** Der beste Echtzeit-Test um herauszufinden, ob Sie Ihren Kopf ruhig halten oder nicht, besteht darin, sich beim Schlagen von Übungsbällen auf Video

aufnehmen zu lassen. Wenn die Kamera ruhig gehalten wird, können Sie schnell feststellen, ob Ihr Kopf sich gegenüber dem Hintergrund bewegt. Wenn beispielsweise weit hinter Ihnen ein Telefonmast während Ihres Rückschwungs neben Ihrem linken Ohr deutlich zu sehen war, aber beim Abschwung völlig verdeckt wurde, haben Sie ein Problem. Ihren Schwung auf Video aufzunehmen kann mühevoll sein – falls Sie nicht einer der wenigen Leute sind, die ein Stativ besitzen, sind Sie auf die Hilfe eines Freundes angewiesen. Trotzdem ist diese Methode bei weitem der beste Weg um die Stabilität Ihres Kopfes und andere Grundzüge Ihres Schwungs herauszufinden. (In Kapitel 4 erfahren Sie, wie eine Videoaufzeichnung Ihnen bei der Kontrolle Ihrer Aufstellung helfen kann.)

Alles zusammensetzen: das Finish

Haben Sie das schon einmal gesehen? Den jungen Golfer mit dem höchst flüssigen Finish, dessen Körper von Kopf bis Fuß das perfekte umgekehrte C bildet. Und haben Sie sich damit auch schon den Rücken für nichts und wieder nichts ruiniert?

Der zum umgekehrten C gebogene Rücken ist als Grundsatz aus und vorbei! Keiner der heutigen Top-Spieler würde auch nur versuchen seinen Körper derart in diese unnatürliche Haltung zu verzerren. Ansonsten wären ihre Tourtage gezählt.

Laura und Larry vollenden ihre Schwünge und stehen ganz gerade da (siehe Abbildung 6.11). Keine Überdrehung des Rückens, keine Verbiegungen, keine Buchstaben. So sieht ein Finish aus. Übernehmen Sie diese Technik um sich nicht zu verletzen.

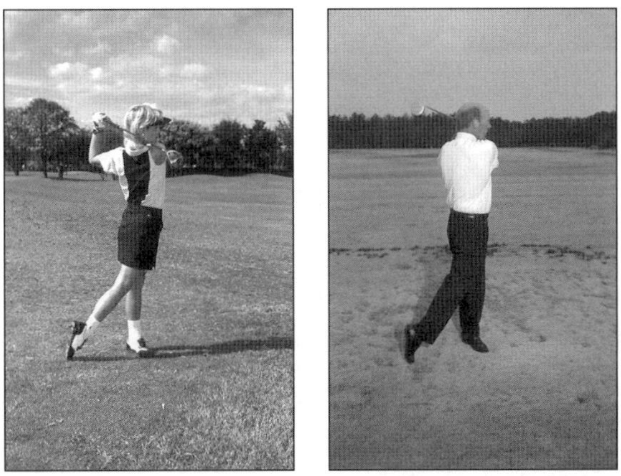

Abbildung 6.11: Laura und Larry in der Finish-Position

Teil III

Problemzonen und wie man sie mit Fitness wieder hinbekommt

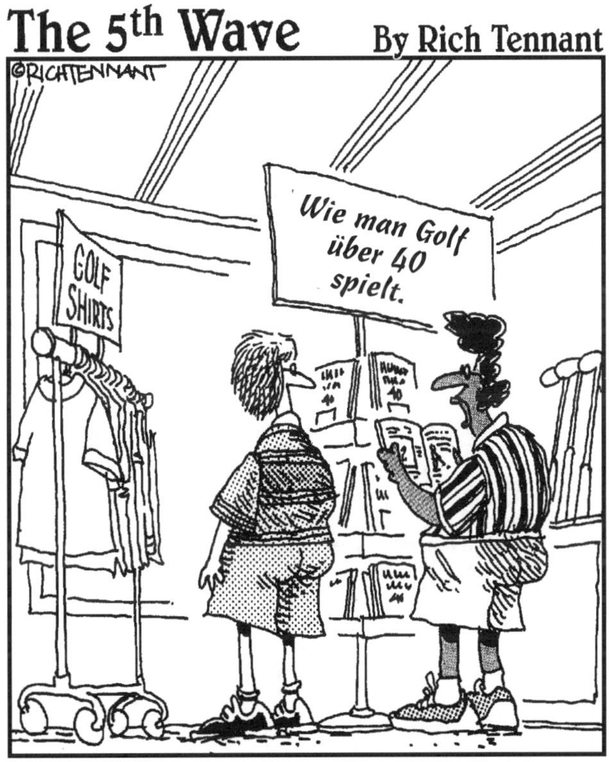

»Was soll daran so toll sein? Ich spiele schon Golf über 40, seit ich 20 bin«.

In diesem Teil ...

Man hört in letzter Zeit viel Gerede über *Golffitness* oder darüber, in *Golfform* zu sein, insbesondere von älteren Profis. Die Profis haben entdeckt, dass zum Trainieren des Körpers für Golf mehr gehört, als nur Bälle zu schlagen. Zu einem solchen Training gehört auch eine austarierte Mischung aus Kraft- und Ausdauerübungen, die den speziellen Anforderungen des Golfsports genügt. Der Körper kann, insbesondere bei etwas älteren Spielern, Unzulänglichkeiten besitzen, die Sie mit Fitnesstraining korrigieren können. Und ein Bonbon gibt es auch: Diese golfspezifischen Programme verbessern obendrein Ihren allgemeinen Gesundheitszustand.

Auch Ausrüstung auf dem neuesten Stand bringt Ihr Spiel nur bis zu einem gewissen Punkt. Um im Golf erfolgreich zu sein und zu bleiben müssen Sie die Maschine verbessern, die den Golfschläger schwingt: Ihren Körper. In diesem Teil erfahren Sie, wie Sie das erreichen.

Schlaffe Arme wieder fit machen

7

In diesem Kapitel

- Mit weit verbreiteten Mythen über Armkraft und Golf aufräumen
- Mit einem Programm für das Krafttraining beginnen
- Einige wichtige Übungen zur Stärkung Ihrer Arme kennen lernen

»Ich habe Golfer sagen hören, dass wir, wenn wir älter werden, uns in die körperlichen Beschränkungen des Alters ergeben sollten – ich jedoch glaube das genaue Gegenteil. Wir sollten ihnen mit jeder Faser unseres Körpers widerstehen. Die weit verbreitete Tendenz unter den älteren Golfern, den Verfall der Muskeln und Reflexe zuzulassen, erscheint mir nicht nur traurig, sondern auch leicht vermeidbar. Sicher: In diesem Lebensalter kann der Golfer nicht mehr so agieren wie mit 20. Er wird es nicht schaffen, seine körperliche Ertüchtigung längere Zeit zu vernachlässigen und sich dann mit Gewaltanstrengungen wieder in Form zu bringen. Man muss schon darauf achten, sich stetig in Form zu halten.«

Paul Runyan, früherer Senior PGA Champion und World Senior Champion

Die Welt ist voll von Wochenendsportlern. Die Inhaber der Fitnessstudios rund um den Erdball können sie täglich sehen: Die Männer und Frauen, die eines Tages aufwachen und beschließen, dass sie übergewichtig sind, keine Kondition mehr haben und ganz dringend ein anständiges Workout benötigen. Und auf zum Fitnessstudio trotten diese Leute. Dort werden sie mit Energie erfüllt von all diesem schicken Equipment, während sie Gewichte heben, auf Laufbändern dahinjoggen, auf Fahrräder strampeln und Klettersimulatoren besteigen. Ach ja, sie lieben dieses Gefühl von körperlicher Leistung! Am nächsten Tag tut ihnen natürlich von Kopf bis Fuß alles weh und sie verbringen den Rest der Woche damit, kläglich durch ihren Tagesablauf zu humpeln.

Diese Art von Training ist schrecklich. Sie schadet Ihrem Körper mehr, als sie nützt und kann Ihr Golfspiel ruinieren, indem Muskeln gestrafft werden, die beweglich und geschmeidig bleiben müssen, während empfindliche Körperpartien, die allmählich entwickelt werden müssen, belastet werden. Viele Golfer geben den gesamten Fitnessprozess nach einem Training auf und zwar wegen des schädlichen Einflusses, den er auf ihre Spielweise hat. In ihrer ersten Trainingseinheit heben sie so viel Gewicht, wie sie können, und wundern sich dann am nächsten Tag, warum sie den Schläger nicht über die Hüfte heben können. Sie jammern und klagen ohne je zu erkennen, dass ihre Schmerzen und ihre Steifheit selbst verschuldet sind. Als Konsequenz kümmern sie sich nicht mehr um Fitness und verbreiten das defätistische Mantra, das dem Goldsport seit Jahrzehnten zusetzt: »Golfer sollten keine Gewichte heben und schon gar nicht mit den Armen. Das ist nicht gut fürs Spiel.«

Diese Aussage ist schlicht und ergreifend Quatsch. Der Golfschwung ist eine athletische Bewegung, die Kraft und Beweglichkeit erfordert. Selbst wenn Sie schon etwas älter sind und nie im Leben Gewichte gehoben haben, gibt es ein Programm für Kraft und Beweglichkeit, das Ihr Golfspiel durch Erhöhung der Leistung, Spannkraft und Ausdauer Ihrer Muskeln verbessern wird. Ich erkläre das Programm in diesem Kapitel. Zu ihm gehören das Heben von leichten Gewichten, Widerstandstraining und Dehnung jeder Muskelgruppe, die Sie beim Golfschwung benutzen.

Die Märchen über die Armkraft entlarven

Ungeachtet der Aussagen und Beteuerungen von Profigolfern aller Formen, Größen, Alter und Geschlechter, die den Nutzen des Krafttrainings preisen, hält sich unter vielen Amateuren immer noch ein hartnäckiger Mythos: Training mit Gewichten, insbesondere für die Arme, vernichte irgendwie die Fähigkeit, einen Golfschläger zu schwingen. Dieser Mythos hält sich aus verschiedenen Gründen:

- ✔ **Das Heben von Gewichten strafft die trainierten Muskeln, daher wird immer angenommen, dass das Heben von Gewichten mit den Armen die Beweglichkeit und das Gefühl in den Muskeln behindert, die benötigt werden, um mit dem Golfschläger auszuholen.** Auch wenn die Prämisse dieses Arguments zutrifft, ist die Schlussfolgerung falsch. In Verbindung mit Übungen zur Beweglichkeit verbessert ein Kraftprogramm in der Tat den Schwung des Golfschlägers. Die Umwandlung von Fett und die Abschwächung der verschiedenen Muskelgruppen verstärkt auch die Fähigkeit, Ihren Schwung zu kontrollieren und feine Änderungen in der Bewegung des Schwungs zu fühlen, die benötigt werden, um Pitchs, Chips und Putts auszuführen.
- ✔ **Golfer haben lange angenommen, dass das Heben von Gewichten große langsame Muskeln aufbaut, die einer flüssigen Drehung im Weg stehen.** Diese Vorstellung ist Unsinn. Die Leute, die dies Argument vorbringen, verwechseln Krafttraining mit Bodybuilding. Diese zwei Aktivitäten sind grundverschieden, insbesondere wenn es um Golf geht. Niemand erwartet von Golfern, dass sie sich in Mr. oder Mrs. Olympus verwandeln oder es auch nur versuchen. Das heißt aber auch wieder nicht, dass Golfer nicht regelmäßig trainieren sollten um Kraft und Ausdauer aufzubauen.
- ✔ **Manche Golfer glauben, dass ein Arm oder eine Körperhälfte stärker als der oder die andere sein sollte, und sie glauben auch, dass das Heben von Gewichten irgendwie diese empfindliche Balance stören könne.** Diese Vorstellung ist auch Unsinn. Der linke und der rechte Arm spielen beim Golfschwung eine gleich große Rolle und müssen auch beide gleichermaßen gestärkt und gedehnt werden.
- ✔ **Das letzte Märchen besagt, dass Spieler, die mit den Armen Gewichte heben, den Schläger zu stark festhalten, was das sanfte Loslassen des Schlägers beim den Aufschlag behindert.** Auch dieser Gedanke ist Stuss. Jemand, der mit Gewichten trainiert, wird in Wirklichkeit den Schläger wegen der zusätzlichen Kraft in den Armen eher weniger stark festhalten.

Dies sind einige Wahrheiten über Golfer, die Krafttraining in ihre üblichen Abläufe eingebunden haben:

- ✔ **Sie verbessern ihre Weite beim Abschlag im Durchschnitt um 9 bis 13 Meter.** Stärkere Golfer können mehr Geschwindigkeit im Schlägerkopf erzeugen.
- ✔ **Sie sind genauer.** Krafttraining in Kombination mit Dehnübungen ermöglicht eine effizientere Funktion der Muskeln, die sich in größere Kontrolle umsetzen lässt.
- ✔ **Sie sind bedeutend konsistenter.** Stärkere Muskeln können die für den Golfschwung erforderlichen Bewegungen konsistenter wiederholen als schwächere Muskeln.
- ✔ **Sie verfügen über mehr Ausdauer, weil stärkere, effizientere Muskeln nicht so schnell ermüden wie schwächere Muskeln.**

Die Regeln für das Krafttraining

Wenn Sie ein erfolgreiches Programm entwickeln und durchführen wollen um Ihre Arme oder einen anderen Teil Ihres Körpers zu stärken, müssen Sie sich einige Ziele und Richtlinien setzen. Golfspezifisches Krafttraining dürfte Ihnen nicht nur bei Ihrem Golfspiel helfen, sondern auch Ihren allgemeinen Gesundheitszustand verbessern und Verletzungen vermeiden helfen. Mit diesen Zielsetzungen im Hinterkopf beachten Sie bitte die folgenden Grundregeln, bevor Sie mit irgendeinem kraftbezogenen Programm anfangen.

Lassen Sie es langsam angehen

Es spielt keine Rolle, ob Sie längere Zeit nicht oder überhaupt noch nie trainiert haben: Sie müssen sehr langsam anfangen. Der Zweck des Krafttrainings ist es, Ihren Körper auf lange Sicht für den Golfsport zu stärken, und nicht innerhalb von wenigen Monaten einen mustergültigen Körper zu erschaffen. Wenn Sie alle Übungen in diesem Buch in eine gewaltige Trainingseinheit einbinden würden, wären Sie so kaputt und erledigt, dass Sie nicht einmal einen Golfschläger aus Ihrer Tasche ziehen könnten – und von Schwingen könnte gar keine Rede sein.

Auf keinen Fall sollten Sie in den ersten Tagen und Wochen Ihres Programms so hart trainieren, dass Sie keine Bälle treffen oder nicht mehr Golf spielen können. Denn wenn Sie es tun, vereitelt das den Zwecks Ihres Trainings. Krafttraining ist ein kaum merklicher, gradueller Prozess. Während der ersten Wochen werden Sie womöglich nicht alle Wiederholungen einer einzelnen Übung ausführen. Das ist in Ordnung. So lange Sie bei jedem Training allmähliche Fortschritte machen, bewegen Sie sich in die richtige Richtung. Jedes Mal eine Wiederholung mehr reicht aus.

Beginnen Sie jedes Gewichtstraining an Geräten

Hanteln (oder auch Freihanteln), scheinen leichter zu verwenden zu sein, weil sie einfach sind, aber für einen Anfänger sind *Kraftgeräte* der richtige Weg (also Geräte mit gestapelten Gewichten, die mit Kabeln und Riemen befestigt sind). Diese Geräte sind für sehr spezifische Übungen gedacht und bringen Sie in die richtige Position um die Übungen isoliert für einen bestimmten Muskel auszuführen. Geräte halten auch das Gleichgewicht für Sie und ermöglichen eine flüssige Bewegung durch die Drähte, Rohre oder Ketten, die die Gewichte verbinden. Firme wie Nautilus, Cybex, Paramount, Life Fitness und Reebok produzieren alle möglichen Arten dieser Geräte, die sich auf einzelne Muskelgruppen konzentrieren. Falls Sie schon mal in einem Fitness-Studio gewesen sind, haben Sie jede Menge davon gesehen: Brustpressen, Beinstrecker, Überkopfpressen und Bizeps-Curls sind nur ein paar Beispiele.

Lassen Sie sich von diesen Geräten nicht einschüchtern. Sie sehen vielleicht wie bedrohliche Monster aus, aber in Wirklichkeit sind sie leichter zu verwenden und effizienter als Freihanteln, wenn Sie gerade mit einem Krafttrainingsprogramm anfangen. Wenn Sie sich die Zeit nehmen um zu lernen, wie man diese Geräte ordnungsgemäß bedient, befinden Sie sich in einer viel besseren Ausgangsposition um in Ihrem späteren Trainingsleben zu Freihanteln überzugehen. Doch vernachlässigen Sie die Geräte bitte auch dann nicht vollständig, nachdem Sie zu Freihanteln übergegangen sind. Die Mixtur aus Freihanteln und Geräten ermöglicht es Ihnen, verschiedene Teile eines Muskels zu entwickeln und das Balancieren des Gewichts selbst zu trainieren. Außerdem stellt dies für den Körper eine ständige Herausforderung dar, so dass er nicht durch die immer gleiche Routine abstumpft.

Weniger ist mehr

Hier geht es um Krafttraining für Golf. Dies ist kein Wettkampf im Gewichtheben. Arbeiten Sie immer mit den leichteren Gewichten – und am Anfang mit den sehr leichten Gewichten. Wiederholungen und fließende Bewegungen sind viel wichtiger als die Kilogrammzahl des gehobenen Gewichts. Im Zweifelsfalle das Leichtere.

Beginnen Sie mit einem Satz und steigern Sie auf drei

Führen Sie am Anfang Ihres Trainings von jeder Übung nur einen Satz aus und zwar mit genug Wiederholungen um den Muskel zu ermüden. Eine gute Anzahl sind 20 Wiederholungen pro Satz. In den ersten Wochen werden Sie es vielleicht lieber mit nur zehn Wiederholungen versuchen wollen. Hauptsache ist, dass Sie Ihr Training auf einem Satz von mehreren Wiederholungen mit einem leichten Gewicht aufbauen. Dadurch steigern Sie Kraft und Ausdauer der Muskeln ohne sie zu verletzen oder enorme Masse aufzubauen.

Nach einigen Wochen können Sie darüber nachdenken, Ihr Training zu verändern, indem Sie drei Sätze mit zunehmend weniger Wiederholungen ausführen und bei jedem Satz das Gewicht erhöhen. Zwischendurch werden Dehnübungen eingefügt. Ein Beispiel: Statt eines Satzes mit 20 Wiederholungen beginnen Sie mit 12 Wiederholungen im ersten Satz einer Übung und machen dann eine Pause von 30 Sekunden, in der Sie den beanspruchten Muskel dehnen. Dann führen Sie einen weiteren Satz von 10 Wiederholungen mit einem etwas schwereren Gewicht aus. Darauf folgt ein weiteres 30-sekündiger Dehnungsintervall. Der dritte Satz kann aus 8 Wiederholungen bei noch höherem Gewicht bestehen. Danach folgt wieder eine Dehnübung.

Untersuchungen von Ärzten, Physiologen und Gesundheitsexperten haben gezeigt, dass diese progressive Abfolge mit eingeschobenen Dehnungsübungen zwischen den Sätzen die Kraft bis zu 20% erhöht. Das Programm ist nicht für Anfänger gedacht, aber es ist ein Ziel, auf das Sie hinarbeiten können.

Heben Sie nicht, wenn Sie verletzt sind

Die Entwicklung von Kraft soll nicht schmerzhaft sein. Die Zielsetzung ist, Sie zu einem stärkeren und effizienterem Golfer zu machen. Falls Sie sich eine Verletzung in einem bestimmten Muskel oder einer bestimmten Muskelgruppe zugezogen haben, sollten Sie niemals diese Verletzung verschlimmern, indem Sie Gewichte heben oder irgendein Krafttraining ausführen, das nicht ein Bestandteil des Rehabilitationsprogramms ist. Gewichtheben bei Verletzung hilft Ihnen nicht. Es verlängert nur den Genesungsprozess.

Suchen Sie immer professionelle Anleitung, bevor Sie zu den Gestaden irgendeines Krafttrainings aufbrechen. Jeder Mensch besitzt unterschiedliche Krafttrainingsbedürfnisse und es ist unmöglich, ein Pauschalprogramm zu entwickeln, das für jeden passt. Ein professioneller Fitnesstrainer (im Idealfall ein Spezialist für Golf-Fitness) hilft Ihnen langsam anzufangen. Er zeigt Ihnen die richtige Technik, berät Sie bezüglich des Gewichts, der Anzahl der Wiederholungen und des Tempos, mit dem Sie versuchen sollten vorwärts zu kommen. Krafttraining ist nicht anders als eine Golfstunde. Sie sollten den Rat von Experten einholen, bevor Sie Ihr persönliches Krafttrainingsprogramm entwickeln.

Rüsten Sie sich für besseres Golfspiel

Kräftige Arme sorgen für bessere Golfschwünge. Das ist einfach so. Untersuchungen haben ergeben, dass Golfer, die regelmäßig beim Krafttraining spezielle Übungen für die Arme ausführen, einen geringeren Haltedruck haben und weniger Schwungfehler machen, die mit Armen und Händen zu tun haben, als Golfer, die ihre Arme nicht regelmäßig kräftigen. In diesem Abschnitt erkläre ich drei Muskeln in den Armen und gebe Ihnen einige einfache Übungen auf den Weg, wie Sie diese Muskeln stärken und dehnen, die direkt den Golfschwung betreffen.

Bizeps

Viele Leute gehen fälschlicherweise davon aus, dass der *Bizeps* (starker Muskel an der Vorderseite des Oberarms) wenig Auswirkung auf den Golfschwung habe. In Wirklichkeit spielt der Bizeps eine wesentliche Rolle, wenn es darum geht, den Schläger für den Rückschwung richtig anzusetzen. Der linke Bizeps hilft, den Schläger auf die korrekte Schwungebene zu bringen (siehe Kapitel 6), wenn die Schultern den Schläger zurückführen. Der rechte Bizeps und der rechte Arm bilden auf dem Höhepunkt des Rückschwungs einen rechten Winkel am Ellbogen. Aufgrund dessen ist es wichtig, den Bizeps zu kräftigen und zu dehnen, um Ihr Spiel zu verbessern. Die folgenden Übungen helfen dabei:

- ✔ **Geräte-Curls:** Die geläufigste Bizepsübung ist der Curl, ein simples An- und Entspannen des Bizeps, wobei ein Gewicht den Widerstand bietet. An einem Gerät ist diese Übung selbsterklärend. Sie setzen sich hin, bestimmten die Höhe des Gewichts, das Sie heben möchten (nicht zu viel!) und führen langsam die Wiederholungen aus (siehe Abbildung 7.1). Denken Sie daran, die korrekte Körperhaltung zu bewahren und immer den Bauch anzuspannen, um Ihren Rücken zu unterstützen. Beginnen Sie, abhängig von Ihrem Fitnessstand, mit einem Satz von 10 Wiederholungen. Erhöhen Sie diese innerhalb eines Zeitraums von zwei bis drei Wochen auf maximal 20. Ihr letztendliches Ziel ist das 12-10-8-Format, das zuvor in diesem Kapitel erwähnt wurde. Im Abschnitt »Beginnen Sie mit einem Satz und steigern Sie auf drei« finden Sie mehr Details. Vergessen Sie nicht die Dehnungen zwischen den Sätzen.

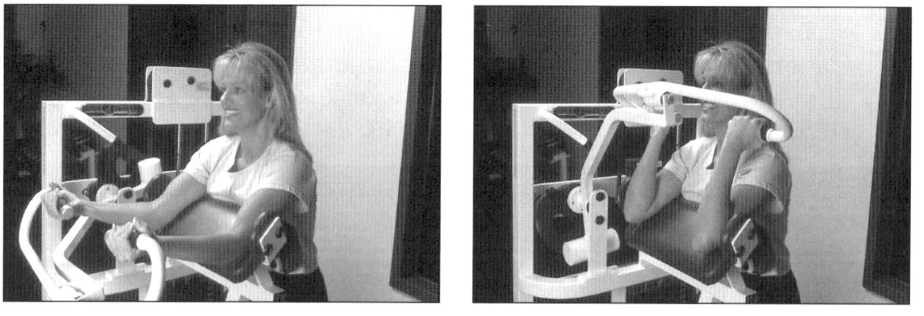

Abbildung 7.1: Kelly führt Bizepsübungen am Curl-Gerät aus.

Sie werden feststellen, dass Curls nicht nur Ihren Bizeps, sondern auch Ihre Unterarme und Handgelenke beanspruchen, weil es unmöglich ist, Gewichte zu heben, ohne diese Muskeln zu benutzen. Verfallen Sie aber nichts ins *Weiße-Knöchel-Syndrom*. Dabei halten Sie den Griff so stark fest, dass Ihre Knöchel weiß werden. Das Curling mit einem offenen oder lockeren Handgriff erinnert Sie daran, dass Sie auch Ihren Golfschläger nicht so fest halten. Ein lockererer Griff bedeutet auch, dass der Bizeps den Großteil der Arbeit übernimmt.

Krafttraining ist kein Wettrennen. Wie alle Dehnungen sollten auch alle Hebungen langsam und gleichmäßig in beide Richtungen ausgeführt werden. Was immer Sie auch beim

Olympischen Gewichtheben sehen: Reißen Sie niemals ein Gewicht hoch oder lassen Sie es nach dem Heben fallen. Sie versuchen den Muskel in beide Richtungen zu trainieren und das geht nur mit langsamen und gleichmäßigen Wiederholungen. Als Faustregel gilt: Zählen Sie beim Heben des Gewichts bis zwei und beim Senken bis vier.

✔ **Freihantel-Curls:** Nachdem Sie einige Wochen am Gerät trainiert haben, können Sie ein paar Freihantel-Curls in Ihr Programm einbringen. Sie können diese Curls sowohl sitzend als auch stehend ausführen, wobei es jeweils einige Varianten gibt.

- Wenn Sie sitzen, trainieren Sie nur einen Arm gleichzeitig, indem Sie Ihren Ellbogen auf dem Schenkel absetzen und die Hantel von einem Winkel zwischen Ihren Beinen nach oben bewegen (siehe Abbildung 7.2). Achten Sie bei dieser Übung darauf, beide Arme gleichermaßen mit demselben Gewicht zu trainieren. Beginnen Sie, abhängig von Ihrem Fitnessstand, mit einem Satz von 10 Wiederholungen. Erhöhen Sie diese innerhalb eines Zeitraums von zwei bis drei Wochen auf maximal 20. Ihr letztendliches Ziel ist das 12-10-8-Format, das zuvor in diesem Kapitel erwähnt wurde. Denken Sie an die Dehnungen zwischen den Sätzen.

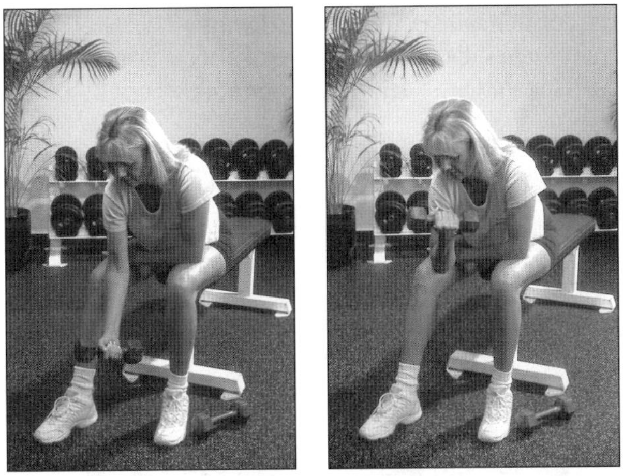

Abbildung 7.2: Einarmiger Curl in sitzender Position

- Sie können auch im Stehen mit Freihanteln arbeiten (siehe Abbildung 7.3). Wenn Sie seitlich mit den Gewichten beginnen, können Sie entweder einen Arm oder beide gleichzeitig trainieren. Es gelten dieselben Prinzipien wie beim Sitzen. Belasten Sie beide Arme gleichmäßig und verwenden Sie gleich viel Zeit auf die Dehnungen. Beginnen Sie, abhängig von Ihrem Fitnessstand, mit einem Satz von 10 Wiederholungen. Erhöhen Sie diese innerhalb eines Zeitraums von zwei bis drei Wochen auf maximal 20. Ihr letztendliches Ziel ist das 12-10-8-Format, das zuvor in diesem Kapitel erwähnt wurde. Im Abschnitt »Beginnen Sie mit einem Satz und steigern Sie auf drei« finden Sie mehr Details. Führen Sie immer Dehnungen zwischen den Sätzen aus.

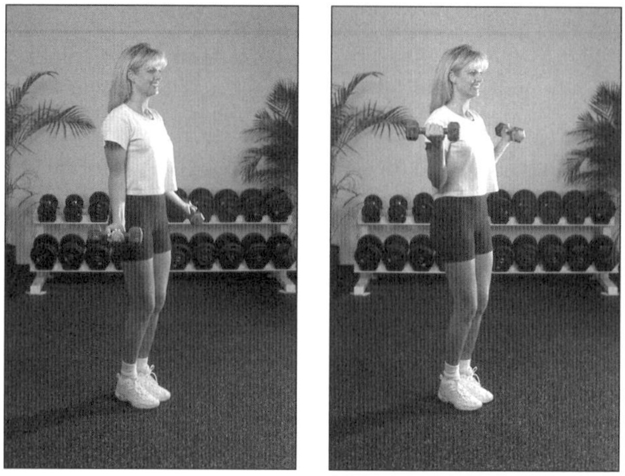

Abbildung 7.3: Beidarmiger gerader Curl im Stehen

- Eine Variante des stehenden Curls ist der *Hammer-Curl*. Bei dieser Übung werden die Hände gedreht wobei die Handflächen nach oben zeigen, während der Bizeps gespannt und entspannt wird (siehe Abbildung 7.4).

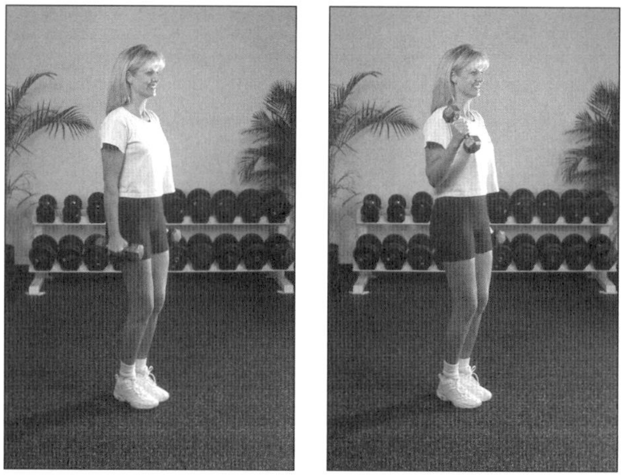

Abbildung 7.4: Hammer-Curls im Stehen

In der stehenden Position kann es leicht passieren, dass Ihr Rücken und Ihre Schultern beim Heben des Gewichts Ihren Bizeps überholen. Konzentrieren Sie sich immer auf die Muskelgruppe, die Sie trainieren, und vermeiden Sie es, dass größere Muskeln die Arbeit übernehmen.

✔ **Bizepsdehnungen:** Der Bizeps gehört zu den Muskelgruppen, die am schwierigsten isoliert zu dehnen sind. Die effektivste Art, den Bizeps zu dehen, bedarf der Hilfe eines Bandes. In Abbildung 7.5 sehen Sie, wie Laura etwas namens Golf-Fitness-Stretch-Trainer verwendet. Er wurde speziell für diese Arten von Dehnungen entwickelt, aber auch ein Gürtel oder sogar ein Handtuch würden ausreichen.

Um den Bizeps richtig zu dehnen, strecken Sie Ihren Arm vollständig mit der Handfläche nach oben aus. Platzieren Sie dann das Band über Ihrer Hand an der Stelle, an der Sie den Golfschläger anfassen würden, und üben Sie langsam und behutsam Druck aus, indem Sie das Band zurück und die Hand nach unten ziehen, bis Sie die Dehnung im Bizeps spüren. (Sie werden sie auch in Ihrem Unterarm spüren.) Halten Sie die diese Dehnung zwischen 15 und 30 Sekunden pro Arm.

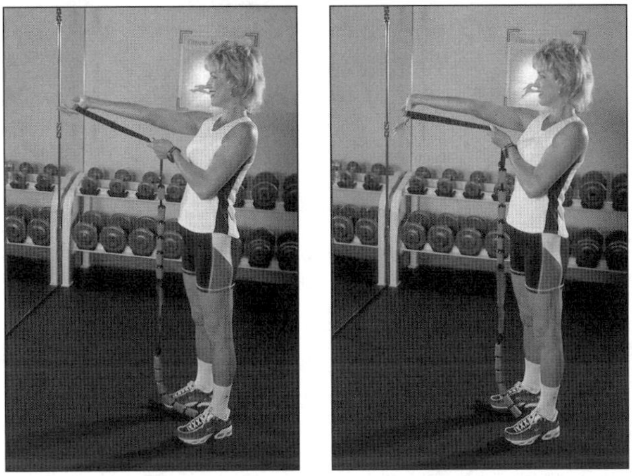

Abbildung 7.5: Laura dehnt den Bizeps mit dem Golf-Fitness-Stretch-Trainer.

Trizeps

Der *Trizeps* (ein großer Muskel auf der Rückseite des Oberarms) wird beim Golf auch falsch eingeschätzt. Der Trizeps unterstützt nicht nur den Führarm beim Rückschwung, sondern spielt auch eine wesentliche Rolle bei der Erzeugung der Geschwindigkeit des Schlägerkopfs beim Abschwung. Es ist unerlässlich, diesen Muskel stark zu halten. Dafür gibt es diese Übungen:

✔ **Trizepsdehnungen am Gerät:** Ebenso wie die Bizeps-Curls sind die Trizepsdehnungen am Gerät weitgehend selbsterklärend. Sie setzen sich an das Gerät, beugen Ihre Ellbogen aufwärts und platzieren Ihre Handflächen auf den Haltegriffen. Fügen Sie dann das gewünschte Gewicht ein und drücken Sie gleichmäßig nach unten, wobei die Ellbogen dicht an Ihrer Körperseite bleiben (siehe Abbildung 7.6). Beginnen Sie, abhängig von Ihrem Fitnessstand, mit einem Satz von 10 Wiederholungen. Erhöhen Sie diese innerhalb eines

Zeitraums von zwei bis drei Wochen auf maximal 20. Ihr letztendliches Ziel ist das 12-10-8-Format, das zuvor in diesem Kapitel erwähnt wurde. Im Abschnitt »Beginnen Sie mit einem Satz und steigern Sie auf drei« finden Sie mehr Details. Vergessen Sie nicht die Dehnungen zwischen den Sätzen.

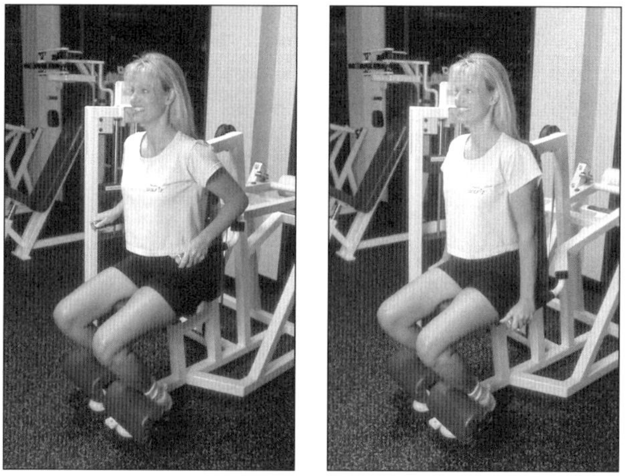

Abbildung 7.6: Trizepsdehnungen am Gerät

Achten Sie während dieser Übung auf jegliche Art von Schmerzen in Ihren Ellbogen. Sie sollten die Gelenke beim Trainieren Ihres Trizeps nicht stark beanspruchen. Seien Sie daher vorsichtig. Wenn es schmerzt, hören Sie sofort auf. Beachten Sie bitte auch die Weiße-Knöchel-Regeln.

- ✔ **Überkopf-Dehnungen mit Freihanteln:** Wenn Sie aufrecht sitzen, können Sie den Trizeps mit einer einzelnen Hantel trainieren, indem Sie die Hantel beidhändig halten und das Gewicht über den Kopf heben. Senken Sie dann das Gewicht hinter Ihren Kopf ab, wobei die Ellbogen dicht neben den Ohren bleiben (siehe Abbildung 7.7). Sie beenden die Übung, indem Sie das Gewicht wieder in seine ursprüngliche Position über Ihrem Kopf bringen. Beginnen Sie, abhängig von Ihrem Fitnessstand, mit einem Satz von 10 Wiederholungen. Erhöhen Sie diese innerhalb eines Zeitraums von zwei bis drei Wochen auf maximal 20. Ihr letztendliches Ziel ist das 12-10-8-Format, das zuvor in diesem Kapitel erwähnt wurde. Im Abschnitt »Beginnen Sie mit einem Satz und steigern Sie auf drei« finden Sie mehr Details. Denken Sie an die Dehnungen zwischen den Sätzen.
- ✔ **Überkreuz-Dehnungen:** Mit der Überkreuz-Dehnung können Sie einen Trizeps-Muskel isolieren. Sie liegen auf dem Rücken und haben einen Arm auf dem Bauch. Mit dem anderen, voll gestreckten Arm halten Sie eine Hantel direkt über Ihrer Brust. Während Sie den Oberarm absolut ruhig halten, beugen Sie den Ellbogen und bringen das Gewicht langsam über die Brust auf die gegenüber liegende Schulter. Mit in die Luft zeigendem Ellbogen kehren Sie den Vorgang um, strecken den Arm und bringen das Gewicht wieder über Ihre Brust (siehe Abbildung 7.8)

Beginnen Sie, abhängig von Ihrem Fitnessstand, mit einem Satz von 10 Wiederholungen. Erhöhen Sie diese innerhalb eines Zeitraums von zwei bis drei Wochen auf maximal 20. Ihr letztendliches Ziel ist das 12-10-8-Format, das zuvor in diesem Kapitel erwähnt wurde. Im Abschnitt »Beginnen Sie mit einem Satz und steigern Sie auf drei« finden Sie mehr Details. Vergessen Sie nicht die Dehnungen zwischen den Sätzen und wiederholen Sie diese Übung mit beiden Armen.

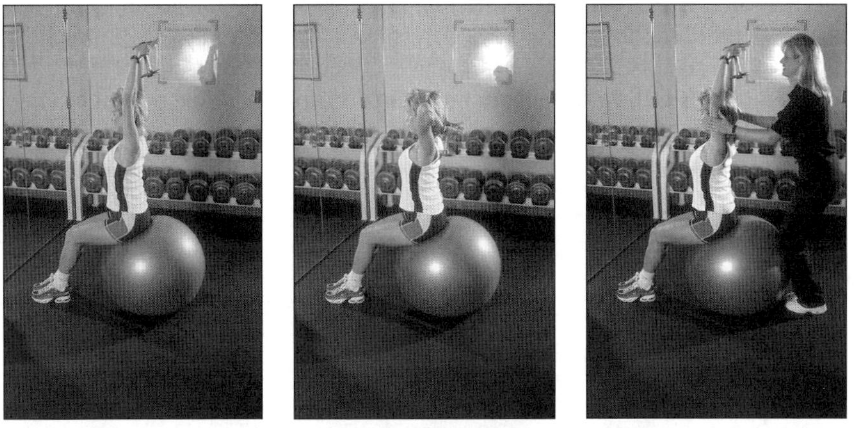

Abbildung 7.7: Laura demonstriert Überkopf-Dehnungen.

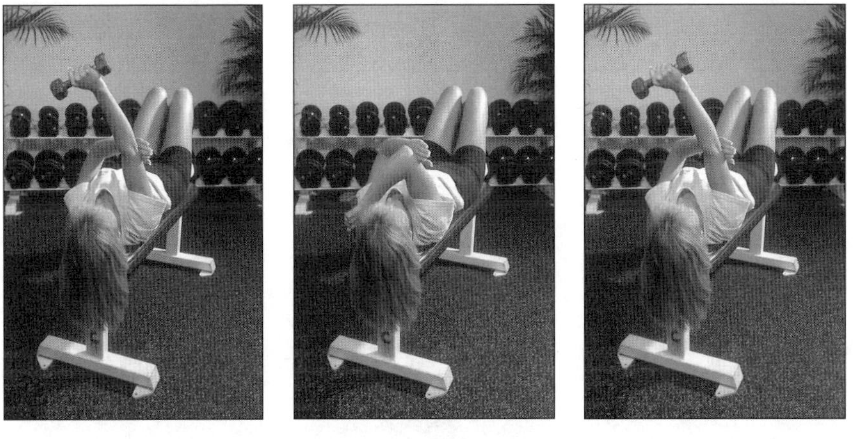

Abbildung 7.8: Überkreuz-Dehnungen

- **Trizeps-Strecken:** Der Trizeps ist ebenfalls ein Muskel, der sich beim Strecken nur schwer isolieren lässt, allerdings nicht ganz so schwer wie der Bizeps. Obwohl es auch Dehnübungen ohne Hilfsmittel gibt, geht es mit Hilfsmitteln am besten (dabei benötigen Sie etwa einen Golfschläger, ein Handtuch, einen Gürtel oder ein spezielles Gerät.) In Abbildung 7.9. verwendet Laura den Golf Fitness-Stretch-Trainer und in Abbildung 7.10 verwendet sie einen Golfschläger. Sie können ein Handtuch, einen Gürtel oder jedes andere Hilfsmittel verwendet, das es Ihnen ermöglicht, diesen schwer zu erreichenden Muskel zu dehnen.

Zum Abschluss der Dehnung nehmen Sie das gewünschte Streckgerät in eine Hand und halten einen Arm direkt über Ihren Kopf. Dann beugen Sie den Arm im Ellbogen, bis sich die Hand hinter dem Kopf befindet. Bewegen Sie den anderen Arm hinter Ihren Rücken und ergreifen Sie das andere Ende des Geräts. Wenn Sie nun mit dem unteren Arm langsam ziehen, spüren Sie die Trizepsspannung im Oberarm. Drehen Sie die Hüften vorwärts, während Sie die Bauchmuskeln anspannen um den unteren Rücken zu unterstützen und halten Sie die Spannung auf jeder Seite jeweils 15 bis 30 Sekunden.

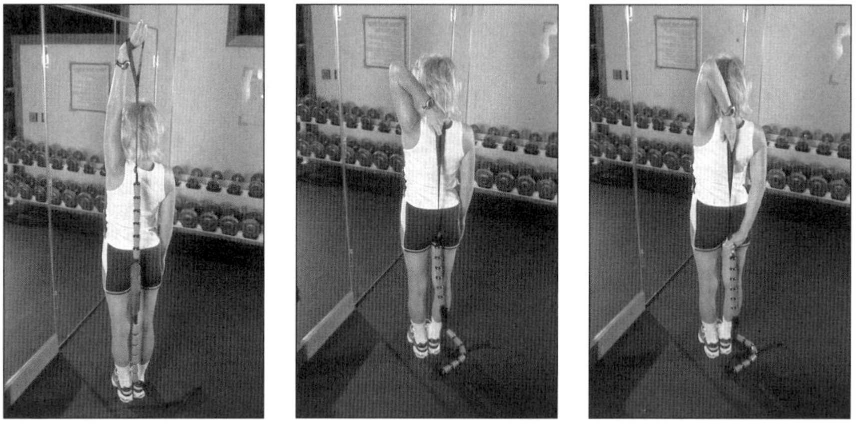

Abbildung 7.9: Laura streckt den Trizeps mit dem Golf-Fitness-Stretch-Trainer.

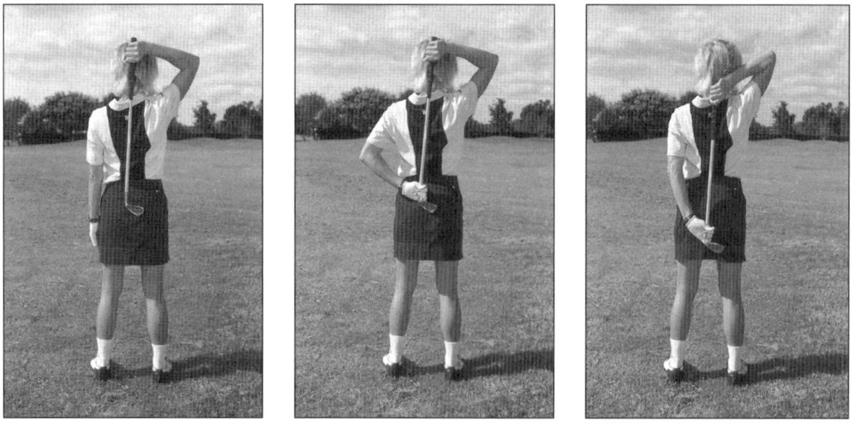

Abbildung 7.10: Laura streckt den Trizeps mit einem Golfschläger.

Unterarme

Die Unterarme wurden lange für die Vorboten der Geschwindigkeit des Schlägerkopfes gehalten, wo all die Kraft beim Ausholen erzeugt wird und alle Geheimnisse des Golfsports letztendlich verborgen sind. Das stimmt nicht ganz, dennoch sind die Unterarme für Ihren Schwung höchst wichtig. Die nächsten Übungen zeigen, wie Sie deren Stärkung und Streckung gewährleisten können.

- ✔ **Unterarm-Curls:** Nur wenige Fitnessstudios haben Geräte für Unterarm-Curls; daher ist dies eine Übung, bei der Freihanteln Ihre einzige Option sind. Zum Glück ist die Übung einfach. In sitzender Position platzieren Sie Ihre Unterarme auf Ihren Schenkeln, so dass die Handgelenke über die Knie ragen. Sie halten Gewichte in jeder Hand – Handflächen nach oben – und bewegen einfach langsam Ihre Handgelenke nach oben und zurück in die Ausgangsposition, wobei der Rest des Körpers so ruhig wie möglich bleibt (siehe Abbildung 7.11). Beginnen Sie, abhängig von Ihrem Fitnessstand, mit einem Satz von 10 Wiederholungen. Erhöhen Sie diese innerhalb eines Zeitraums von zwei bis drei Wochen auf maximal 20. Ihr letztendliches Ziel ist das 12-10-8-Format, das zuvor in diesem Kapitel erwähnt wurde. Im Abschnitt »Beginnen Sie mit einem Satz und steigern Sie auf drei« finden Sie mehr Details. Vergessen Sie nicht die Dehnungen zwischen den Sätzen.

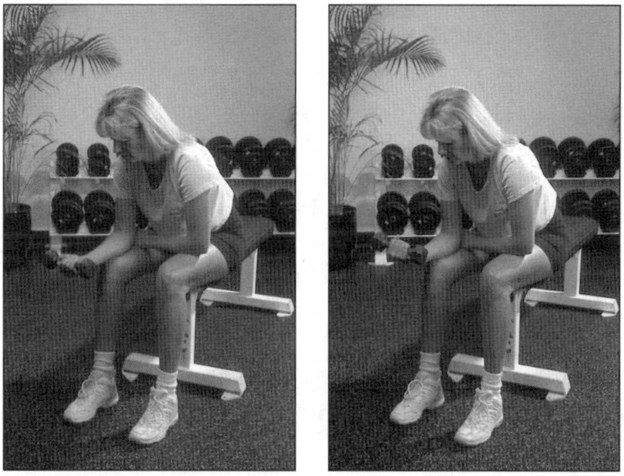

Abbildung 7.11: Unterarm-Curls

- ✔ **Handgelenk-Curls:** Diese Übung funktioniert genau wie die Unterarm-Curls, abgesehen von der Platzierung der Hände (siehe Abbildung 7.12). Nehmen Sie diesmal die Gewichte mit den Handflächen nach unten in die Hand. Sie haben bei dieser Umkehrung keinen so großen Bewegungsspielraum, aber Sie arbeiten mit einem anderen Muskel. Daher ist es wichtig, die gleiche Anzahl von Sätzen und Wiederholungen auszuführen, sowohl mit aufwärts als auch mit abwärts gerichteten Handflächen. Beginnen Sie, abhängig von Ihrem Fitnessstand, mit einem Satz von 10 Wiederholungen. Erhöhen Sie diese innerhalb eines Zeitraums von zwei bis drei Wochen auf maximal 20. Ihr letztendliches Ziel ist das 12-10-8-Format, das zuvor in diesem Kapitel erwähnt wurde. Im Abschnitt »Beginnen Sie mit einem Satz und steigern Sie auf drei« finden Sie mehr Details. Denken Sie an die Dehnungen zwischen den Sätzen.

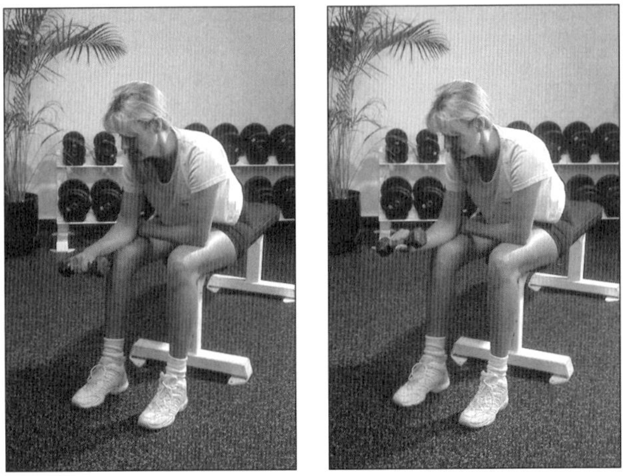

Abbildung 7.12: Handgelenk-Curls

- ✔ **Unterarmdehnung:** Zur Dehnung der Unterarme wiederholen Sie dieselbe Übung wie zur Streckung des Bizeps. (Siehe den Abschnitt »Bizeps« in diesem Kapitel.) Sie fühlen die Spannung in Ihrem Bizeps und in Ihren Unterarmen, wenn Sie diese Dehnung ausführen. Der einzige Unterschied liegt in der Muskelgruppe, auf die Sie sich beim Strecken konzentrieren. Diese Spannung ist nur sehr schwer zu finden, aber das bedeutet nicht, dass sie nicht wichtig ist. Alle Dehnungen sind wichtig, insbesondere nach dem Krafttraining. Die Unterarme sind da keine Ausnahme.

Starke Arme müssen ebenso bewegliche Arme sein. Sie sollten den stärkenden und dehnenden Bestandteilen dieser Übungen die gleiche Bedeutsamkeit zukommen lassen. Keine einzige Übung ist wichtiger als eine der anderen.

up ...

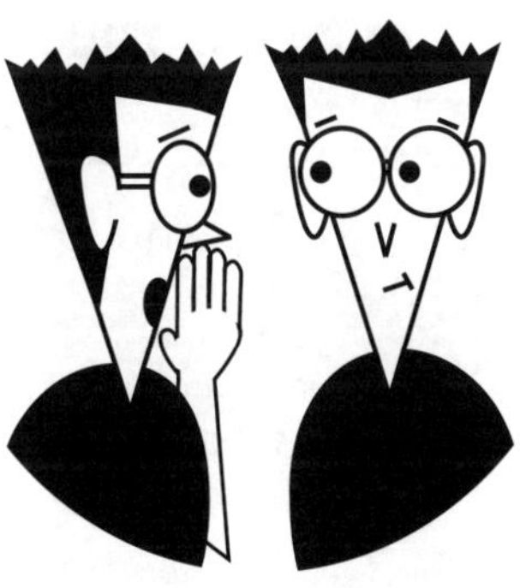

... up ... update

Nutzen Sie den UPDATE-SERVICE des mitp-Teams bei vmi-Buch.

Registrieren Sie sich jetzt!

Unsere Bücher sind mit großer Sorgfalt erstellt. Wir sind stets darauf bedacht, Sie mit den aktuellsten Inhalten zu versorgen, weil wir wissen, dass Sie gerade darauf großen Wert legen. Unsere Bücher geben den topaktuellen Wissens- und Praxisstand wieder.

Möchten Sie über das gesamte Programm des mitp-Verlags informiert werden? Dafür haben wir einen besonderen Leser-Service eingeführt.

Lassen Sie sich professionell, zuverlässig und fundiert auf den neuesten Stand bringen.

Registrieren Sie sich jetzt auf www.mitp.de oder **www.vmi-buch.de** und Sie erhalten zukünftig einen E-Mail-Newsletter mit Hinweisen auf Aktivitäten des Verlages wie zum Beispiel unsere aktuellen, kostenlosen Downloads.

Ihr Team von mitp

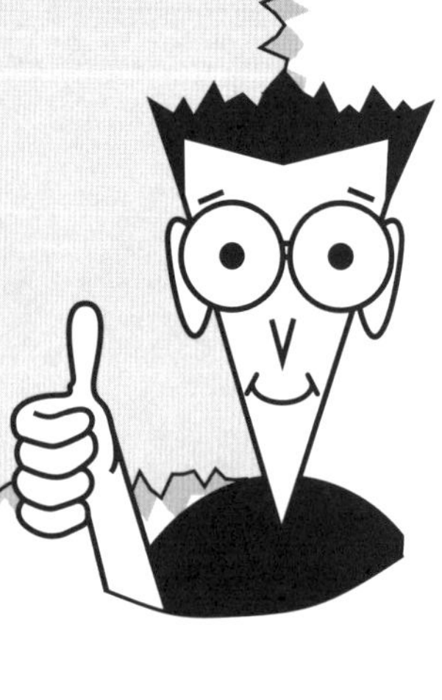

Lassen Sie die Schultern nicht hängen

8

In diesem Kapitel

- Warum die Schultern für den Golfschwung so wichtig sind
- Übungen zur Stärkung der Schultern
- Dehnen ist wichtig

»Ich möchte meine Schultern so weit drehen, wie es nur irgend geht, bis kurz bevor mein rechtes Knie gezwungen ist zusammen zu brechen oder zu versteifen oder sich mein Gewicht an die Außenseite des rechten Fußes verlagert oder meine linke Ferse sich mehr als 2,5 cm vom Boden hebt. Glauben Sie mir, dass ein Schwung, bei dem sich die Schultern um 90 Grad oder mehr drehen, auch wenn der Golfschläger fast horizontal von oben herunterfällt, sehr viel mehr Kraft besitzen wird als ein Schwung, in dem der Golfschläger weit unterhalb der Horizontalen nach unten kommt, die Schulter jedoch nicht dem Ball beim Rückschwung folgt.«

Jack Nicklaus

Die meisten Golfer überschätzen auf fahrlässige Weise ihre Fähigkeiten, wenn es um die Schulterdrehung geht. (In Kapitel 5 finden Sie mehr über die Mechanik der Drehung.) Sie filmen sich nicht regelmäßig beim Schlagen der Bälle und glauben daher, dass sie ihre Schultern um volle 90 Grad drehen – mit gelegentlichen Ausflügen in den 100- oder 110-Grad-Bereich. In Wirklichkeit liegt ihre Schulterdrehung noch nicht einmal in der Nähe davon.

Jeder würde gerne mit dem gleichen kraftvollen Rückschwung dastehen wie Tiger Woods oder mit der Drehung, die Nicklaus in seiner Glanzzeit hatte, aber nur wenige Leute besitzen den Körperbau um diesen Grad von Schulterdrehung zu erreichen. Sicher können Sie Ihre Schulterdrehung verbessern (ich gebe Ihnen später in diesem Kapitel ein paar Übungen, die Ihnen dabei helfen) und Sie sollten unbedingt Ihre Schultermuskeln kräftigen und dehnen um diese Drehung zu erreichen und möglichen Verletzungen vorzubeugen. Sie müssen jedoch auch realistisch bleiben. Tiger und Jack sind die besten, die je gespielt haben. Natürlich können Sie besser werden, aber setzen Sie Ihre Erwartungen nicht zu hoch an.

Bringen Sie Ihre Schultern in Schwung

Die Schulter ist der Hauptbahnhof des Golfschwungs mit Knorpeln und zahlreichen Muskeln, Sehnen und Bändern, die sich um ein universelles Kugelgelenk herum kreuzen und vereinen.

Die Knochen des Schultergelenks werden von einem Ring aus Knorpeln stabilisiert, die den Glenoid umgeben (den Bereich, wo das Ende des Schulterblatts auf den Kopf des Oberarmknochens trifft). Dieser Knorpel ist ein Puffer, wie ein starker Schwamm, der die Knochen davon abhält sich aneinander zu reiben. Die Bänder halten die Knochen zusammen und die Sehnen verbinden sie mit allen sie umgebenden Muskeln. Die Bizepssehne beispielsweise verbindet den Bizepsmuskel mit der Schulter und hilft beim Stabilisieren des Gelenks.

Die Schulter selbst besitzt vier kurze Muskeln, die am Schulterblatt entspringen und um das Schultergelenk führen. Die Sehnen dieser Muskeln verbinden sich zur Rotatorenmanschette. Ihre Rotatorenmanschette ermöglicht die seitliche Bewegung in Ihrer Schulter. Sie erlaubt es Ihnen, das Salz über den Tisch zu reichen oder auf Ihre Brust zu fassen um die Fernbedienung zu greifen.

Die Schulter ist eine komplexe Körperzone, wo viele Aktivitäten initiiert werden. Beim Golfschwung feuern alle Geschütze der Schulter gleichzeitig. Verschiedene Schultermuskeln arbeiten zusammen: Sie drehen den Schläger beim Rückschwung zurück, drehen ihn geöffnet auf dem Weg zurück und geschlossen beim Abschwung. Die Schulter hebt den Schläger, löst den Schläger beim Aufschlag und lässt den Schläger dann durchziehen. Sie unterstützt eine Kettenreaktion von monumentalen Ausmaßen und daher muss die Schulter in einem guten Gesundheitszustand sein, große Kraft besitzen und unglaublich beweglich sein.

Bei älteren oder nicht trainierten Schultern kann es zu einigen Problemen kommen:

- ✔ Der Schwellknorpel, der als Puffer zwischen dem Oberarmknochen und dem Schulterblatt fungiert, kann abgenutzt und abgeschlagen sein. Dies Problem kann aus einer größeren Verletzung resultieren, wie etwa einem plötzlichen Schock im Schulterbereich. Häufiger entsteht es aber schlicht und einfach durch die natürliche Abnutzung im Laufe der Jahre. Ein Beispiel dafür ist das ständige Tragen von schweren Gegenständen oder das häufige und weite Werfen von Dingen. Der Vorgang einen Golfball zu schlagen verursacht im Schulterbereich kleinere Verletzungen, die mit der Zeit ernsthaften Schaden verursachen können.
- ✔ Ältere Sehnen sind steifer und härter als ihre jüngeren Gegenstücke und Muskeln verlieren beim Altern ihre Kraft und Elastizität. Dadurch wird ein komplexes Gelenk wie die Schulter anfällig für Verletzungen durch scheinbare Routineaktivitäten. (In Kapitel 14 finden Sie mehr über die Vermeidung von häufigen Verletzungen in der Schulter und der Rotatorenmanschette.)

  Während des größten Teils des Jahres 1998 und Teilen von 1999 rackerte sich der 41-jährige Champion der British Open, Tom Lehman, mit seiner Technik ab, nachdem er sich die Schulter beim Spielen mit seinem 5-jährigen Sohn verletzt hatte. Zu diesem Zeitpunkt dachte Lehman, seine Verletzung sei keine große Sache, sondern nur eine kleine Zerrung. Schließlich hatte er sich nur ein wenig mit seinem Sohn auf dem Boden herumgewälzt. So etwas hatte er schon öfter getan. Sechs Monate danach litt Lehmann noch immer unter den Auswirkungen einer gezerrten Rotatorenmanschette. Es dauerte volle

14 Monate, bevor Lehman wieder in Form war, obwohl der Anlass so geringfügig schien, dass er ihn komplett abgetan hatte.

Der beste Weg um Verletzungen im Schulterbereich vorzubeugen und diese Körperregion fit für den Golfsport zu halten ist dieser: Trainieren Sie Kraft und Beweglichkeit in den Muskeln und Sehnen, die die Schulter bilden. Gutes Training bleibt im Duell mit Rehabilitation immer Sieger. Werden Sie nicht das Opfer von hängenden Schultern, die Ihr Spiel behindern.

Kraftübungen für Schulter

Eine schnelle Schulterübung reicht nicht aus, wenn es darum geht, Ihren Körper für den Golfsport zu trainieren. Diese Muskeln sind für Ihr Spiel viel zu wichtig und diese Körperregion ist viel zu anfällig für Verletzungen, als dass Sie sie nur mit halbherzigen Anstrengungen berücksichtigen sollten. Die meisten Fitnessstudios verwenden leider nicht allzu viel Geld und Platz auf Geräte, die jeden kleinen Muskel im Schulterbereich ansprechen. Daher skizziere ich in diesem Abschnitt einen Satz von Übungen, mit denen Sie eine Kur zur Stärkung Ihrer Schultern beginnen können.

Frontheben

Wenn Sie die Vorderseite Ihrer Schulter anfassen, finden Sie den vorderen Deltamuskel. Dieser Muskel ermöglicht es Ihnen, ein Glas Wasser vom Tisch zu heben oder einem Freund zuzuwinken. Der vordere Deltamuskel bringt den Golfschläger während des Rückschwungs auf die richtige Ebene und hält ihn dort, nachdem Ihr Schwung die Richtung gewechselt hat.

Sie werden nicht allzu viele Geräte finden, die zur Stärkung dieses speziellen Muskels gedacht sind. Daher sind Hanteln die beste Option für eine Übung namens *Frontheben*. Sie sitzen auf der Kante einer Bank oder eines *Übungsballs* (ein übergroßer aufgeblasener Ball, der von vielen Trainern für verschiedene Übungen empfohlen wird) so wie Laura in Abbildung 8.1 und halten die Gewichte in beiden Händen, wobei die Handflächen nach unten zeigen und die Arme gerade auf Ihren Beinen liegen. Atmen Sie beim Heben aus, heben Sie langsam Ihre Arme, halten Sie sie bei leicht gebeugten Ellbogen gerade und bringen Sie die Gewichte direkt auf Augenhöhe vor sich. Machen Sie keine Pause, aber überhasten Sie die Bewegung auch nicht und senken Sie die Gewichte ab, bis Ihre Arme wieder auf den Beinen ruhen. Entsprechend Ihrem Fitnessstand wiederholen Sie diese Übung 10 bis 20 Mal ohne Pause.

Die ist ein flüssiger Bewegungsablauf, nicht ruckartig mit verschiedenen Starts und Stopps. Ihre Arme müssen immer gerade bleiben und Ihr Rücken sollte sich in keine Richtung wölben. Wenn Sie den Wunsch verspüren, die Hanteln nach oben zu stoßen oder wenn Sie Probleme haben die Geschwindigkeit zu steuern, mit der Sie sie wieder absenken, dann wählen Sie kleinere Gewichte. Das ist kein Wettkampf im Gewichtheben. Ziel ist es, ein Gewicht zu wählen, das Sie kontrollieren können und das bei der Übung ein gewisses Maß an Widerstand bietet ohne den Muskel zu zerren oder das Gelenk zu verletzen.

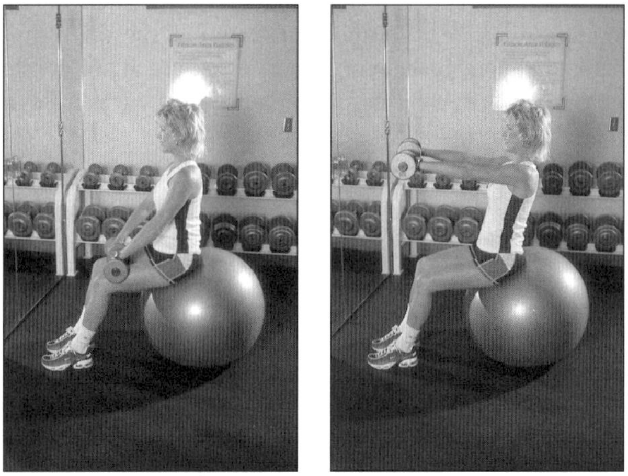

Abbildung 8.1: Laura am Trainingsball während des Frontthebens

Sie sollten während dieser oder irgendeiner anderen Schulterübung kein Klemmen spüren oder irgendein Knacken oder Springen hören. Wenn Sie etwas Unnormales fühlen oder hören, beenden Sie die Übung sofort. Ihre Schulter hat womöglich schon einen kleinen Schaden genommen und jedes weitere Heben könnte das Problem verschärfen. Der gefühlte Schmerz mag Ihnen geringfügig erscheinen, aber Sie sollten einen Orthopäden konsultieren, wenn Sie irgendwelche Probleme mit den Schultern haben. Diese Körperpartie ist für zu viele Belange zu wichtig um unnötige Risiken einzugehen.

Seitheben

Wenn Sie die Außenseite Ihrer Schulter berühren, finden Sie im Bereich zwischen dem Bizeps und dem Trizeps den hinteren Deltamuskel. Dieser Muskel ermöglicht es Ihnen, die Arme seitlich abzustrecken. Wenn Sie mit den Armen eine weit ausholende Bewegung ausführen, sie über Ihren Kopf nehmen und an Ihre Körperseiten zurückführen, können Sie den Bewegungsbereich spüren, den der hintere Deltamuskel kontrolliert. Dieser Muskel ist für das Ausholen und Durchziehen beim Golfschwung wesentlich. Er fängt ebenfalls die Wucht des Schocks beim Aufschlag ab, so sanft dieser auch sein mag. Es ist wichtig, diesen Muskel kräftig zu halten um langfristig erfolgreich zu sein.

Wenn Sie das Frontheben ohne große Schwierigkeiten meistern, sollte das Krafttraining für den hinteren Deltamuskel – das Seitheben – ein Kinderspiel sein. Setzen Sie sich auf die Bank oder den Ball und nehmen Sie eine Hantel in jede Hand. Die Arme ruhen an den Seiten und die Handflächen zeigen zum Körper. Atmen Sie aus, während Sie Ihre Arme seitwärts anheben und dabei den Ellbogen beugen, ohne den Rücken zu krümmen. Senken Sie dann Ihre Arme ohne Hast, aber auch ohne Pause wieder ab. Je nach Ihrem Fitnessstand wiederholen Sie diese Übung 10 bis 20 Mal ohne Pause (siehe Abbildung 8.2).

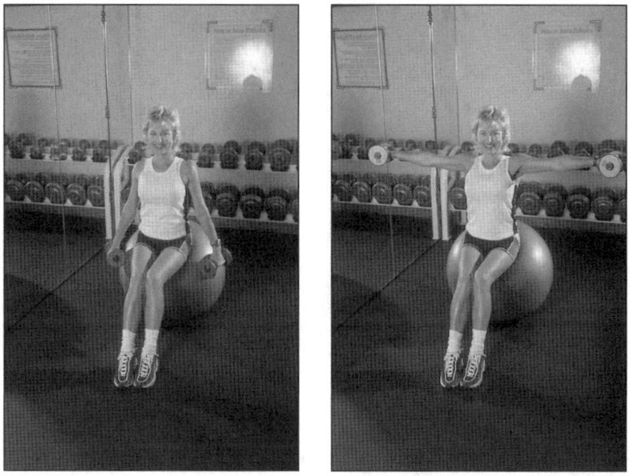

Abbildung 8.2: Laura beim Seitheben auf dem Ball

Der hintere Deltamuskel ist womöglich nicht so stark wie der vordere oder – im Gegenteil – sogar stärker. Daher müssen Sie möglicherweise das Gewicht verändern, wenn Sie die Übungen wechseln. Das ist auf jeden Fall besser, als sich in schlechter Form beim Heben zu quälen, nur weil Sie zu faul oder zu stolz sind die Gewichte um ein paar Kilo zu reduzieren. Mit dem Krafttraining ist es wie mit dem Golfschwung: Kurzfristig kommen Sie auch in schlechter Verfassung davon, aber am Ende sind Sie dann der Gelackmeierte.

Überkopf-Pressen

Es gibt in den meisten Fitnessstudios ein Gerät für Schulterübungen: die Überkopf-Presse. Wie die meisten Geräte ist auch diese weitgehend selbsterklärend. Sie sitzen auf der Bank und nehmen die Griffe. Dann heben Sie das Gewicht langsam an, indem Sie Ihre Arme direkt über Ihrem Kopf strecken. Danach senken Sie die Arme wieder in die Ausgangsposition ab. Je nach Fitnessstand wiederholen Sie diese Übung 10 bis 20 Mal ohne Pause (siehe Abbildung 8.3).

Sie sollten diese Übung nur an Geräten ausführen. Der Versuch, Freihanteln in dieser Weise über Ihrem Kopf zu balancieren, kann zu schwerwiegenden Verletzungen führen.

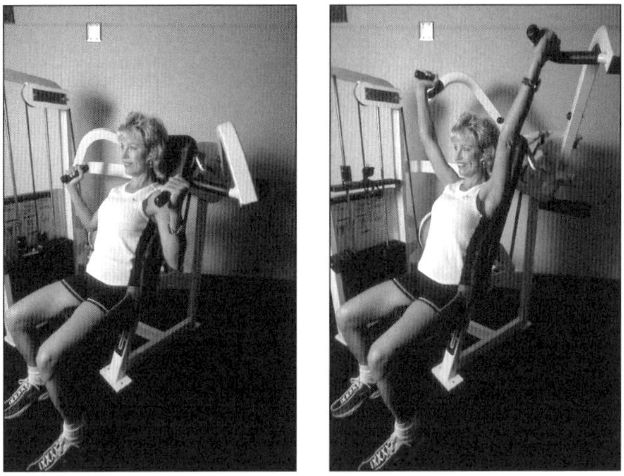

Abbildung 8.3: Laura an der Überkopf-Presse

Dehnungen: Der Schlüssel zu starken Schultern

Ich empfehlen nach allen Hebeübungen lange, profunde Dehnungen, die langsam den Muskeln strecken, den Sie gerade trainiert haben. Es hat folgenden Zweck, die Dehnungen direkt nach der Belastung durchzuführen: Der Anteil der Milchsäure, die Muskelschmerzen verursacht, wird reduziert und dadurch erholt sich der Muskel schneller. Die Schultermuskeln sind da keine Ausnahme. Zu jeder Stärkung der Schultern gehört auch eine Dehnung.

Allerdings sollten Sie Ihre Schulter auch *vor* jeder Golfrunde und vor jedem Übungsdurchgang strecken – Sie müssen sie auch dehnen, bevor Sie erstmalig den Schwung üben. Die Schulter sind zu wertvoll für Ihr Golfspiel (und für Ihr tägliches Leben) um Verletzungen zu riskieren. Es ist einfach sinnvoll, sie vor jeder beanspruchenden Tätigkeit wie z. B. Golf zu dehnen.

Es folgen nun ein paar einfache Dehnungsübungen, mit denen Sie die in diesem Kapitel erwähnten Schultermuskeln kräftigen können.

Schulter- und Brustdehnung

Eine gute Dehnübung für alle Schulter- und Brustmuskeln ist die *Brust- und Schulterdehnung*. Hierfür benötigen Sie ein Handtuch, einen Gürtel, den Golf Fitness Stretch Trainer (einen professionellen Gurt für Dehnungen) oder jedes andere Hilfsmittel, das Sie leicht hinter dem Rücken halten können. Halten Sie das Handtuch oder den Gürtel beidhändig hinter dem Rücken und strecken Sie die Arme rückwärts aus, bis Sie die Spannung in den vorderen Deltamuskeln spüren (an der Vorderseite Ihrer Schulter) und in den Brustmuskeln spüren (siehe Abbildung 8.4). Halten Sie die Spannung etwa 15 bis 30 Sekunden, ohne zu wackeln.

Sie haben bei dieser Dehnung am Anfang wahrscheinlich keinen großen Bewegungsspielraum. Das ist in Ordnung. Der Zweck ist es, die Muskeln über einen langen Zeitraum zu dehnen. Wenn Sie Ihre Golf-Fitness verbessern, wird auch diese Dehnung für Sie einfacher und vollständiger.

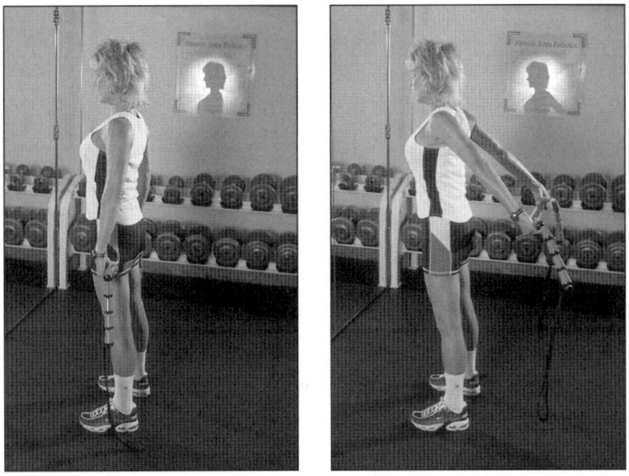

Abbildung 8.4: Laura dehnt ihre Schultern mit dem Golf-Fitness-Stretch-Trainer.

Auf keinen Fall sollten Sie vorne einknicken oder sich in der Hüfte beugen um so zu versuchen die Arme höher zu bekommen. Das würde den Zweck zunichte machen. Die Bewegung nützt etwas, so lange Sie die Spannung in den Schulter spüren.

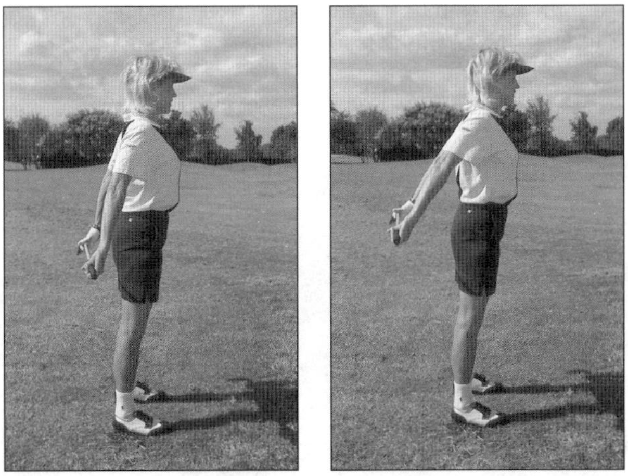

Abbildung 8.5: Laura dehnt ihre Schultern mit einem Golfschläger.

Sie können für diese Dehnung auch einen Golfschläger verwenden (siehe Abbildung 8.5). Das ist ein gutes Auswärmtraining vor einer Runde. Sie können es sich angewöhnen, diese Übung zu machen, während Sie auf dem Golfplatz stehen und warten.

Schulterdrehung

Ich empfehle einen Golfschläger auch für die bester Dehnübungen für die Rotatorenmanschette und den hinteren Deltamuskel. Bei der *Schulterdrehung* halten Sie einfach den Golfschläger direkt vor sich. Dabei befinden sich Ihre linke Hand auf dem Schlägerkopf und die rechte Hand am Griff. Dann drehen Sie den Schläger langsam und senken den Schlägerkopf in Richtung Bauchnabel, während der Griff Ihren Oberkörper überquert (siehe Abbildung 8.6). Sie fühlen die Spannung in der Rotatorenmanschette. Halten Sie sie etwa 15 bis 30 Sekunden und wiederholen Sie das ganze zur anderen Seite.

Diese Dehnübung eignet sich sowohl zum Aufwärmen vor dem Spiel als auch zum Abkühlen nach dem Training.

Führen Sie alle Dehnungen langsam und gleichmäßig aus, bei denen die Schulter betroffen ist – insbesondere Dehnungsdrehungen. Sie müssen Schulterdehnungen besonders behutsam ausführen. Wenn Sie solche Arten von Dehnungen übertreiben, kann das zu schweren Konsequenzen führen. Ganz gleich, wie spät Sie am ersten Abschlagspunkt sind: Schlenkern Sie niemals bei einer Dehnung mit den Schultern herum. Ansonsten könnten Sie sehr lange außer Gefecht gesetzt sein.

Die Schultern sind kompliziert und bedeutsam. Sie sind eine der wichtigsten Muskelgruppen beim Golf und auch eine der empfindlichsten. Trainieren Sie sie hart, aber herzlich.

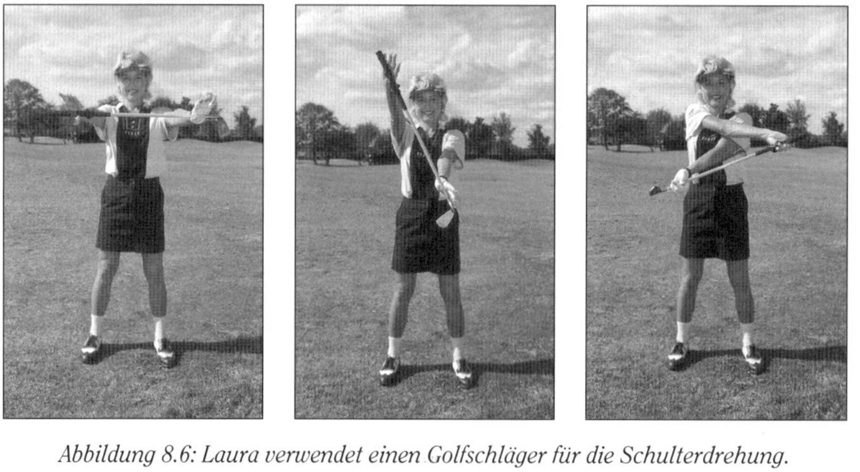

Abbildung 8.6: Laura verwendet einen Golfschläger für die Schulterdrehung.

Den Oberkörper fit machen

9

In diesem Kapitel

- Die Rolle Ihres Oberkörpers beim Golfschwung
- Den Oberkörper stärken um die Schlagweite zu erhöhen und das Verletzungsrisiko zu verringern
- Den Oberkörpern dehnen um die Drehung zu verbessern

»Es erschien mir immer logisch, an meinen Bauchmuskeln und dem Rücken zu arbeiten um den Körper zu kräftigen. Dies ist beim Golf sehr wichtig. Ich habe nie verstanden, warum andere Spieler das nicht erkannt haben. Ich sehe so viele Leute, die zulassen, dass sich ihre Bäuche immer weiter von ihnen entfernen und die sich dann plötzlich fragen, warum sie Rückenprobleme haben. Ganz einfach: Sie können sich nicht gehen lassen – insbesondere wenn Sie älter werden – und erwarten, dass alles so weitergeht wie bisher. Wenn Sie nicht daran arbeiten, fit zu bleiben, werden Sie sich möglicherweise verletzen.«

Laura Baugh

Bei allem Gerede über Schulterdrehungen, Schwungebenen, Hüftkreisen, Faktor X und Freigabe des Schlägerkopfes beim Abschlag steht ein Prinzip über allem im Golfsport: Ohne einen kräftigen und geschmeidigen Oberkörper geht gar nichts.

Der *Oberkörper* (bestehend aus den Brust-, Seit-, Bauch- und Rückenmuskeln) ist das Handlungszentrum beim Golfschwung. Er bildet die Achse, um die sich die Schultern und Arme drehen, und damit auch das Fundament, auf dem jede andere Aktion und Reaktion beim Golfschwung aufgebaut ist. Sie können Ihre Schultern nicht drehen ohne den Oberkörper mitzudrehen. Das gleiche gilt für die Hüftdrehung. Ohne die komplette Einbeziehung des Oberkörpers können die Hüften weder beim Rückschwung Widerstand bieten noch beim Abschwung Schlägerkopfgeschwindigkeit erzeugen. Kräftige Schultern, geschmeidige Bizeps und eine gute Vorstellung von der Schwungebene (siehe Kapitel 6) sind nutzlos, wenn Ihr Oberkörper schwach, verletzt oder steif ist.

Es gibt Anzeichen für einen schwachen und steifen Oberkörper:

- ✔ Sie heben den Schläger beim Rückschwung gerade mit den Händen an und machen beim Abschwung einen verzweifelten Stoß.
- ✔ Sie kommen nach dem Abschlag aus dem Gleichgewicht und vollführen eine Art Torkel-Stepptanz. Sie haben eine solche Bewegung schon gesehen: Anstatt den Schwung im Gleichgewicht zu beenden, indem der gesamte Schwungimpuls in Richtung des Ziels gebracht wird, fällt der Golfer von der beabsichtigten Schlaglinie weg.

Sie haben alle schon Golfer gesehen, die an derlei Beschwerden leiden. Sie bemühen sich redlich den Schläger um ihre voluminöse Mittelpartie zu führen, bevor sie den Schläger gerade hochheben und einen schwächlichen Abschlag vollziehen. Ihre Schultern drehen sich nicht, ihre Hüften kreisen nicht, vom unteren Körperbereich geht nie eine Aktion aus und ihre Schwungebenen sehen wie Schallwellen aus. Sie beenden ihre Schwünge nicht in stabiler aufrechter Position, sondern im Ungleichgewicht und sich vom Ziel entfernend, wobei sie straucheln, um nicht umzufallen.

Viele Leute staunen darüber, wie schlecht diese Art von Golfschwung aussieht. Jedoch haben die derart schwingenden Golfer gar keine andere Wahl. Ihre Oberkörper sind so schwach und steif, dass sie beim Schwung Muskeln benutzen müssen, die für eine solche Anforderung völlig unzulänglich ausgestattet sind. Das ist so, als ob Sie versuchen würden einen Ball zu werfen ohne die Schulter zu verwenden oder einen Ball ohne Verwendung der Hüften zu treten. Es geht, aber es geht nicht gut.

Die Rolle des Oberkörpers beim Golfschwung verstehen

Der Oberkörper oder Rumpf besteht aus vielen verschiedenen Muskelgruppen, die viele verschiedene Aufgaben während des Golfschwungs übernehmen.

- ✔ Die oberen, seitlichen und unteren Bauchmuskeln stabilisieren den Oberkörper während des Aufrichtens und unterstützen den Rücken. Außerdem verbinden sie die Hüften mit der oberen Körperhälfte und dehnen sich bei einer Drehung der Schultern.

  Schwache Bauchmuskeln führen zu einer schlechten Körperhaltung und einer gefährlichen Drehung. Der mittlere Bereich bietet keine Unterstützung beim Abschwung, die Geschwindigkeit des Schlägerkopfes wird reduziert und der Rücken ist anfällig für Verletzungen.

- ✔ Der Rücken selbst besitzt mehrere Funktionen. Im unteren Rücken oder Lendenbereich werden bei der Schulterdrehung die Hüften angespannt. Weiter oben hilft der *Latissimus dorsi* (oder auch kurz Lat-Muskel) dabei, die Schulterdrehung beim Rückschwung einzuleiten. Der Trapezmuskel, der von der Oberseite der Schultern bis zum Rückgrat verläuft, unterstützt den oberen Rücken und stabilisiert die sich drehenden Schultern.

- ✔ Der *Externus obliquus*, der sich an Ihren Seiten befindet, wo auch Hüftspeck gerne entsteht, wird beim Rück- und Abschwung in beide Richtungen gedehnt. Der *Pectoralis major* – der Brustmuskel – hält die Arme beim Ansprechen des Balls dicht zusammen und hält sie während des Schwungs in der Ebene, während die Muskeln des oberen Rückens im Gleichgewicht gehalten werden.

Ihren Oberkörper auf Vordermann bringen

Ebenso wie viele Golfer glaubten, das Heben von Gewichten mit den Armen zerstöre irgendwie jedes Gefühl und jede Geschmeidigkeit in diesem Körperbereich, so sind viele noch mißtrauisch, wenn es darum geht, ihre Brust- Rücken und Bauchmuskeln zu entwickeln. Sie glauben, dass sie durch die Stärkung dieser Körperpartie irgendwie ihren Golfschwung behindern oder zunichte machen. Diese Denkweise ist rückständig und schädlich.

Spieler wie Greg Norman, Larry Nelson, Tom Watson und Hale Irwin haben deutlich bewiesen, dass Kraft- und Muskelaufbau in Brust, Rücken und Bauch nicht nur Ihr Spiel nicht behindert, sondern Sie auch ausdauernder, stärker, genauer und weniger verletzungsanfällig macht.

In Verbindung mit Dehnungsübungen (zu denen ich im weiteren Verlauf des Kapitels noch komme) zur Erhöhung und Ausweitung Ihrer Drehfähigkeit während des Golfschwungs können koordinierte Kraftübungen für Ihre Brust, Ihren Rücken und damit Ihren Körper und Ihr Golfspiel auf folgende Weisen stärken und verbessern:

- ✔ **Sie bekommen eine bessere Körperhaltung.** Kräftige Rümpfe sacken nicht zusammen. Wenn Sie Kraft in Ihrem Oberkörper entwickeln, werden Sie sich korrekt aufrecht halten, was wiederum Ihren Gelenken gut tun wird.
- ✔ **Ihr Schwung wird effizienter.** Es ist einfacher, die Schulter um einen starken Oberkörper zu drehen, als den Schläger mit den Händen und Armen koordinieren zu wollen, weil Sie in einer bestimmten Körperpartie schwach sind.
- ✔ **Der Druck wird von Ihrem Rücken genommen.** Starke Bauch- und Rückenmuskeln erlauben es Ihnen, das Rückgrat in eine neutrale Position zu bringen (keine Krümmungen oder Verzerrungen Ihrer Wirbelsäule). Dadurch wird die Belastung vom Rückenwirbel genommen und das Verletzungsrisiko reduziert.
- ✔ **Die Schlaggeschwindigkeit und -weite werden verbessert.** Ein starker Trapezmuskel und ein starker Latissimus dorsi drehen den Schläger beim Abschlag schneller als schwache Rumpfmuskeln.

Seien Sie bei der Kräftigung Ihres Oberkörpers ebenso gewissenhaft wie bei jeder anderen Art von Training oder Übungen, die Sie Ihrem Golfspiel widmen. Einige wenige Minuten, die Sie im Fitnessstudio Ihrem Rumpf widmen, können für Ihr Golfspiel genauso bedeutsam sein wie eine Stunde auf dem Platz. Nehmen Sie daher die folgenden Übungen ernst. Die Stärkung Ihres Oberkörpers verbessert Ihr Spiel exponentiell.

Stärkung der Brust

Eine starke Brust hält die Arme beim Ansprechen des Balls enger zusammen und bewahrt das Verhältnis der beiden Arme zueinander während des gesamten Schwungs. Dies ist gemäß den meisten Trainern ein wesentlicher Faktor um größtmögliche Geschwindigkeit und Konsistenz zu erzielen. Die Brustmuskeln halten auch das wichtige Gleichgewicht zu den Muskeln im oberen Teil, die beim Schwung stark und aktiv sein müssen. Eine kräftige Brust hält einen kräftigen Rücken ordentlich im Gleichgewicht und ermöglicht es allen Muskeln im Rumpf, während des Schwungs als eine koordinierte Einheit zu arbeiten.

Die folgenden Übungen ermöglichen es Ihnen, Ihre Brust zu kräftigen, ohne befürchten zu müssen, ein schwerfälliger Muskelprotz zu werden:

✔ **Brustpresse:** Fitnessstudios haben immer mindestens ein Gerät für die Brust, doch Golfer, die diese Muskeln aufbauen wollen, müssen nach einem bestimmten Gerät namens *vertikale Brustpresse* suchen. An diesem Gerät sitzen Sie aufrecht mit dem Rücken an einer Rückenlehne und die Griffe befinden sich direkt vor Ihrer Brust. Stellen Sie ein Gewicht ein und drücken Sie die Griffe von Ihrem Körper weg, bis Ihre Arme gestreckt sind. Kehren Sie dann langsam zur Ausgangsposition zurück (siehe Abbildung 9.1). Je nach Fitnessstand wiederholen Sie diese Übung 10 bis 20 Mal ohne Pause.

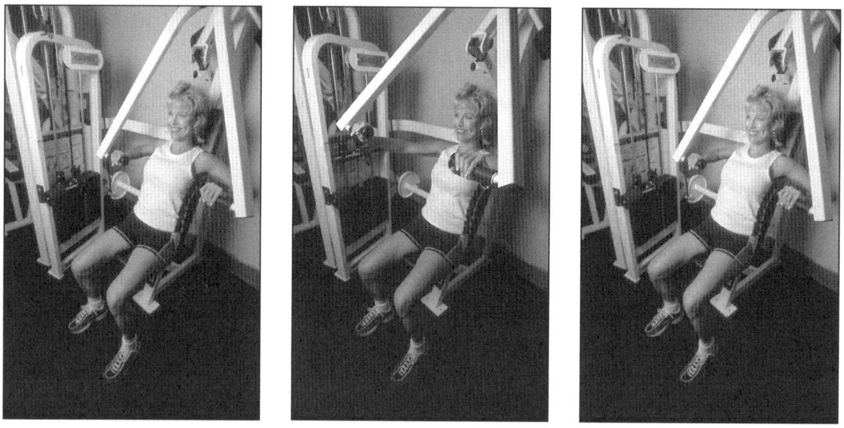

Abbildung 9.1: Laura an der Brustpresse

Brustpressen sind oft verschiedenartig gebaut. Bei manchen liegen Sie auf dem Rücken und drücken die Gewichte senkrecht nach oben. Das ist für Golfer nicht die beste Technik, ganz einfach wegen des zusätzlichen Drucks, den dieses Heben auf die Schultern ausübt. Die vertikale Brustpresse beansprucht nur den *Pectoralis major,* also bleiben Sie für diese Übung bei diesem Gerät.

✔ **Liegende Brustpresse:** Als Brustübung mit Freihanteln können Sie die *liegende Brustpresse* ausprobieren. Bei dieser einfachen Übung verwenden Sie leichte oder mittelschwere Hanteln, eine Bank oder einen Übungsball (siehe Kapitel 8). Legen Sie sich auf den Ball und halten Sie die Hanteln direkt über Ihrem Kopf, wobei Ihre Handflächen einander gegenüber liegen. Senken Sie die Gewichte langsam und gleichmäßig zu Ihren Seiten ab, bis Ihr Ellbogen und Ihr Oberarm einen rechten Winkel bilden (siehe Abbildung 9.2). Die Verbindung aus der Seit- und Abwärtsbewegung der Gewichte zwingt den

Pectoralis major das Gewicht zu steuern und zu balancieren, während der Muskel sich zusammenzieht. Dies ist eine großartige Übung zum Aufbau der Brustpartie.

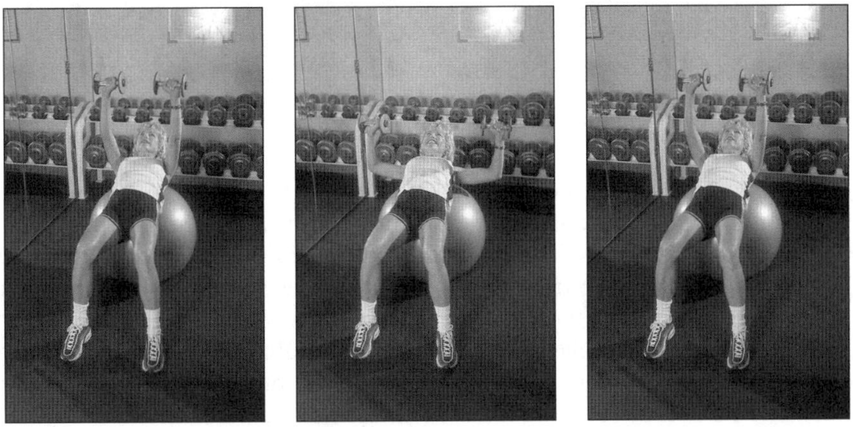

Abbildung 9.2: Laura auf einem Übungsball bei der liegenden Brustpresse

Die liegende Brustpresse ist eine der wenigen Hebeübungen, bei der eine kontinuierliche Bewegung von Anfang bis Ende nicht notwendig ist. Nachdem Sie die Hanteln zur unteren Position mit dem rechten Winkel im Arm gebracht haben, halten Sie die Gewichte einige Sekunden in dieser Position, bevor Sie die Arme wieder langsam über Ihrem Kopf ausstrecken. Sie werden das Gefühl des Hebens in der gesamten Brust fühlen. Wiederholen Sie diese Übung je nach Fitnessstand 10 bis 20 Mal.

✔ **Liegestütze:** Wenn Sie nicht in einem Fitnessstudio sind und keine Hanteln haben, können Sie Ihre Brust immer noch mit einer der einfachsten Übungen überhaupt stärken: der guten alten Liegestütze. Für die Ausführung gibt es mehrere verschiedene Methoden, abhängig von Ihrer Arm- und Brustkraft.

- Die erste Möglichkeit ist für die Golfer gedacht, deren Brust und Arme nicht mehr so stark sind wie früher – oder für die, die gerade erst mit dem Training anfangen. In der Ausgangsposition knien Sie auf allen Vieren. Dann strecken Sie Ihre Arme ganz aus und heben Ihre Unterbeine mit überkreuzten Füßen vom Boden ab, indem Sie Ihre Knie beugen. Nun drücken Sie Ihren Oberkörper mit den Händen nach oben, bis Ihr Rücken vollständig gerade ist. Senken Sie Ihren Körper wieder langsam zum Boden hin ab, indem Sie die Ellbogen beugen. Bevor Sie sich wieder hoch drücken und die Arme ganz ausstrecken, sollten Sie versuchen, Ihren Rumpf soweit abzusenken, dass Ihre Ober- und Unterarme einen rechten Winkel bilden. Sie dürfen Ihren Oberkörper dabei jedoch nicht ganz auf dem Boden ablegen. Wiederholen Sie diese Übung je nach Fitnessstand 10 bis 20 Mal ohne Pause.

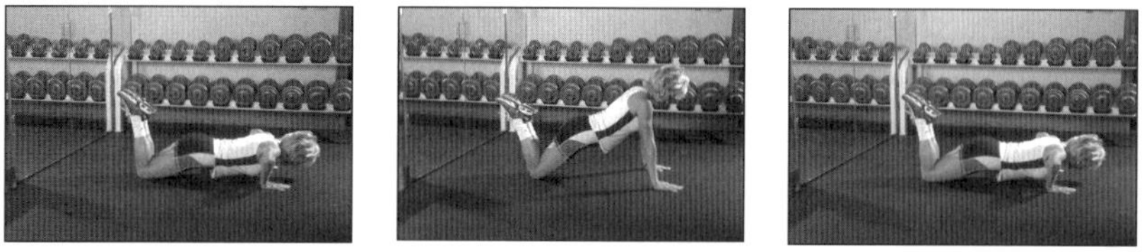

Abbildung 9.3: Laura macht Liegestütze von den Knien aus.

- Bei der zweiten und schwierigeren Ausführungsart müssen Sie Ihrem Körper vollständig auf dem Boden ausstrecken und Ihre Beine sowie Ihren Rücken dabei so gerade wie möglich halten (siehe Abbildung 9.4). Ihre Zehen befinden sich fest auf dem Boden und Ihre Hände neben Ihrer Brust. Drücken Sie sich mit den Armen nach oben, bis Ihre Ober- und Unterarme einen rechten Winkel bilden. Dies ist die Ausgangsposition. Führen Sie von hier aus die Liegestütze mit voll durchgestreckten Armen aus. Achten Sie beim Aufwärtsdrücken darauf, nicht die Ellbogen zu blockieren. Wiederholen Sie diese Übung je nach Fitnesstand 10 bis 20 Mal.

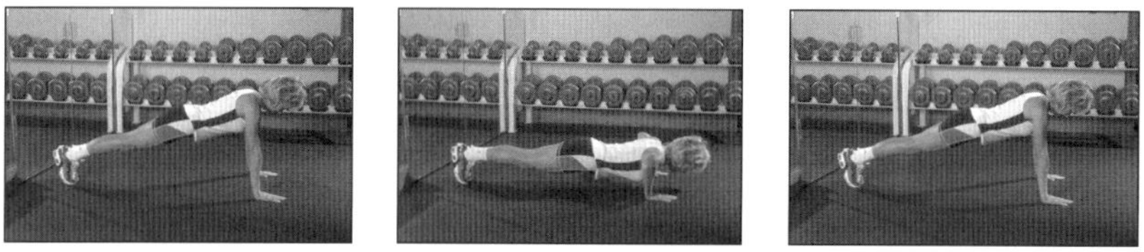

Abbildung 9.4: Laura beim Liegestütz von den Zehen aus

Sie können verschiedene Teile des Brustmuskels isolieren und den Schwierigkeitsgrad der Liegestütze variieren, indem Sie Ihre Handposition verändern. Stehen die Hände dicht beieinander, wird die Übung auf das *Sternum* (oder Brustbein) konzentriert. Dadurch steigt auch der Schwierigkeitsgrad. Je weiter die Hände vom Körper entfernt sind, desto einfacher wird der Liegestütz, weil die Übung mehr von der gesamten Brust beansprucht.

Keine der von mir beschriebenen Übungen sollte an Ihren Ellbogen, Handgelenken oder Schultern Schmerzen verursachen. Wenn Sie irgendein Stechen in diesen Gelenken spüren, hören Sie sofort auf. Diese Übungen sind für Ihre Brust gedacht. Jeder Gelenkschmerz kann ein Zeichen für ein ernsteres Problem sein und sollte auf jeden Fall vom Arzt untersucht werden.

Ihren Rücken aufbauen

Ein vollständig durchtrainierter (fester, aber geschmeidiger) oberer, mittlerer und unterer Rücken kann Sie im Golf sehr weit bringen. Er reduziert nicht nur Ihr Verletzungsrisiko, sondern ist auch entscheidend bei der Erzeugung der Schlägerkopfgeschwindigkeit und damit der bestmöglichen Nutzung der Energie, die Sie in Ihren Schwung legen. Um aus den Rückenübungen das Beste zu machen unterteilen Sie den Rücken in Ihrer Vorstellung in drei separate Bereiche:

- ✔ **Den oberen Rücken.** Diese Region besteht hauptsächlich aus dem Trapezmuskel und dem unteren Schulterblatt. Sie dreht sich mit den Schultern und bildet die Achse, auf der jede Drehung des Oberkörpers beruht.
- ✔ **Den mittleren Rücken oder der Latissimus dorsi.** Dies ist die Übergangsregion des Rückens zwischen dem sich drehenden Oberkörper und dem festen Unterkörper.
- ✔ **Den unteren Rücken oder Lendenbereich.** Dieser Bereich absorbiert einen großen Teil des Drucks, vom Ansprechen des Balls bis hin zum Abschlag und auch darüber hinaus.

Jeder dieser Bereiche stellt bestimmte Ansprüche. In den kommenden Abschnitten empfehle ich Ihnen einige Kraftübungen, die jeden Bereich ansprechen, so dass Sie den größtmöglichen Nutzen für Ihr Golfspiel erhalten.

Oberer Rücken

Führen Sie Ihre Hand über Ihre Schulter bis zum Schulterblatt hinab und Sie können die Hauptmuskeln des oberen Rückens fühlen. Diese Muskeln helfen dabei, den Schläger für den Rückschwung auszurichten, indem sie bei der Drehung assistieren. Sie sind ebenfalls wichtig bei der Erzeugung der Schlägerkopfgeschwindigkeit und beim Abschwung, indem sie den Oberkörper aufrollen. Es folgen nun einige Übungen, die diese bedeutsame Muskelgruppe kräftigen:

- ✔ **Vertikales Rudern:** Sie halten in jeder Hand eine Hantel (die Handflächen zeigen zum Körper. Dann heben Sie die Gewichte gerade nach oben, als ob eine Stange oder ein Gurt die Hanteln miteinander verbinden würde. Um diese Übung ordentlich auszuführen halten Sie Ihre Ellbogen außen und Ihre Hüfte leicht nach unten gedrückt, damit Sie den unteren Rücken unterstützen (siehe Abbildung 9.5). Senken Sie dann die Hanteln langsam ab, bis sich Ihre Arme unten befinden und Ihre Ellbogen leicht gebeugt bleiben. Wiederholen Sie diese Übung je nach Fitnessstand 10 bis 20 Mal ohne Pause.

Knacken oder Knarren in den Schultern sind schlechte Zeichen. Wenn Ihnen in diesem Gelenk irgendetwas schmerzhaft oder unnatürlich vorkommt, hören Sie sofort auf.

- ✔ **Schulterkreisen:** Sie befinden sich in stehender Position und lassen Ihre Arme mit Hanteln in den Händen herabhängen. Dann heben Sie langsam Ihre Schultern. Drücken Sie Ihre Schulterblätter dicht zusammen und führen Sie eine nahtlose Kreisbewegung aus, als ob Sie den Buchstaben C rückwärts schreiben würden (siehe Abbildung 9.6). Wiederholen Sie diese Übung je nach Fitnessstand 10 bis 20 Mal ohne Pause.

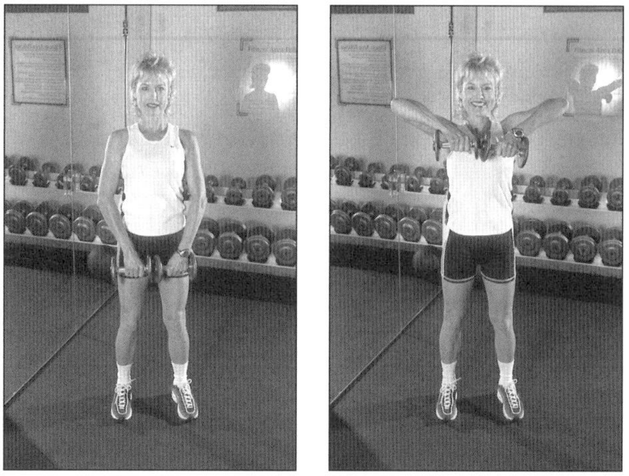

Abbildung 9.5: Laura beim vertikalen Rudern mit Hanteln

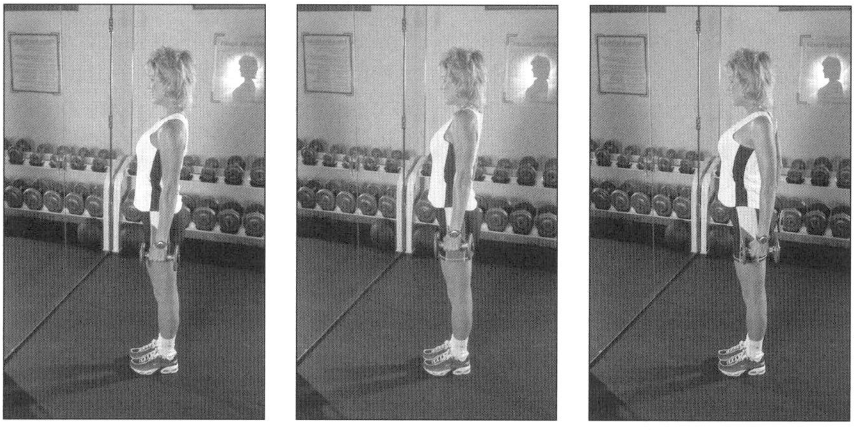

Abbildung 9.6: Laura beim Schulterkreisen

✔ **Latissimus-Zugturm:** Bei dieser Geräteübung halten Sie im Sitzen die Griffe über Ihrem Kopf, wobei die Handflächen von Ihnen weg zeigen. Ziehen Sie nun abwärts und halten Sie dabei Ihren Kopf so ruhig wie möglich. Mit den *unteren Schulterblattmuskeln* (seitliche Muskeln in der Mitte des Rückens) ziehen Sie langsam das Gewicht, bis Ihre Hände die Schultern erreichen. Strecken Sie dann die Arme langsam nach oben und kehren Sie zur Ausgangsposition zurück (siehe Abbildung 9.7). Bei dieser Übung ziehen Sie die Stange vor Ihrem Gesicht auf Brusthöhe. Sie können die Intensität erhöhen, indem Sie Ihre Handposition auf der Stange verändern: entweder näher zusammen oder weiter auseinander – je nachdem, wie Sie sich fühlen. Wiederholen Sie diese Übung je nach Fitnessstand 10 bis 20 Mal ohne Pause.

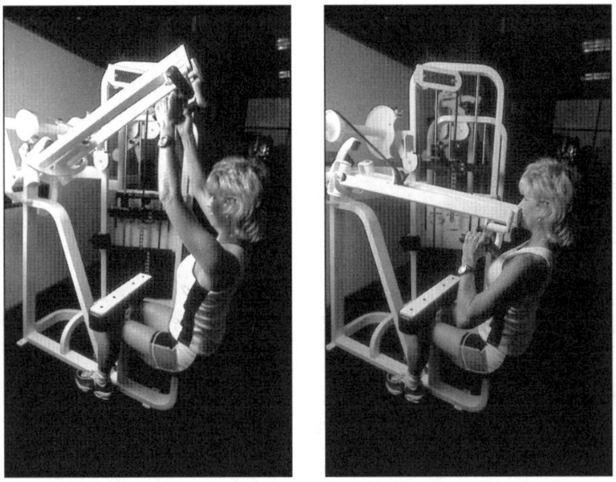

Abbildung 9.7: Laura bei seitlichen Unterzügen

Wenn Sie merken, dass Sie bei dieser Übung Ihren Kopf neigen oder Ihren Rücken krümmen müssen, haben Sie zu viel Gewicht aufgelegt. Form und Flüssigkeit sind die Schlüssel um größtmöglichen Nutzen aus dieser Übung zu ziehen.

Mittlerer Rücken

Der nächste Satz von Übungen stärkt und formt den Latissimus dorsi. Dies ist der große Muskel in der Mitte des Rückens unterhalb der Schulterblätter. Der Latissimus wird manchmal als Schwimmermuskel bezeichnet, weil er bei Wettkampfschwimmern so stark ausgeprägt ist. Außerdem ist er der erste Muskel des Oberkörpers, der die Richtung ändern muss, wenn der Unterkörper den Abschwung einleitet. Die meisten Golfer werden wohl niemals die Ausgeprägtheit eine Olympischen Schwimmers erlangen, aber dennoch ist die Kräftigung des mittleren Rückens wichtig für Ihre Gesundheit und für Ihr Golfspiel. Es gibt folgende Übungen:

- ✔ **Rudern im Sitzen:** Diese Geräteübung ist eine der besten Kraftübungen, die Sie für den mittleren Rücken finden können. Sie ist es definitiv wert, in Ihr normales Trainingsprogramm eingebunden zu werden. Sie befinden sich in sitzender Position und drücken Ihre Brust gegen ein vertikales Polster. Bei dieser Übung halten Sie die Griffe vor sich und ziehen das Gewicht direkt auf sich zu. Hierbei halten Sie Ihre Ellbogen niedrig an Ihren Seiten und Ihr Rücken bleibt ruhig und durchgestreckt. Ohne innezuhalten bringen Sie das Gewicht zurück, indem Sie Ihre Arme zurück in die Ausgangsposition ausstrecken (siehe Abbildung 9.8). Wiederholen Sie diese Übung je nach Fitnesstand 10 bis 20 Mal ohne Pause.
- ✔ **Rudern:** Wenn Ihr Fitnessstudio ein Rudergerät besitzt (siehe Abbildung 9.9), empfehle ich es aus vielerlei Gründen. Rudern mit Widerstand ist nicht nur ein großartiges Herz-Kreislauf-Training, es baut auch Kraft im mittleren Rücken und in den Beinen auf. Beides

ist im Golfsport wesentlich. Rudern ist eine der meistempfohlenen Kraft- und Ausdauerübungen, die Sie in Ihr Trainingsprogramm aufnehmen können. Gute 20 Minuten am Rudergerät können Wunder für Ihren Rücken und Ihr Herz wirken.

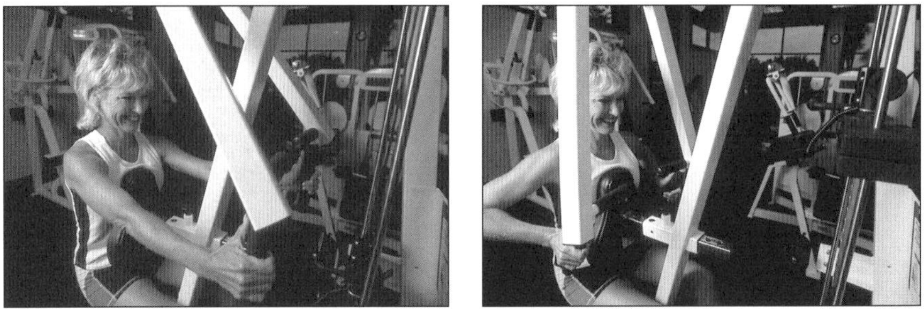

Abbildung 9.8: Laura beim Rudern im Sitzen

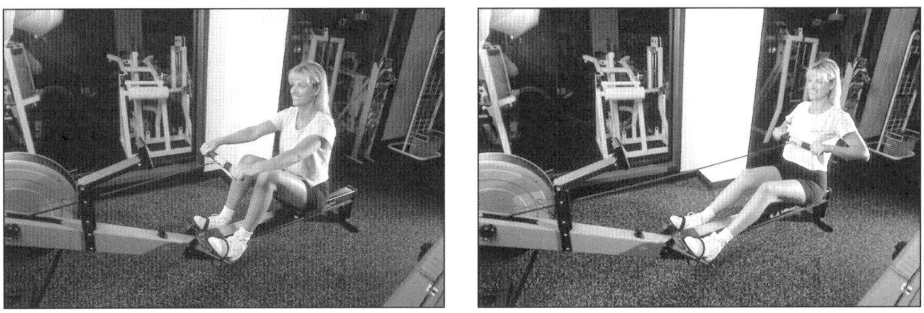

Abbildung 9.9: Kelly am Rudergerät

Unterer Rücken

Es ist keine allgemeingültige Regel, dass ältere Golfer Probleme mit dem unteren Rücken haben; es sieht nur so aus. Ein überdurchschnittlicher Anteil von älteren Golfern leidet an irgendwelchen Beschwerden im unteren Rücken. Diese Beschwerden können sich von Ermattung und einem gelegentlichen Stechen bis zu ernsthafteren Kompressions- oder Nervenproblemen im Lendenbereich erstrecken. Die Liste der Profigolfer, die regelmäßig wegen Problemen im unteren Rücken behandelt werden ist lang und bedeutend. Auf ihr stehen solche Prominenten wie Fred Couples, Davis Love, Ernie Els, Greg Norman und Larry Mize.

Die Profis schlagen pro Tag hunderte von Bällen und üben enormen Druck auf ihren unteren Rücken aus. Einige ihrer Probleme sind unvermeidlich, aber Sie müssen nicht dasselbe Schicksal erleiden. Die meisten Probleme im unteren Rücken von Amateurgolfern resultieren aus schlechter Körperhaltung und fehlender Stärke und Ausdauer im unteren Rücken. Im Folgenden finden Sie einige Übungen um den Körperbereich zu stärken, der bei Golfern am häufigsten verletzt wird.

- **Rückenstrecker:** Sie sitzen auf der horizontalen Bank und platzieren die Mitte Ihres Rückens gegen das Rückenpolster. Ziehen Sie dann bei gestrecktem Rücken und gebeugter Hüfte Ihre Bauchmuskeln zusammen und lehnen Sie sich zurück, wobei Sie langsam das Gewicht in einer fließenden Bewegung hochheben, bis Ihr Körper voll ausgestreckt ist (siehe Abbildung 9.10). Kehren Sie ohne Pause die Richtung um und begeben Sie sich genauso langsam und fließend zurück in die Ausgangsposition. Wiederholen Sie diese Übung je nach Fitnessstand 10 bis 20 Mal ohne Pause.

Die Streckung des unteren Rückens ist eine ausgezeichnete Stärkung für diese Körperpartie. Es kann aber ein Desaster werden, wenn Sie versuchen zu viel Gewicht zu heben, zu schnell zu heben oder zu viele Wiederholungen zu vollziehen. Ich empfehle Ihnen ganz sicher, diese Übung Ihrem Trainingsprogramm hinzuzufügen – aber bitte mit äußerster Vorsicht. Sie können sehr leicht genau den Bereich verletzen, den Sie stärken wollen.

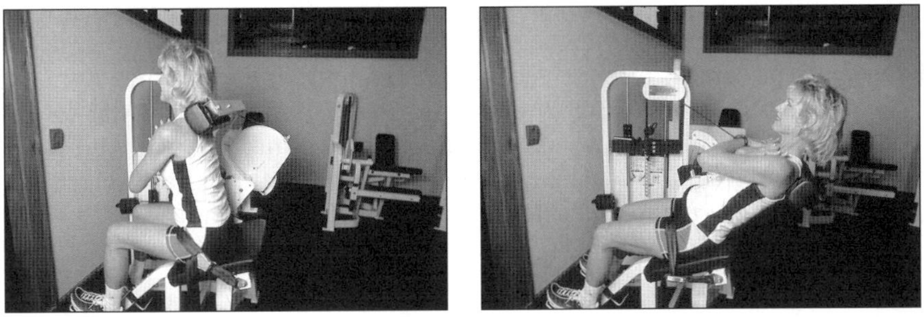

Abbildung 9.10: Laura beim Rückenstrecken

- **Beinheben:** Dies ist eine Übung ohne irgendwelchen Schnickschnack, die Ihnen wohl kaum Probleme bereiten wird. Legen Sie sich flach auf den Bauch und strecken Sie Ihre Beine ganz aus. Heben Sie dann ein Bein langsam an, wobei Ihre Hüften und Ihr Oberkörper fest auf dem Boden bleiben (siehe Abbildung 9.11). Sie können das Bein mehrere Sekunden oben halten und dann langsam wieder absetzen. Wiederholen Sie diese Übung je nach Fitnessstand 10 bis 20 Mal ohne Pause.

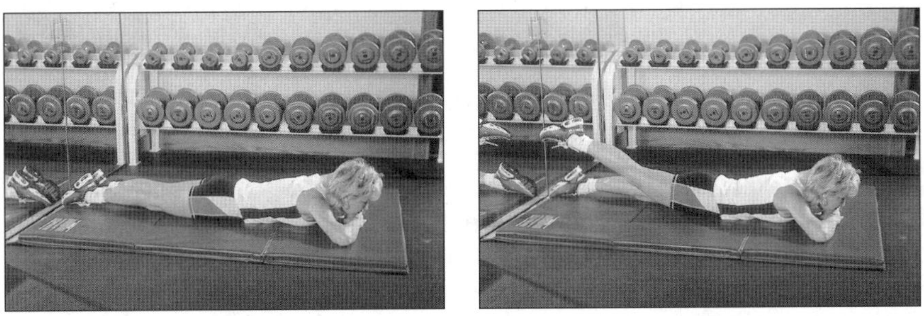

Abbildung 9.11: Laura beim flach geneigten Heben

Keine dieser Übungen sollte wehtun. Wenn Sie irgendeinen Schmerz oder ein unangenehmes Gefühl im unteren Rücken spüren, hören Sie sofort auf und konsultieren Sie einen Arzt. Die potenziellen Probleme im unteren Rücken sind vielfältig und Sie brauchen kein unnötiges Risiko einzugehen.

Die Bauchmuskeln aktivieren

Wenn Sie an Athleten mit Waschbrettbäuchen denken, fallen Ihnen wahrscheinlich nicht zuerst Golfer ein – und das aus gutem Grund: Viele Golfer sehen pummelig aus. Doch die heutigen Golfer begreifen, wie wichtig es ist, die Bauchmuskeln stark und geschmeidig zu halten. Die Bauchmuskeln sorgen während des Schwungs für eine gute Körperhaltung und sind das Gegengewicht zum unteren Rücken. Das bedeutet, dass sie bei der Verletzungsvorbeugung genauso wichtig sind wie jede andere Muskelgruppe.

Als Weltklassesportlerin und Vollzeitmutter suchte Nancy Lopez nach Wegen um ihre erfolgreiche Karriere auszuweiten. Wie viele LPGA-Profis engagierte Nancy einen persönlichen Trainer, der speziell für ihr Golfspiel und ihren Körper ein Gesundheits- und Fitnessprogramm entwickelte. Die Bauchregion war die erste, auf die sich ihr Trainer konzentrierte. Nancy begann mit einer Heilkurs aus Situps, Bauchpressen und Bauchdehnungen um ihren mittleren Körperbereich zu stärken und den unteren Rücken zu schützen. »Irgendwann machte ich 700 Situps pro Tag«, sagte Lopez.

Die Kur schlug an. In ihrer 23. Profisaison ist Nancy immer noch eine der wettbewerbsfähigsten Spielerinnen im Frauengolf.

Mit denselben Übungen wie Nancy können auch Sie Ihre Bauchmuskeln fit halten (und Ihr Golfspiel verbessern). Probieren Sie folgende Übungen aus:

- ✔ **Bauchpressen als Kraftübung:** Die geläufigste Übung für die Bauchregion ist die Bauchpresse. Vor ein paar Jahren war die Bauchpresse für die meisten Sportler der Ersatz für den vollständigen Situp, weil die Bauchpresse die Bauchmuskelgruppe isoliert ohne den Rücken zu gefährden. Außerdem ist die Bauchpresse leicht auszuführen. Legen Sie sich einfach auf den Rücken und halten Sie die Knie angewinkelt, so dass Ihre Füße flach auf dem Boden stehen. Nehmen Sie die Hände hinter den Kopf und pressen Sie Ihren Rumpf zusammen, indem Sie die Schultern vom Boden heben und das Kinn Richtung Decke halten (siehe Abbildung 9.12). Nach einigen Wiederholungen spüren Sie diese Übung in der oberen und mittleren Bauchregion. Wiederholen Sie diese Übung je nach Fitnessstand 10 bis 20 Mal ohne Pause.

- ✔ **Seitliche Bauchpresse:** Auch wenn Bauchpressen großartig für die oberen und mittleren Bauchmuskeln sind, tun sie wenig für den Qbliquus, eine schwer zu erreichende Muskelgruppe, die seitlich oberhalb der Gürtellinie verläuft. Zur Kräftigung dieses Muskels ist eine modifizierte (seitliche) Bauchpresse erforderlich. Legen Sie sich wie für eine normale Bauchpresse auf den Rücken. Lassen Sie dann beide Knie zu einer Seite sinken und halten

Sie dabei Ihren Rumpf und die Schultern ruhig. Heben Sie nun den Oberkörper hoch, während die Knie fest auf einer Seite bleiben (Abbildung 9.13). Die Bewegung ist nur geringfügig, aber Sie können sie sofort im Obliquus fühlen. Wiederholen Sie je nach Fitnesstand diese Übung 10 bis 20 Mal ohne Pause. Führen Sie dann das gleiche für die andere Seite durch.

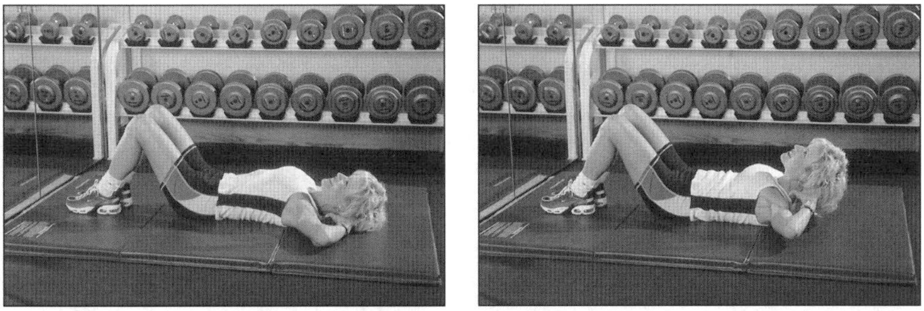

Abbildung 9.12: Laura bei der Bauchpresse

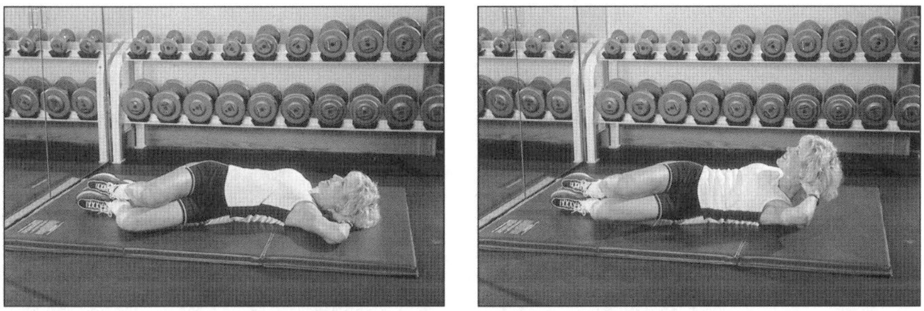

Abbildung 9.13: Laura bei der seitlichen Bauchpresse

- ✔ **Hüftheben:** Der untere Bauchmuskel, die Muskelgruppe zwischen Ihrer Leiste und Ihrem Nabel ist der am schwierigsten zu erreichende Muskel der mittleren Region. Daher ist die beste Übung zur Stärkung dieses Muskels das Hüftheben. Sie ist etwa wie eine umgekehrte Bauchpresse. Sie liegen auf dem Rücken in der Position für die Bauchpresse und Ihre Arme befinden sich an den Seiten. Dann heben Sie Ihre Hüften an, wobei Ihre Schultern und Füße fest auf dem Boden bleiben. Wiederholen Sie diese Übung je nach Fitnessstand etwa 10 bis 20 Mal ohne Pause.
- ✔ **Bauchfestiger:** Sie müssen alle Muskeln der mittleren Körperregion zusammen bringen um die stabilisierende Kraft zu erreichen, die Sie benötigen, um alle 18 Löcher beim Golfspiel effektiv zu spielen. Hierzu verwenden Sie den Bauchfestiger. Sie sitzen mit angezogenen Knien auf dem Boden und haben Ihre Arme gekreuzt vor sich. Dann lehnen Sie sich langsam zurück, bis Sie die Anspannung in Ihren Bauchmuskeln spüren. Halten Sie dabei Ihren Oberkörper gerade und im Gleichgewicht. Verbleiben Sie ein paar Sekunden

in dieser Position und kehren Sie dann zur Ausgangsposition zurück. Wiederholen Sie diese Übung je nach Fitnessstand 10 bis 20 Mal. Wenn Sie bei der 20. Wiederholung angelangt sind und das Gefühl haben noch mehr schaffen zu können, erhöhen Sie einfach die Anspannungszeit der Muskeln. Sie werden diese Übung in Ihrem gesamten Rumpf spüren, weil alle Muskeln der mittleren Körperregion zusammenarbeiten um Ihren Körper stabil zu halten.

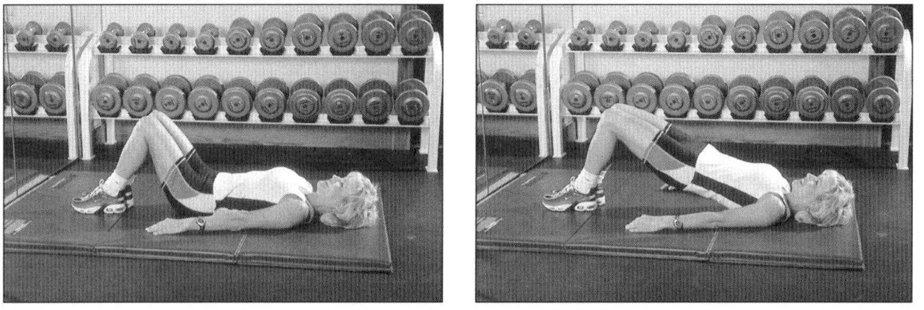

Abbildung 9.14: Laura beim unteren Bauchheben

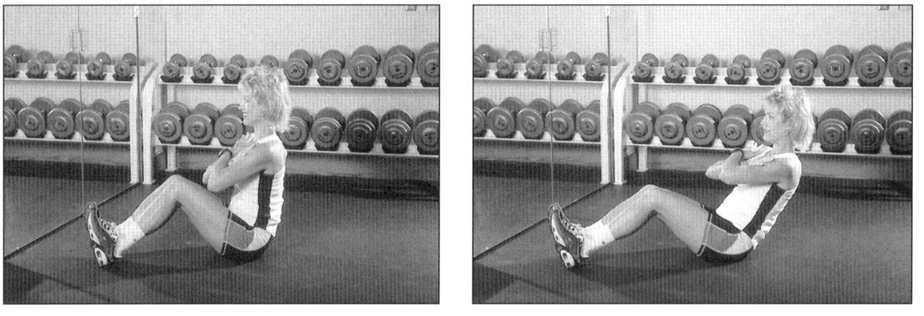

Abbildung 9.15: Laura beim Bauchfestiger

Durch Dehnungen geschmeidig bleiben

Nach jeder Kraftübung müssen Sie die soeben beanspruchte Region dehnen. Sie sollten aber auch Ihren Oberkörper dehnen, bevor Sie eine Runde Golf spielen, um die Muskeln locker und warm zu halten, wenn Sie sie dafür in Anspruch nehmen möchten, Golfschläge auszuführen. Im Folgenden finden Sie ein paar Dehnungsübungen für den Oberkörper, die Sie innerhalb oder außerhalb des Golfplatzes praktizieren können und die Sie geschmeidig und spielbereit machen.

Der Rücken

Ihre Rückenmuskeln sind manchmal beim Heben nur schwer auszumachen. Es ist ebenso schwierig, sie zu dehnen. Aber Sie müssen es versuchen. Nichts bereitet Sie besser auf ein Golfspiel vor als ein paar gute Rückendehnungen wie z. B. diese:

- ✔ **Cat Stretch:** Die einfachste Dehnung für den Rücken ist der Cat Stretch. Nehmen Sie den Golf-Fitness-Stretch-Trainer (ein professionelles Hilfsmittel für Dehnungen), einen Gurt, ein Handtuch oder einen Gürtel zur Hilfe, stellen Sie die Füße nebeneinander und beugen Sie die Hüften, bis Ihre Beine und Ihr Rumpf einen rechten Winkel bilden. Halten Sie beide Enden des Stretch-Trainers mit den Händen und stellen Sie sich auf den mittleren Teil des Gurts. Krümmen Sie nun Ihren Rücken so hoch Sie können, etwa so wie ein Katzenbuckel. Ziehen Sie am Gurt um Widerstand zu haben, während Sie die oberen und mittleren Muskeln des Rückens dehnen (siehe Abbildung 9.16). Behalten Sie diese Dehnung etwa 15 bis 30 Sekunden bei.

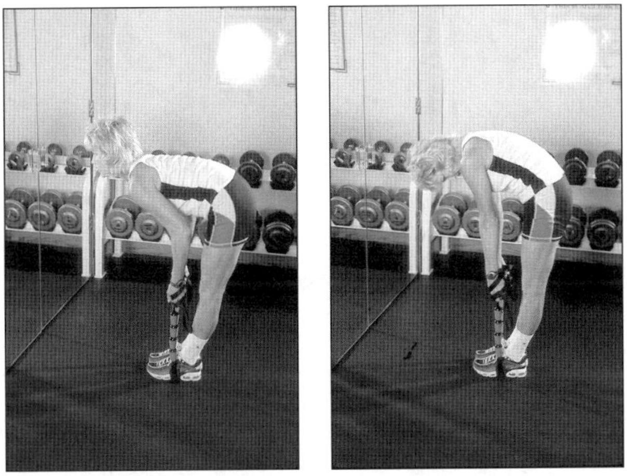

Abbildung 9.16: Laura beim Cat Stretch

Sie können eine leichte Variante dieser Dehnung auf dem Golfplatz vor einer Runde ausüben. Halten Sie einfach einen Golfschläger über Ihre Knie und konzentrieren Sie sich darauf, den Rücken so weit wie möglich aufwärts zu krümmen (siehe Abbildung 9.17).

- ✔ **Dehnung des unteren Rumpfs:** Für diese Übung benötigen Sie den Golf-Fitness-Stretch-Trainer oder eine andere Art von Gurt. Legen Sie sich mit gestreckten Beinen flach auf den Rücken. Platzieren Sie den Gurt unter einem Fußgewölbe und ziehen Sie das ausgestreckte Bein mit den Enden des Gurts vertikal in die Höhe. Strecken Sie das andere Bein am Boden aus. Halten Sie beide Enden des Gurts mit der Hand, die dem gehobenen Bein gegenüber liegt. (Wenn sich Ihr rechtes Bein in der Luft befindet, halten Sie die Enden des Gurts mit der linken Hand und umgekehrt.) Strecken Sie den anderen Arm vom Körper weg. Drehen Sie dann langsam das erhobene Bein so weit wie möglich über das ausgestreckte Bein, ohne dass die Schultern den Boden verlassen (siehe Abbildung 9.18). Nachdem Sie den maximalen Dehnungspunkt erreicht haben, drehen Sie den Kopf in die entgegengesetzte Richtung des Beines, bis Sie den auf dem Boden ausgestreckten Arm sehen. Behalten Sie die Dehnung etwa 15 bis 30 Sekunden bei und wiederholen Sie sie dann mit dem anderen Bein. Diese Dehnung wirkt bei Ihrem unteren Rücken Wunder, aber seien Sie vorsichtig. Eine zu weite Dehnung kann dem Ischiasnerv im unteren Rücken Schaden zufügen. Wenn Sie bei dieser Übung Schmerz oder Unbehagen empfinden, hören Sie sofort auf. Ein gutes Maß ist es, das rechte Bein in die 10-Uhr-Position über den Körper zu legen und das linke Bein in die 2-Uhr-Position.

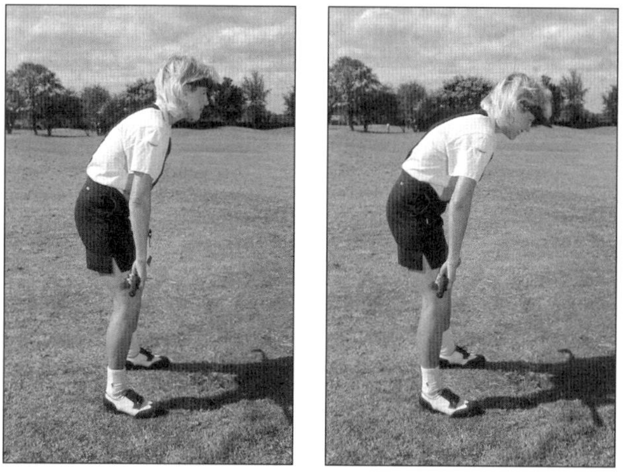

Abbildung 9.17: Laura beim Cat Stretch mit einem Golfschläger

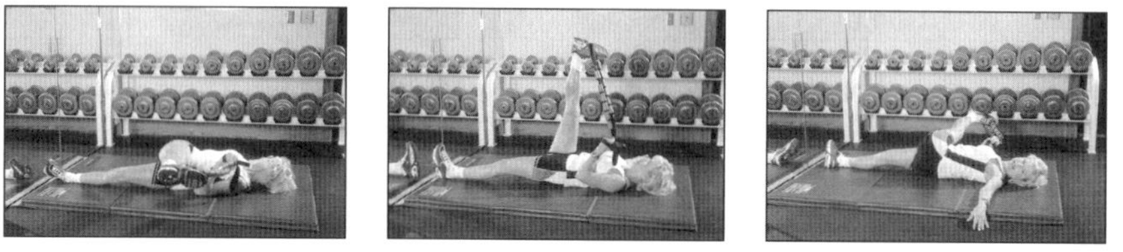

Abbildung 9.18: Laura bei der Dehnung des unteren Rumpfs

Wahrscheinlich ist dies die beste Dehnübung für den unteren Rumpf, die ein Golfer ausüben kann. Sie sollten sie in Ihr tägliches Programm aufnehmen.

- Dehnung des unteren Rückens: Um die schwer zu erreichende Muskeln in der unteren Lendengegend zu erreichen legen Sie sich wiederum auf den Rücken, mit aufgestellten

Knien und flach auf dem Boden stehenden Füßen. Wickeln Sie dann den Stretch Trainer um Ihre Kniekehle und ziehen Sie Ihr Bein so dicht wie möglich an Ihre Brust, ohne den anderen Fuß, die Hüfte oder die Schulter vom Boden zu heben (siehe Abbildung 9.19). Es mag ein paar Sekunden dauern diese Dehnung zu finden, aber danach halten Sie sie bei jedem Bein etwa 15 bis 30 Sekunden.

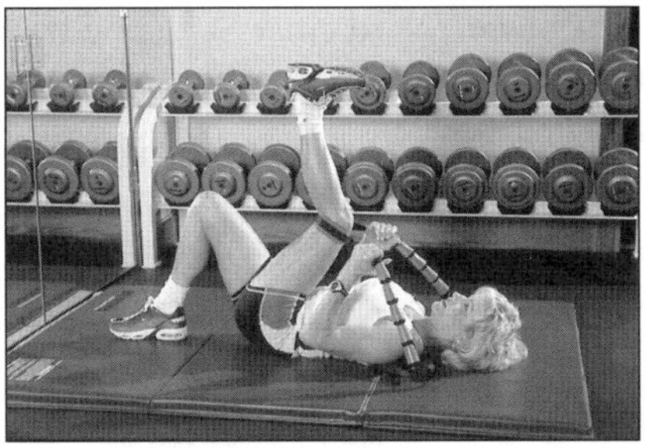
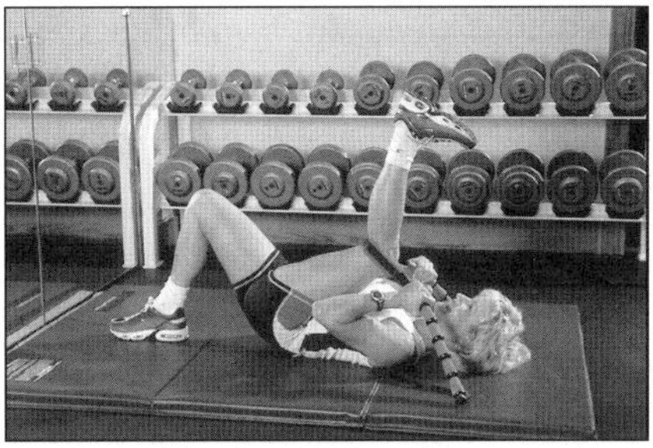

Abbildung 9.19: Laura beim Dehnen des unteren Rückens

Der mittlere Bereich

Womöglich glauben Sie nicht, dass Ihre Bauchmuskeln ein Bereich seien, der Dehnungen nötig hat, doch Sie werden feststellen, dass es nach einem guten Training nichts Besseres gibt als eine gute Bauchdehnung. Folgende Möglichkeiten stehen zur Wahl:

- ✔ **Bauchmuskeldehnung:** Sie können mit einer simplen Übung die oberen, mittleren und unteren Bauchmuskeln dehnen. Legen Sie sich flach auf den Bauch und strecken Sie Ihre Beine ganz aus. Nehmen Sie dann die Hände an Ihre Seiten, als ob Sie sich für einen Liegestütz vorbereiten. Strecken Sie Ihre Arme langsam durch und drücken Sie Kopf und Brust nach oben, doch lassen Sie Ihre Hüften fest auf dem Boden (siehe Abbildung 9.20). Sie können diese Dehnung in der gesamten Bauchregion spüren. Um die Dehnung zu intensivieren neigen Sie den Kopf zurück und blicken Sie nach oben. Halten Sie diese Dehnung 15 bis 30 Sekunden. Sie werden sich den Rest des Tages besser fühlen.

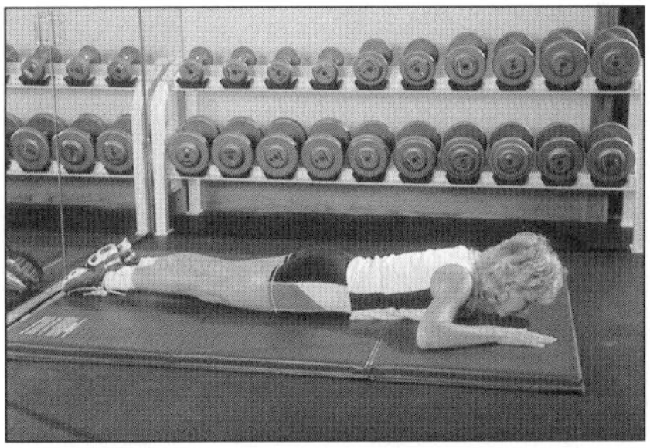
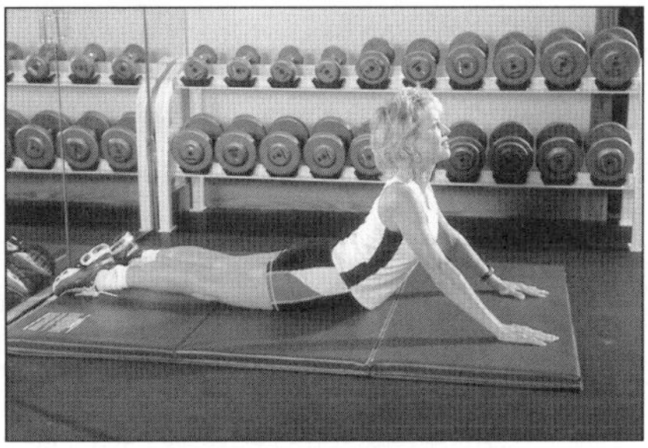

Abbildung 9.20: Laura bei der Bauchdehnung

- **Dehnung des seitlichen Obliquus:** Es ist recht schwierig, diesen Muskel bei Pressübungen zu finden (siehe hierzu den Abschnitt »Die Bauchmuskeln aktivieren« zuvor in diesem Kapitel). Den Obliquus zu dehnen ist hingegen einfach und fühlt sich großartig an. Sie können diese Dehnung überall ausführen, insbesondere vor jeder Runde. Halten Sie einfach einen Golfschläger über Ihrem Kopf, die linke Hand am Schlägerkopf und die rechte in der Nähe des Griffs. Dann stellen Sie Ihre Füße schulterbreit auseinander und beugen die Knie leicht. Nun beugen Sie Ihren Oberkörper zu einer Seite und halten die ganze Zeit Ihren Kopf zwischen den ausgestreckten Armen. Beugen Sie sich, so weit Sie können (und dehnen Sie den Obliquus volle 30 Sekunden), richten Sie sich wieder auf und wiederholen Sie den Vorgang zur anderen Seite (siehe Abbildung 9.21).

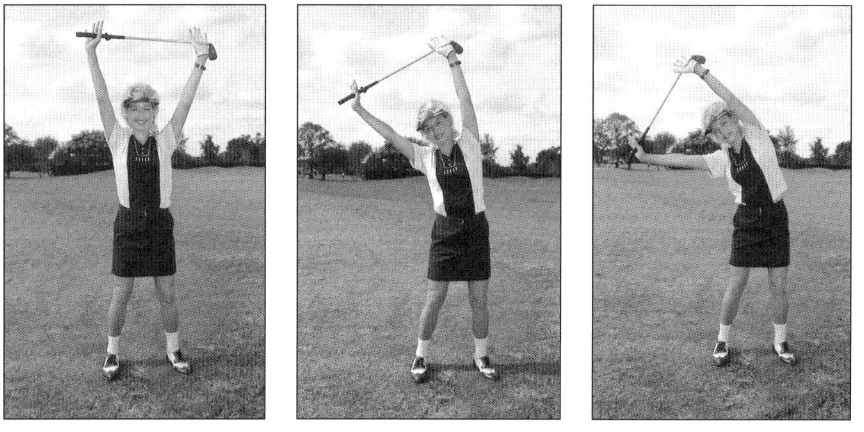

Abbildung 9.21: Laura beim Dehnen des Obliquus

Wenn Sie älter werden und die Schwerkraft Ihren Rumpf malträtiert, wird auch Ihr Golfspiel leiden, wenn Sie sich nicht der Flut entgegenstemmen. Die Übungen in diesem Kapitel bereiten den Weg zu einem besseren Golfspiel. Außerdem werden Sie sich so gut fühlen wie schon lange nicht mehr.

Starke Wurzeln entwickeln: Kraft im Unterkörper

10

In diesem Kapitel

- Die Bedeutung des Unterkörpers im Golfsport
- Die Kraft im Unterkörper vergrößern
- Ihren Unterkörper geschmeidiger machen

»Jack Nicklaus war der erste Spieler, der die Golfplätze wirklich mit seiner Größe überwältigt hat. Er hatte enorm starke Beine und schlug den Ball weit und hoch. Als er groß herauskam, konnte das außer ihm niemand.«

Ken Venturi

Die Bedeutung des Unterkörpers im Golfsport steht völlig außer Frage. Er ist das solide Fundament, auf dem der Schwung entwickelt wird, und der Ausgangspunkt der Kraft und Geschwindigkeit des Abschwungs (siehe Kapitel 6). Ein Aufwicklungseffekt wird durch die Drehung der Schultern um eine robuste Basis erreicht (siehe Kapitel 5). Diese Grundsätze sind die Wurzel des Golfsports. Man kann die Bedeutung des Unterkörpers im Hinblick auf jeden Aspekt des Schwungs gar nicht genug betonen.

Die meisten Profis, die in den 60er und 70er Jahren gespielt haben, stimmen mit Venturis Aussage überein, dass Jack Nicklaus den stärksten Unterkörper im Golf besaß und dass seine kräftigen Beine einer der Faktoren waren, die ihn derart eindrucksvoll machten. Als diese Tatsache offensichtlich wurde, begannen Golfer rund um den Globus damit, ihre Unterkörper zu stärken und zu dehnen um die Vorteile eines Nicklaus zu bekommen.

Als erstes messe ich immer bei meinen Trainierenden die Kraft und die Geschmeidigkeit des Unterkörpers. Die meisten von ihnen sind schockiert darüber, wie steif sie geworden sind und wie viel Kraft sie im Laufe der Zeit verloren haben. Ich sage ihnen, dass das normal sei. Der Verlust von Stärke und Geschmeidigkeit vollzieht sich so subtil, dass die meisten Golfer ihn gar nicht bemerken.

Jedoch die Auswirkungen dieses Verlusts auf das Golfspiel sind dramatisch. Der Verlust von Kraft und Geschmeidigkeit im Unterkörper verringert die Distanz und die Genauigkeit, wenn sich die Schwungebenen ändern, und beansprucht Ihren Oberkörper mehr, als gut ist. Die Schlägerkopfgeschwindigkeit verlangsamt sich, wenn die Beine ihre Federkraft einbüßen und die Hände und Arme übernehmen. Ich gebe mehr als 90 Prozent meiner Trainierenden ein Programm zur Erhöhung der Kraft und Geschmeidigkeit im Unterkörper um diesen Problemen Einhalt zu gebieten. Die Übungen und Dehnungen, die ich in diesem Kapitel erläutere, können Ihnen helfen ähnliche Trainingsabläufe in Ihr normales Programm einzubinden.

Den Unterkörper in den Golfschwung integrieren

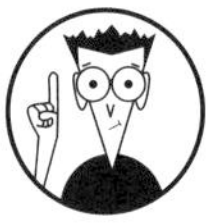

Beim Ansprechen des Balls verbinden sich die Hüften, Schenkel, Kniesehnen, Wadenmuskeln und Fußgelenke mit allen Bändern und Sehnen unterhalb der Hüfte um eine solide Basis zu bilden, auf der sich der Rest des Golfschwungs entwickeln kann. Die *Gluteusmuskeln* (Ihr Gesäß) helfen bei der Positionierung des Körpers, wenn sich der Rumpf am *Hüftgürtel* (der Bereich der Hüfte, der sich biegt) neigt, während es die Kniessehnen ermöglichen, dass sich die Knie beugen und das Körpergewicht für eine kraftvolle sportliche Bewegung in Stellung gebracht wird. (In Kapitel 5 finden Sie weitere Details zur Bedeutung des Unterkörpers während des Schwungs.) Die Wadenmuskeln halten den Körper stabil und bereit für den Ablauf des Golfschwungs.

Nachdem Sie den *Takeaway* (oder auch Rückschwung) eingeleitet haben, gehen die Hüften und Beine ans Werk. Wenn Sie Ihre Schultern um einen relativ stabilen Unterkörper drehen, setzen Sie Spannung auf Ihr Hüftgelenk. Ihr Quadrizeps und Ihre Kniesehnen sind straff gespannt, wenn der Impuls des Rückschwungs Ihr Körpergewicht auf den hinteren Fuß verlagert. Dabei halten Sie die Wadenmuskeln aktiv im Gleichgewicht, korrekt auf den aktiven Fuß zentriert.

Auf dem Höhepunkt des Rückschwungs wird Ihr Unterkörper in Aktion gerufen, wenn die *Hüftgelenke, Abduktoren* und *Adduktoren* in den Schlag explodieren, sich drehen und verlagern, den Oberkörper in den Abschwung ziehen und den Schläger entlang der *Schwungebene* zum Ball bewegen (siehe Kapitel 6). Die Wadenmuskeln treiben außerdem Ihre Beine durch den Schlag. Sie initiieren den Abzug des hinteren Fußes und absorbieren die Gewichtsverlagerung in Ihrem vorderen Bein. In Abbildung 10.1 sehen Sie, wie diese Aktion in den Durchschwung übergeht, bei dem Ihr linkes Bein als Klammer fungiert, auf der sich der gesamte Körper dreht. Die Hüften, Schenkel und Unterschenkel sind allesamt aktiv, während der Schläger der Schwungebene folgt und der Ball bereits auf dem Weg zum Ziel ist.

Den Unterkörper stärken

Sie können eine Vielzahl von Kraftübungen ausführen um Ihren Unterkörper aufzubauen, so dass er Ihr Ansprechen des Balls, Ihren Rückschwung und die Bewegung beim Abschwung verbessert. Da die Muskeln unterhalb der Hüfte die größten im Körper sind, können Sie wahrscheinlich mehr Gewichte heben, wenn Sie die Übungen in diesem Kapitel durchgehen. Aber übertreiben Sie es nicht. Fitness ist kein Wettlauf. Lassen Sie sich Zeit und arbeiten Sie in einer Geschwindigkeit, die zu Ihnen passt. Ihr Körper ist ein wunderbares Gerät – hören Sie ihm zu.

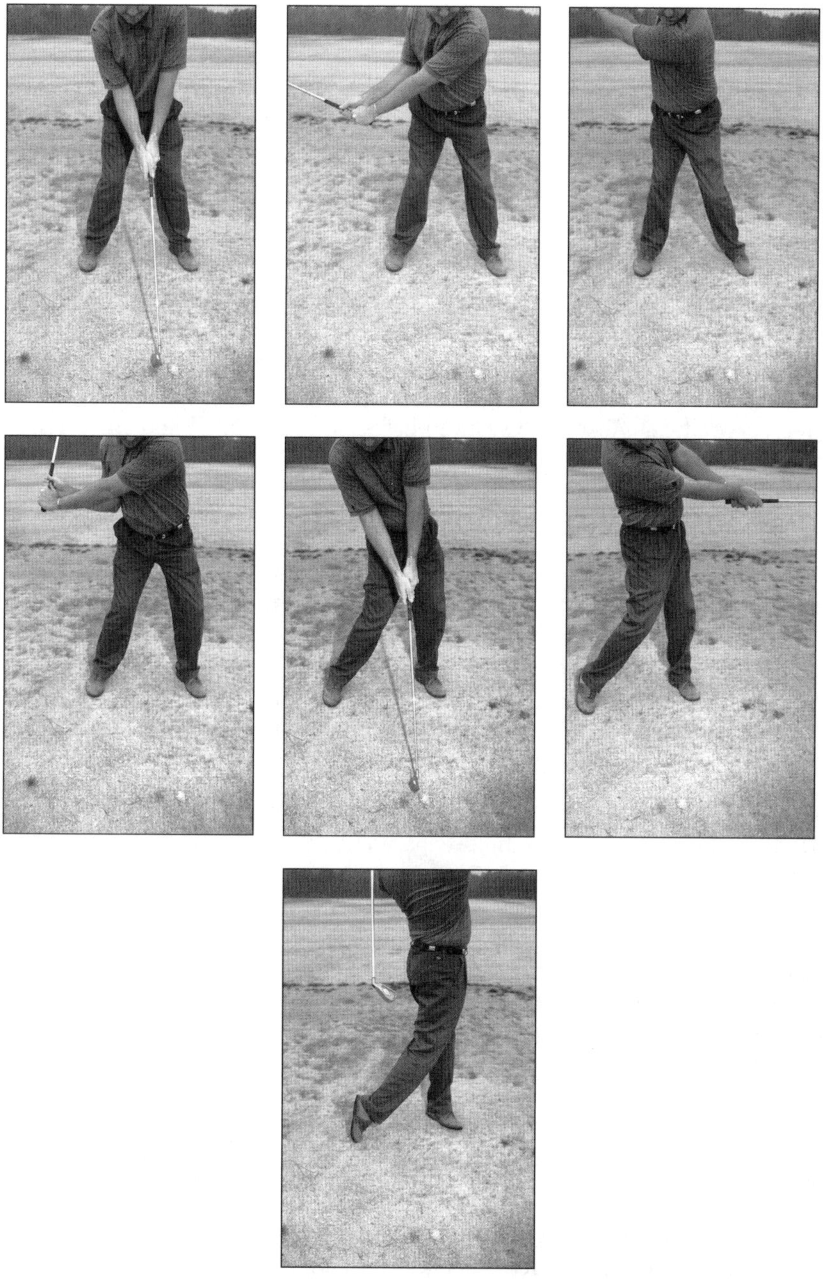

Abbildung 10.1: Die Schwungsequenz des Unterkörpers

Der Wille zu spielen

Es gibt Menschen, die versuchen, die Bedeutung des Unterkörpers herabzusetzen, indem sie auf Ballartisten verweisen, die ihr Publikum dadurch blenden, dass sie Bälle schlagen, während sie auf Hockern sitzen oder auf sich auf den Knien befinden. Aber diese Kunststückchen sind nicht mehr als genau das: Zirkusnummern, die keinen Einfluss auf Ihr wirkliches Golfspiel haben. Selbst die berühmtesten Ballartisten würden zustimmen, dass der Unterkörper entscheidend ist um dauerhaft gut zu spielen.

Eine der herzergreifendsten Golfgeschichten ist die des Ballartisten und Motivationstrainers Dennis Walters. Walters war ein aufstrebender Amateur mit einer glänzenden Zukunft, die schlagartig durch einen verheerenden Autounfall im Jahre 1975 zerstört zu sein schien. »Ich liebte das Golfspiel und träumte davon, mein Leben lang als Profi zu spielen«, sagt Walters. »Aber vor 25 Jahren hatte ich einen Unfall und war von der Hüfte abwärts gelähmt. Ich kann meine Beine nicht bewegen und ich kann sie auch nicht spüren. Es gibt noch viele anderen Dinge, die ich nicht tun kann, aber über eines war ich mir sicher: dass ich nie wieder Golf würde spielen können.«

Kurz nach seinem Unfall rollte Walters zum Übungsplatz, wo er wieder mit Schwüngen begann. Am Anfang ging es nicht besonders gut. Einige Schläge verpatzte er, andere klappten. Aber schon bald war er in der Lage, einen konsistenten Ballkontakt herzustellen. Ein Freund von Walters wurde durch dessen Hingabe inspiriert und entwickelte einen drehbaren Sitz für einen Golfwagen, so dass Dennis in die Ausgangsposition zum Abschlag von Bällen fahren konnte. »Nach 25 Jahren liebe ich Golf immer noch und spiele auch immer noch«, sagt er.

Walters kann Bälle von vergrößerten Tees abschlagen und er schlägt mit lustigen Schlägern. Darunter befindet sich einer mit drehbaren Kugelgelenken im Schaft. Es gibt jedoch eines, was er nicht kann, und er weiß, dass er es auch nie können wird: jemals wieder erstklassiges Wettkampfgolf spielen. Auch wenn sein Schwung für einen Mann im Rollstuhl großartig ist, kann er doch nicht die Schlägerkopfgeschwindigkeit erzeugen, die im professionellen Golf notwendig ist. Sicherlich gehört er zu den besten querschnittgelähmten Golfern der Welt – ein Zeugnis für seine Willens- und Entschlusskraft –, aber selbst Dennis gesteht, dass ein starker und aktiver Unterkörper eine wesentliche Komponente für Meisterschaftsgolf ist.

Beinpresse

Starke Gesäßmuskeln helfen dabei, Ihren Körper beim Ansprechen des Balls in die richtige Position zu bringen, und sie assistieren bei der Hüftbewegung im Rück- und Abschwung. Die Beinpresse ist eine Geräteübung, die sich vorwiegend auf den Gluteus konzentriert, doch sie trainiert auch den *Quadrizeps*, eine weitere wichtige Muskelgruppe beim Ansprechen des Balls und bei der Drehung. Wie die meisten Geräte ist die *Beinpresse* selbsterklärend. Sie sitzen auf dem dafür vorgesehenen Sitz und drücken Ihre Füße fest und flach gegen die Plattform. Dabei sind Ihre Knie gebeugt und einigermaßen dicht beieinander (siehe Abbildung 10.2). Während dieser Übung dürfen Ihre Beine nicht hin- und herwackeln. Drücken Sie die Plattform mit den Füßen, bis Ihre Beine voll durchgestreckt sind, und kehren Sie dann langsam zur Ausgangsposition zurück. Führen Sie je nach Fitnessstand 10 bis 20 Wiederholungen aus. Suchen Sie sich ein Gewicht aus, mit dem Sie diese Wiederholungszahl auch durchhalten.

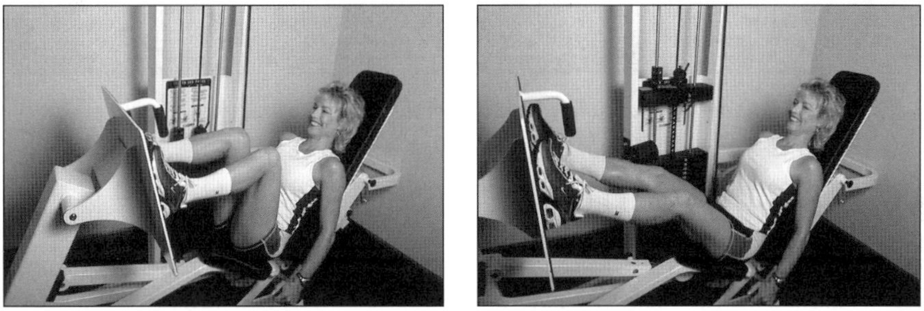

Abbildung 10.2: Laura im Beinpressgerät

Ihr Rücken und Ihr Gesäß sollten während der Beinpresse auf der Sitzfläche bleiben. Wenn das schwierig ist, haben Sie wahrscheinlich zuviel Gewicht aufgelegt. Dies ist keine Rückenübung. Wenn Sie Ihre Beine nicht durchstrecken können ohne den Rumpf vergleichsweise ruhig zu halten, wählen Sie ein geringeres Gewicht. Eine mangelhafte Durchführung kann zu Verletzungen führen. Es ist besser, ein leichtes Gewicht mit der richtigen Technik zu bewegen, als mit einem schweren Gewicht eine Verletzung zu riskieren.

Wadenpresse

Wadenmuskeln sind die Kraftwerke des Abschwungs. Einerseits halten sie das Gleichgewicht, während sich die Schultern beim Rückschwung um Ihren stabilen Unterkörper drehen (siehe Kapitel 5); andererseits ziehen und treiben sie Ihren Unterkörper durch den Abschwung. Mit der Beinpresse trainieren Sie auch die wichtigen Wadenmuskeln. Sie sitzen in derselben Ausgangsposition wie bei der vorherigen Übung. Setzen Sie Ihre Fußballen auf die Plattform und strecken Sie Ihre Beine ganz durch, so dass Sie die Plattform von sich wegdrücken. Wenn Ihre Beine ganz durchgestreckt sind und sich Ihre Füße flach auf der Plattform befinden, sind Sie in der Ausgangsposition für diese Wadenübung. Trainieren Sie nun langsam die Wadenmuskeln, indem Sie sich auf die Zehen »stellen«, und drücken Sie das Gewicht ein wenig weg (siehe Abbildung 10.3). Die Wiederholungen dieses Vorgangs – auf die Zehenspitzen »stellen« und dann die Plattform wieder auf die Fußball zurück gleiten lassen – kräftigen die Wadenmuskeln, während das Gesäß und der Quadrizeps gestrafft bleiben. Führen Sie je nach Fitnessstand 10 bis 20 Wiederholungen aus. Suchen Sie sich ein Gewicht aus, mit dem Sie diese Wiederholungszahl auch durchhalten.

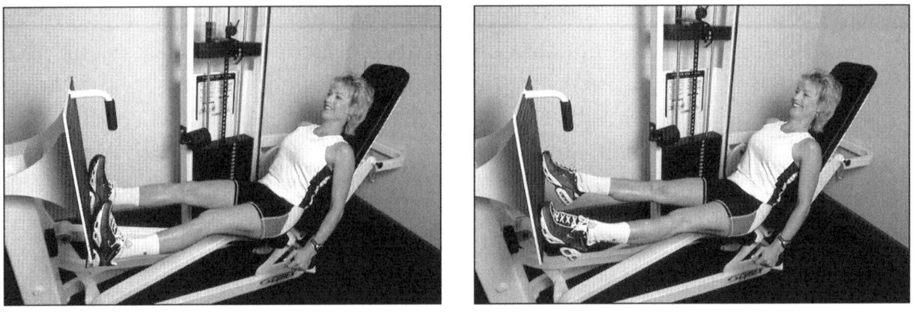

Abbildung 10.3: Laura führt im Beinpressgerät Wadenübungen durch.

Quadrizepsstrecker

Ihr Quadrizeps – der große Muskel im Schenkel, mit dem Sie ein Kind auf Ihrem Schoß schaukeln – unterstützt die *seitliche Drehung* Ihres Unterkörpers, durch die Sie das Gewicht während des Golfschwungs von der rechten auf Ihre linke Seite verlagern. Wieder einmal ist die effektivste Übung zur Isolierung und Kräftigung des Quadrizeps eine Geräteübung.

Sie sitzen auf der Sitzfläche, Ihre Knie sind im rechten Winkel gebeugt und Ihre Schienbeine sind gegen die Querstange gedrückt, die vor dem Gerät verläuft. Heben Sie nun das Gewicht, indem Sie Ihre Füße krümmen (also das Gegenteil von ausstrecken), die Beine durchstrecken und den Querbalken aufwärts drücken (siehe Abbildung 10.4). Sie spüren diese Übung recht schnell in Ihren Schenkeln, aber das bedeutet nicht, dass Sie sich beeilen sollen. Führen Sie je nach Fitnessstand 10 bis 20 Wiederholungen aus. Suchen Sie sich ein Gewicht aus, mit dem Sie diese Wiederholungszahl auch durchhalten.

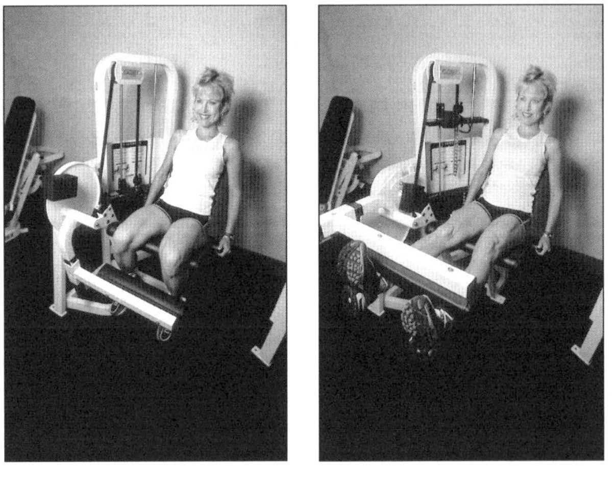

Abbildung 10.4: Laura beim Quadrizepsstrecken mit beiden Beinen

Eine langsame, gleichmäßige Bewegung mit einem sanften Übergang von Anheben und Absenken maximiert den Nutzen für die Muskeln.

Diese Übung isoliert beide Quadrizeps, doch Abbildung 10.5 zeigt, dass Sie auch nur ein Bein gleichzeitig trainieren können. Unter gewissen Umständen kann das sinnvoll sein. Falls Sie beispielsweise einen Unfall oder eine Atrophie in einem Bein hatten und dieses Bein logischerweise deswegen schwächer ist als das andere, können Sie es isolieren um das Stärkegleichgewicht zwischen beiden Schenkeln wiederherzustellen.

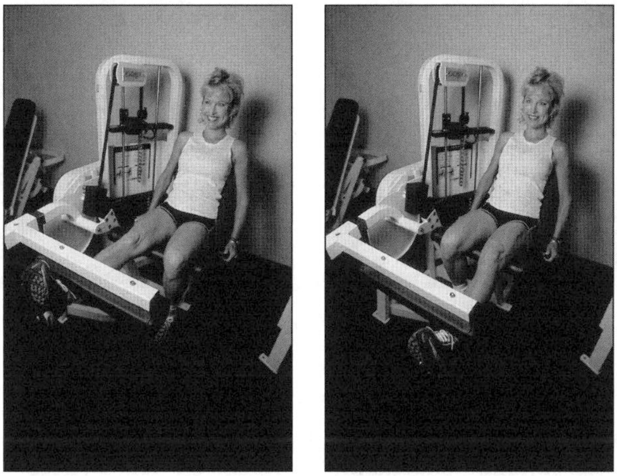

Abbildung 10.5: Laura bei der Quadrizepsübung mit nur einem Bein

Auch wenn diese Übung oft als Reha-Maßnahme nach Knieoperationen eingesetzt wird, sollten Sie keinen Schmerz fühlen oder ein Knacken in Ihren Knien hören, wenn Sie sie ausführen. Wenn sich in Ihren Knien irgendetwas unangenehm anfühlt, hören Sie sofort auf. Es gibt nur einen Fall, in dem Sie diese Übung mit lädierten Knien durchführen sollten: auf Anraten eines Arztes und dann auch nur unter strenger Aufsicht.

Kniesehnenpresse

Die *ischiocrurale Muskulatur* – also die Muskeln, die auf der Rückseite des Schenkels zwischen dem Gesäß und den Kniekehlen verlaufen – sorgen beim Ansprechen des Balls für Stabilität und Konsistenz und leiten das rechte Bein bei Abschwung und Durchschwung durch den Schlag. Die Kräftigung dieser Muskeln ist wichtig um den Kopf und den Oberkörper während des Schwungs ruhig zu halten.

Die effektivste Möglichkeit, die ischiocrurale Muskulatur zu isolieren und zu kräftigen, bietet ein Gerät, das speziell zum Trainieren dieser Muskeln entwickelt wurde. Setzen Sie sich auf den Sitz und strecken Sie die Beine ganz durch, wobei Ihre Wadenmuskeln auf dem Querbalken vor dem Gerät ruhen. Stellen Sie nun das Gewicht ein und beugen Sie Ihre Beine langsam in den Knien. Drücken Sie den Querbalken hinunter, bis die Beine einen rechten Winkel bilden (siehe Abbildung 10.6). Vollenden Sie die Übung, indem Sie – ohne innezuhalten oder zu wackeln – die Beine in die Ausgangsposition zurückbringen. Führen Sie je nach Fitnessstand 10 bis 20 Wiederholungen aus. Suchen Sie sich ein Gewicht aus, mit dem Sie diese Wiederholungszahl auch durchhalten.

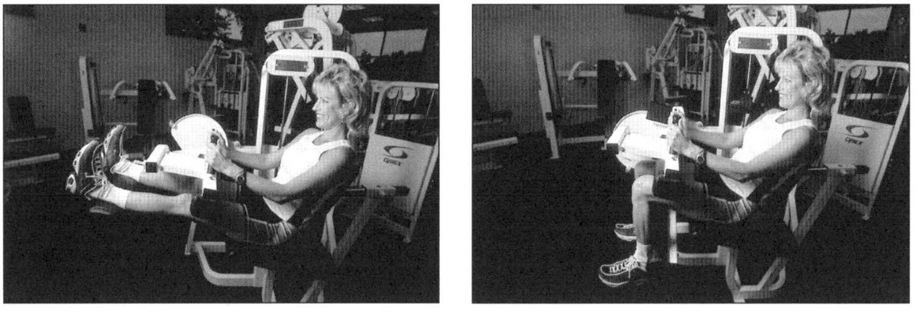

Abbildung 10.6: Laura trainiert die ischiocrurale Muskulatur.

Sie sind womöglich erschrocken über die Auswirkung, die diese Übung auf Ihr Golfspiel haben kann. Nur wenige Wochen, nachdem Sie diese Übung in Ihr Trainingsprogramm aufgenommen haben, werden Sie feststellen, dass sich die Aktivität Ihres Unterkörpers während des Abschlags erheblich verbessert hat und dass Ihr Oberkörper während des Schwungs stabiler ist.

Ausfallschritt mit Freihanteln

Der Unterkörper funktioniert während des Golfschwungs auf eine synchronisierte und koordinierte Weise. Daher ist es eine gute Idee, einige Kraftübungen in Ihr Training aufzunehmen, die ein Zusammenspiel der Bein- und Hüftmuskeln erfordern. Der *Ausfallschritt* ist eine solche Übung. Hierbei halten Sie Freihanteln, während Ihre Arme seitlich herabhängen. Zur Ausführung dieser Übung machen Sie einen Schritt vorwärts, der größer als normal ist. Dann senken Sie das Knie des nachgezogenen Beines ab, bis es einen Punkt nahe über dem Boden erreicht, diesen aber nicht berührt (siehe Abbildung 10.7). Ihr Kopf und Ihr Rumpf senken sich natürlich auch ab, wenn Sie das nachgezogene Knie herablassen und das vordere Bein beugen. Führen Sie gemäß Ihrem derzeitigen Fitnessstand 10 bis 20 Wiederholungen aus. Wählen Sie ein Gewicht aus, mit dem Sie die empfohlene Wiederholungszahl auch schaffen.

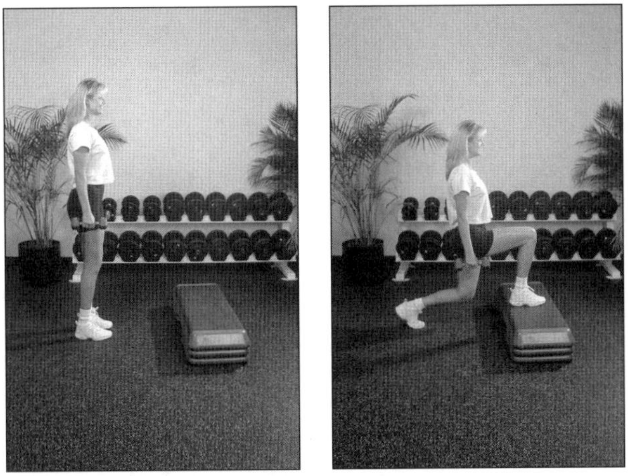

Abbildung 10.7: Kelly zeigt den Ausfallschritt mit Freihanteln.

Ihre Arme bleiben während der ganzen Übung an der Seite. Die gesamte Spannung befindet sich in den Beinen.

Wadenstrecken

Falls die anderen Wadenübungen in diesem Kapitel Ihnen nicht zusagen, probieren Sie doch einmal das *Wadenstrecken mit Freihanteln*. Bei dieser Übung halten Sie Freihanteln mit seitlich herabhängenden Armen. Dann stellen Sie sich auf ein Trittbrett, wobei Ihre Fersen über den Rand hinausragen. Senken und heben Sie dann Ihre Fersen (siehe Abbildung 10.8). Führen Sie gemäß Ihrem derzeitigen Fitnessstand 10 bis 20 Wiederholungen aus. Wählen Sie ein Gewicht aus, mit dem Sie die empfohlene Wiederholungszahl auch schaffen.

Kniebeugen mit Ball

Eine weitere Übung, die den gesamten Unterkörper trainiert, bedarf eines Übungsballs als Hilfsmittel, aber Gewichte sind nicht erforderlich. Sie stellen sich in die Nähe einer Wand und klemmen den Übungsball zwischen Ihren Rücken und die Wand, wobei Ihr Gewicht korrekt zentriert ist. Beugen Sie dann langsam Ihre Knie und senken Sie Ihren gesamten Körper ab, aber halten Sie Ihren Rücken dabei gerade und benutzen Sie den Ball als Hebel (siehe Abbildung 10.9). Diese Übung braucht nicht durchgängig zu sein. Sie können (und sollten) diese Kniebeuge starten und stoppen und dabei verschiedene Position einen paar Sekunden halten um verschiedene Muskeln des Unterkörpers vollständig zu trainieren. Wiederholen Sie diese Übung je nach Fitnessstand 10 bis 20 Mal.

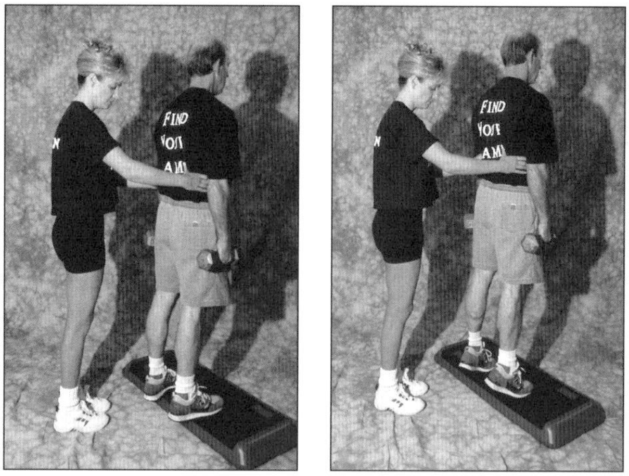

Abbildung 10.8: Larry zeigt den Wadenstrecker.

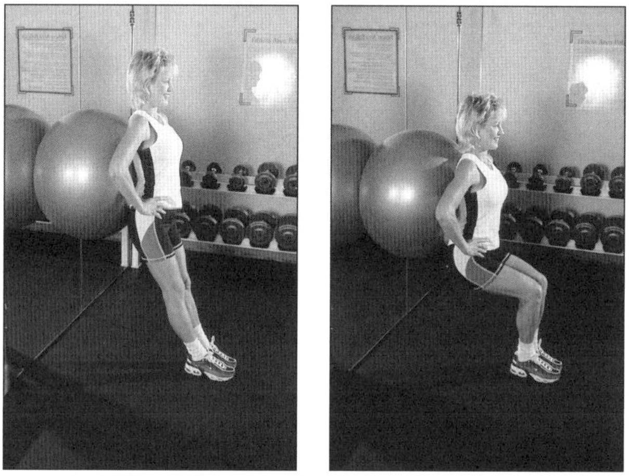

Abbildung 10.9: Laura zeigt die Kniebeuge mit Ball.

Auch wenn die Bewegung dieser Übung sehr weit reicht, beugen Sie sich niemals so weit, dass sich Ihr Gesäß unterhalb Ihrer Knie befindet. Ihre Beine sollten am Tiefpunkt der Beuge einen rechten Winkel bilden. Alles darunter stellt ein Verletzungsrisiko für die Knie dar.

Sie merken vielleicht, dass verschiedene Übungen für den Unterkörper, die Sie womöglich in der Vergangenheit kennen gelernt haben, in diesen Empfehlungen nicht enthalten sind. Diese sind:

- ✔ vollständige Kniebeugen mit einer Stange und Freihanteln auf den Schultern,

- ✔ eine Stange mit Gewichten vom Boden reißen,
- ✔ jede Übung, bei der die Beine mehr als 90 Grad gebeugt werden.

Diese Übungen sind nicht nur schlecht für Ihr Golfspiel, sie können Ihrem Rücken, Ihren Knien, Ihren Schultern und Ihrem Nacken außerdem ernsthaften Schaden zufügen. Manche Übungen müssen Sie einfach sein lassen. Diese drei gehören dazu.

Gegen alle Regeln

Viele Zyniker, die nach Beweisen (oder Ausreden) suchen um zu beweisen, dass eine starker Unterkörper im Golfsport nicht wirklich so wichtig ist, scheinen als Beispiel immer eine der heldenhaftesten Geschichten im Sport anzuführen – und anschließen zu verzerren: den unwahrscheinlichen Erfolg von Casey Martin. Er war durch eine angeborene Knochenkrankheit behindert, die sein rechtes Bein schwach und verkümmert werden ließ. Dennoch spielte er so gut, dass er an der PGA-Tour teilnehmen durfte, bei der er aufgrund seiner Behinderung die Erlaubnis erhielt, während des Spiels in einem Golfwagen zu fahren.

Viele Leute missdeuten Caseys Erfolg dahingehend, dass der Unterkörper nicht so wichtig sei. Wie sollte er auch? Casey kann kaum gehen und er gehört doch zu den Besten in diesem Spiel. Also können die Beine nicht zu wichtig sein. Nichts könnte von der Wahrheit weiter entfernt liegen. Casey hat einige außergewöhnliche Veränderungen an seinem Schwung vorgenommen um sein Handicap auszugleichen. Sein Hüfteinsatz und sein starkes linkes Bein ermöglichen es ihm, seinen Unterkörper durch seine Abschläge zu treiben ohne sich auf sein verkümmertes rechtes Bein verlassen zu müssen. Casey ist talentiert und beherzt, aber er ist ein schlechtes Beispiel für diejenigen, die auf irgendeine Weise die Bedeutung des Unterkörpers im Golfsport klein reden wollen.

Den Unterkörper dehnen

Die Aufwärmdehnungen für den Unterkörper müssen Sie vor jeder Runde in Ihren Trainingsablauf aufnehmen (siehe Kapitel 7). Zusätzlich sollten Sie eine ausgiebige Zeitmenge zu Hause oder im Fitnessstudio mit der Dehnung der großen Muskeln Ihres Unterkörpers verbringen. Im Folgenden finden Sie einige Dehnübungen, die Unterkörper fit machen und die für den Golfschwung notwendigen Bewegungsabläufe erleichtern.

- ✔ **Kniesehnen- und Podehnung:** Sie sitzen mit voll durchgestreckten Beinen auf dem Boden, die etwas mehr als schulterbreit gespreizt sind. Dann legen Sie einen Messstab zwischen Ihre Beine und beugen sich in einer sanften Bewegung nach vorne. Die Arne sind dabei ausgestreckt und der Rücken bleibt so gerade wie möglich (siehe Abbildung 10.10). Lesen Sie auf dem Messstab ab, wie weit Sie sich strecken können.

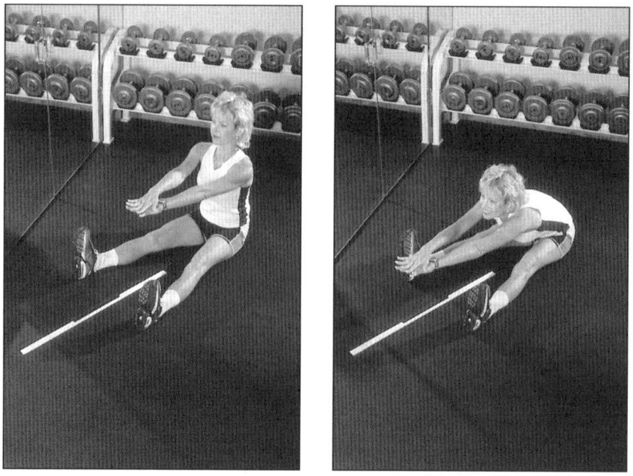

Abbildung 10.10: Laura beim Dehnen auf dem Boden

Wenn Sie diese Übung in Ihr tägliches Programm aufnehmen, sollten Sie Ihre Fortschritte beobachten. Sie werden überrascht sein, wie schnell und effektiv diese Dehnung die Pomuskeln, die Sehnen und die Bereich des unteren Rückens lockert.

- ✔ **Dehnung des Gluteusmuskels:** Dies ist eine weiter reichende Übung, die Ihrem Po und Ihrem Hüftbeuger mehr Geschmeidigkeit verleiht. Hierfür brauchen Sie ein Hilfsmittel zum Dehnen. Legen Sie sich auf den Rücken, stellen Sie Ihre Füße auf den Boden und richten Sie die Knie auf. Heben Sie einen Fuß mit der Hand hoch und platzieren Sie Ihr Fußgelenk auf dem gegenüber liegenden Knie. Heben Sie anschließend beide Beine mit beiden Händen oder mit Hilfe des Golf-Fitness-Stretch-Trainers (einem professionellen Gurt) vom Boden hoch (siehe Abbildung 10.11). Sie spüren eine weit reichende Dehnung im Po und im Hüftbeuger. Halten Sie diese 15 bis 30 Sekunden und wiederholen Sie den Vorgang auf der anderen Seite. Sie werden sich großartig fühlen, nicht nur während dieser Dehnung, sondern auch später beim Aufwärmen auf dem Golfplatz.

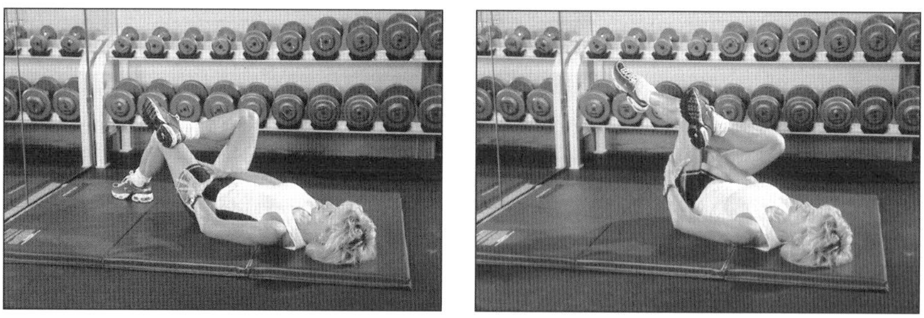

Abbildung 10.11: Laura dehnt den Gluteusmuskel.

- **Dehnung des Quadrizeps:** Für eine der besten Quadrizepsdehnungen benötigen Sie den Stretch-Trainer, einen Gürtel oder ein anderes Band. Wickeln Sie den Stretch-Trainer um eine Fußsohle, legen Sie sich auf die gegenüber liegende Seite und lassen Sie den Gurt auf die Oberseite Ihres Fußes rutschen. Nehmen Sie die Enden des Stretch-Trainers mit beiden Händen hinter Ihren Kopf und ziehen Sie Ihr Bein zurück, so dass Sie den Quadrizeps, den Abduktor und den Hüftbeuger dehnen (siehe Abbildung 10.12). Halten Sie die Dehnung 15 bis 30 Sekunden und wiederholen Sie die Übung zur anderen Seite.

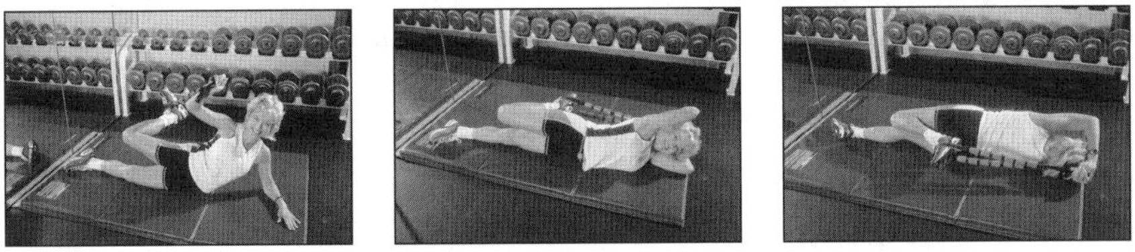

Abbildung 10.12: Laura dehnt ihren Quadrizeps mit dem Stretch-Trainer.

- **Kniesehnendehnung mit Hilfsmittel:** Sie wickeln den Gurt in sitzender Position um eine Fußsohle und legen sich dann auf den Rücken und ziehen das Bein mit dem Gurt in die Luft (siehe Abbildung 10.13). Auf diese Weise können Sie diese Dehnung schnell in Ihren Kniesehnen finden. Halten Sie sie 15 bis 30 Sekunden und wiederholen Sie den Vorgang mit dem gegenüber liegenden Bein.

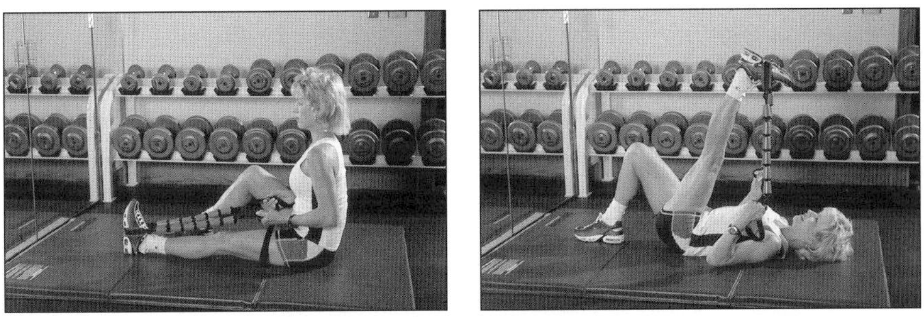

Abbildung 10.13: Laura beim Kniesehnendehnen mit Hilfsmittel

- **Wadendehnung mit Hilfsmittel:** Wickeln Sie den Gurt oder den Stretch-Trainer um einen Fußballen, während Ihre Beine ausgestreckt vor Ihnen liegen. Halten Sie Beine und Rücken gerade und ziehen Sie am Stretch-Trainer, bis Sie die Dehnung in Ihrer Wade spüren (siehe Abbildung 10.14). Halten Sie sie 15 bis 30 Sekunden und wiederholen Sie die Übung mit dem anderen Bein.

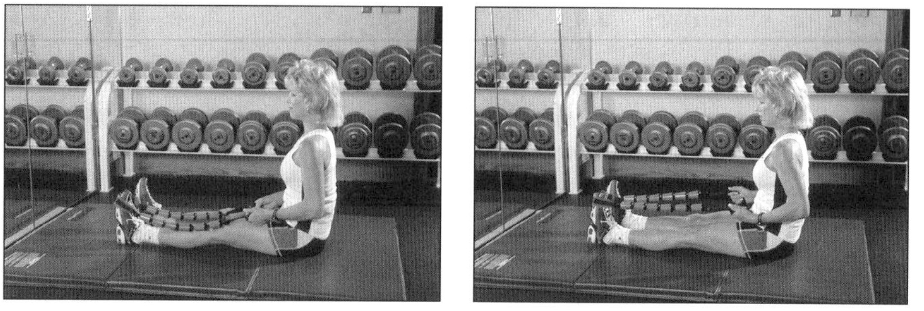

Abbildung 10.14: Laura beim Wadendehnen mit Hilfsmittel

Sie können in einigen Bereichen beim Golf Abstriche machen, aber die Stärkung und Dehnung des Unterkörpers gehören nicht dazu. Wenn Sie älter werden, ist Ihr Unterkörper nicht mehr so geschmeidig und stark wie früher und das äußert sich beim Golfspiel in verminderter Schlagweite und Genauigkeit. Wenn Sie sonst nichts tun um dem Alterungsprozess bei Ihrem Golfspiel Einhalt zu gebieten, *müssen* Sie einige Kraftübungen und Dehnungen für den Unterkörper in Ihr Trainingsprogramm aufnehmen. Ihr Golfspiel hängt davon ab.

Teil IV

Gleichgewicht und Ausdauer verbessern

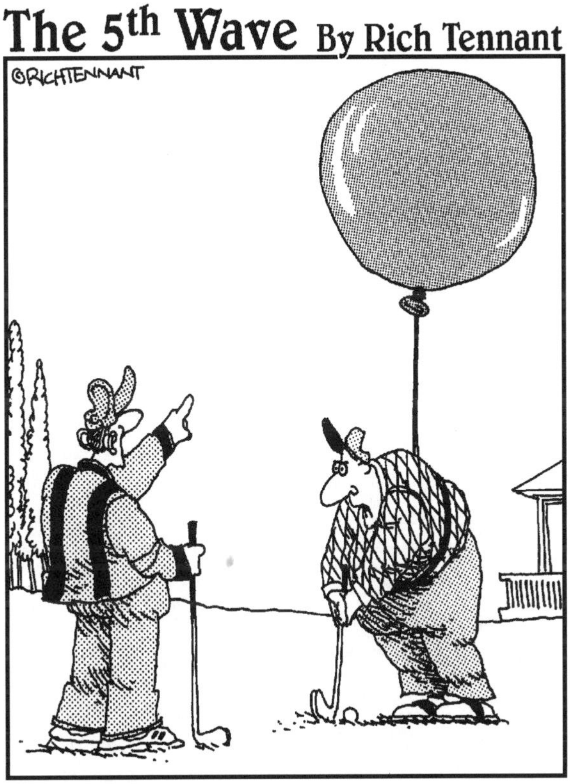

»Was denn? Er hält mich im Gleichgewicht.«

In diesem Teil ...

Gutes Golfspiel ist wie Ballett: Die Bewegungsabläufe sind wundervoll und scheinbar mühelos. Das ist kein Zufall. Wie jede andere athletische Bewegung erfordert auch der Golfschwung Präzision und – mehr als alles andere – Gleichgewicht. In diesem Teil erfahren Sie, wie Sie Ihr Gleichgewicht und Ihre Kondition verbessern, damit Ihre Scores kleiner werden. Die Übungen, die Sie in diesem Teil kennen lernen, helfen Ihnen nicht nur beim Golf mit verbesserter Balance und Fitness. Sie steigern auch Ihre allgemeine Gesundheit und Ihr Wohlbefinden. Und wer weiß, vielleicht werden Sie ja sogar noch ein besserer Tänzer.

Gleichgewicht, Timing und Rhythmus

11

In diesem Kapitel

- Die Bedeutung des Gleichgewichts im Golf erkennen
- Verstehen, warum sich das Gleichgewicht im Alter verändert
- Das Gleichgewicht mit einigen einfachen Übungen verbessern

»Ob sie nun von Natur aus mit hoher, mittlerer oder langsamer Geschwindigkeit schwingen: Ich denke, viele Golfer denken innerhalb ihres Gesamttempos nicht an die Dosierung ihrer Geschwindigkeit – also an ihren Rhythmus. Je besser der Rhythmus des Schwungs ist, desto besser wird dieser Schwung wahrscheinlich funktionieren, ganz gleich, ob das Gesamttempo langsam, mittel oder schnell ist.«

Jack Nicklaus

Falls Sie Kinder im Teenageralter haben, stehen die Chancen ganz gut, dass Ihr Timing und Ihr Rhythmus in Frage gestellt worden sind. Und wenn Sie in den letzten Monaten eine Achterbahn oder ein anderes Karussell besteigen mussten, haben Sie sich wahrscheinlich Gedanken um Ihr Gleichgewicht gemacht. Es ist eine simple Tatsache, dass beim Altern sich das Gleichgewicht und der Rhythmus verändern und Dinge, die ein exaktes Timing erfordern, Ihnen nicht mehr so leicht und natürlich vorkommen wie früher.

Einige dieser Veränderungen stammen von Muskelschwund und verlangsamten Reaktionen, die durch die Verhärtung der Sehnen, allgemeine Untätigkeit, Umverteilung des Körpergewichts und allgemeinen Verlust von Kraft und Schnelligkeit entstehen. Das Gleichgewicht ist eine Funktion des Innenohrs. Darum können Infektionen des Ohrs oft zu Schwindelgefühl führen. Auch das Alter beeinflusst Ihr Innenohr. Die Knochen werden schwächer, die Knorpel verfallen, Flüssigkeit und Ablagerungen entstehen und Haarfollikel wachsen und verändern sich. All diese Faktoren zusammen verändern die Dynamik des Innenohrs und– wenn auch nur leicht – Ihren Gleichgewichtssinn.

Lassen wir einmal die Mechanik und die Körperhaltung beiseite. Der Golfschwung ist im Grund ein Tanz – ein Ballett. Sie sind der einzige Tänzer auf der Bühne und der Ball und der Schläger sind die einzigen wesentlichen Requisiten. Wie bei allen Tänzen ist die Bedeutung der Körperhaltung gegenüber dem Rhythmus und dem Timing zweitrangig. Korrekt ausgeführte Golfschwünge sind rhythmische Aktion – geschmeidig und gleichmäßig. Manche Schwünge sind schneller als andere, selbst bei den besten Spielern der Welt. Ben Hogan hatte das, was viele als Kurzschwung bezeichneten, blitzschnell in beide Richtungen, doch niemand zweifelte je Hogans Timing oder Rhythmus an. Ernie Els vollzieht einen der flüssigsten und seidigsten Golfschwünge, eine sanfte, langsame und ebenso rhythmische Aktion.

Bei der PGA-Tour, der Senior PGA-Tour und der LPGA-Tour staunen die Zuschauer Woche für Woche immer wieder darüber, wie weit Profigolfer den Ball mit scheinbar langsamen, mühelosen Schwüngen schlagen. Dieses allwöchentliche Phänomen hat nichts mit der Armposition, der Handposition, der Schulterdrehung, dem Hüftkreisen oder der Gewichtsverlagerung zu tun. Die Zuschauer, die bei Larry Nelson oder Laura Baugh »Oh!« und »Ah!« rufen, sind von Timing, Rhythmus und Gleichgewicht dieser Spieler verzaubert. Dies ist auch einer der Gründe dafür, dass Golf im Fernsehen so beliebt geworden ist. Neben dem Wettkampf wollen viele Zuschauer auch die artistische Flüssigkeit sehen, mit der die Profis schwingen. Die meisten Amateure sind bei ihrem Schwung nicht annähernd so ausbalanciert und rhythmisch und hoffen so einen kleinen Fingerzeig auf das süße Geheimnis des Schwungs zu erhaschen.

Der Golfschwung: ein großer Balanceakt

Sanfte Golfschwünge sind hübsch anzuschauen, aber der einzige Grund, warum sie so eine Bewunderung erzeugen, liegt im Resultat. Wenn ein rhythmischer, ausbalancierter Schwung nur einen Schlag von ein paar Metern hervorbringen würde und weniger genau wäre als ein wackliges Gedresche, dann würde jeder den Drescher sehen wollen. Tatsache ist, dass ein guter Rhythmus zu guten Golfschlägen führen kann (und auch meistens führt). Doch niemals führen wacklige, schlecht abgestimmte Schwünge konstant zu guten Schlägen.

In dieser Hinsicht unterscheidet sich Golf nicht sehr von anderen Sportarten. Alle guten athletischen Bewegungsabläufe erfordern Gleichgewicht. Ein Quarterback wirft Pässe für den Touchdown aus einer ausbalancierten Position heraus. Ein NBA-Star wirft Freiwürfe, Korbleger und Fast Break Dunks von einer ausbalancierten Position aus. Selbst wenn diese Sportler aussehen, als hätten sie die Kontrolle verloren, weil sie durch die Luft fliegen und übernatürliche Kunststücke vollbringen, so sind sie doch größtenteils ausbalanciert. Wie Turner, die sich auf geradezu unmenschlich scheinende Weise drehen, wenden und verbiegen können, so lassen auch Sportler verschiedener Disziplinen komplizierte Vorgänge einfach aussehen, weil sie über Rhythmus, Timing und Gleichgewicht verfügen.

Der ganze Zweck des Golfschwungs ist, einen Ball mit den dafür vorgesehenen Gerätschaften so weit und so gerade wie möglich zu schlagen. Um dieses Ziel zu erreichen müssen Sie Ihren Körper so ausrichten, dass die maximale Schlägerkopfgeschwindigkeit in genau der Sekunde erreicht wird, in der der Schläger Ballkontakt bekommt. Sie müssen Ihren Körper auch so ausrichten, dass in im selben Moment die Schlägerfläche einen rechten Winkel mit der Ziellinie bildet.

Übergroße Schlägerkopfgeschwindigkeit auf dem Höhepunkt des Rückschwungs oder während der Schulterdrehung beim Rückschwung ist nutzlos und Verschwendung. Wenn überhaupt, dann vermindert die überzogene Schlägerkopfgeschwindigkeit in diesen Momenten die Schlägerkopfgeschwindigkeit beim Abschlag.

Ein ordnungsgemäß ausbalancierter und zeitlich abgestimmter Schwung erzeugt im Augenblick des Abschlags die maximale Geschwindigkeit und Konsistenz. Der Rhythmus kommt von richtigem Timing und das ist das Produkt guter Schwungmechanik und eines guten Gleichgewichts. All das zusammen erzeugt eine sanfte, scheinbar mühelose Aktion, die in langen, geraden Golfschlägen gipfelt.

Allerdings haben viele ältere Amateure aus folgenden Gründen Probleme mit Timing, Rhythmus und Gleichgewicht:

✔ Die Muskeln werden steif und die Golfschwünge werden kürzer. Diese *Schwungverkürzung* (bei der sich die Schultern nicht mehr so weit drehen und die Arme nicht so weit gestreckt sind wie früher) wirft Ihr Timing über den Haufen und veranlasst Sie, die Dinge zu übereilen. Ihr Gleichgewicht und Ihr Rhythmus werden durch diese feinen Änderungen in Ihrem Schwung ebenfalls nachteilig beeinflusst.

✔ Die Veränderung der grundlegenden Schwungmechanik bringt Ihr Timing ebenfalls durcheinander. Jede Änderung kann Ihr Timing stören, was wiederum nachteilige Auswirkungen auf Ihren Rhythmus hat.

✔ Schwächere Hände – ganz gleich, wie gering die Kraftveränderung ist – neigen dazu, den Schläger fester zu halten, und der zusätzliche Griffdruck führt zu einer kürzeren, schnelleren Aktion beim Schwung.

Aber es ist nicht alles verloren. In diesem Kapitel erläutere ich Ihnen ein paar Dinge, mit denen Sie Ihr Gleichgewicht und Ihren Rhythmus verbessern können.

Gleichgewicht, Timing und Rhythmus verbessern

Selbst wenn Sie nicht tanzen können, keinen Freiwurf werfen können oder nicht im Takt zur Musik mit dem Fuß tippen können, können Sie dennoch einige einfache Übungen machen um Ihre Balance, Ihren Rhythmus und Ihr Timing im Golf zu verbessern. In vielen Fällen ist der Nutzen dieser Übungen nicht so unmittelbar oder offensichtlich wie bei den Kraft- und Dehnübungen, die ich in anderen Kapiteln dieses Buchs gezeigt habe. Doch sie sind nicht weniger wichtig.

Übungen zur Verbesserung Ihres Gleichgewichts und Ihres Timings erhöhen die Wahrscheinlichkeit, dass Sie den Ball voll mit der Schlägerfläche treffen, während der Schlägerkopf beim Abschlag seine Höchstgeschwindigkeit erreicht hat. Das ist für ein gutes Golfspiel wesentlich. Es ist sogar genau so wichtig wie Kraft und Geschmeidigkeit.

Gute Beinarbeit

Eine gute Übung zur Verbesserung Ihres Gleichgewichts und zur Gewährleistung eines sanften und konsistenten Schwungtempos ist die *Übung mit zusammenstehenden Füßen*. Hierbei führen Sie mit zusammenstehenden Füßen vollständige Schwünge durch. Diese Übung ist einfach. Sie stellen sich hin und korrigieren dann Ihre Haltung, bis Ihre Füße sich berühren (siehe Abbildung 11.1). Wenn Sie in dieser Position einen sehr schnellen Schwung ausführen, fallen Sie womöglich um. Falls Ihr Gleichgewicht nicht stimmt, verlieren Sie die Bodenhaftung, und falls Ihr Schwung an einigen Stellen zu langsam und an anderen zu schnell ist, werden Sie die Instabilität in Ihren Füßen und Beinen spüren.

In manchen Fällen können Sie Bälle mit zusammenstehenden Füßen schlagen. Aber das empfehle ich Ihnen nur, wenn Sie zuvor angemessen den Schwung mit zusammenstehenden Füßen geübt haben *ohne* Bälle zu schlagen – und das mehrere Tage oder Wochen lang.

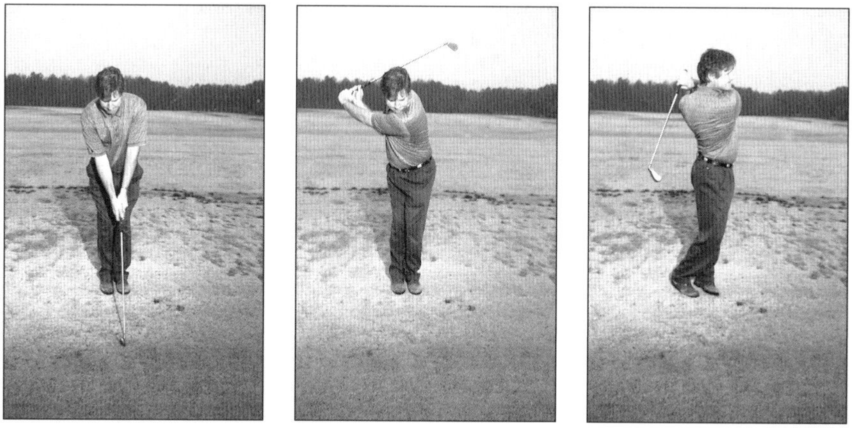

Abbildung 11.1: Steve schwingt mit zusammenstehenden Füßen.

Das Gewicht des Schlägers spüren

Sie können eine Anzahl von Übungen mit einem *schweren Schläger* ausführen. Dieser Schläger ist fünf bis zehn Mal so schwer wie die, die Sie in Ihrem Bag tragen. Durch diese Übung können Sie Ihr Gleichgewicht, Ihr Timing und Ihrem Rhythmus verbessern. Beim Momentus-Swing-Trainer beispielsweise, einem patentierten schweren Schläger, ist das Gewicht perfekt im Schaft balanciert. Sie sehen diesen Schläger in den Abbildungen 11.2 bis 11.6. Ich empfehle für die folgenden Übungen den Momentus oder einen ähnlich ausbalancierten schweren Schläger.

Fall Sie keinen schweren Schläger zur Hand haben, reicht es auch aus, statt eines Schlägers zwei zu halten. Ein schwerer Schläger ist jedoch eine lohnende Investition. Ich empfehle ihn wärmstens, ganz gleich, auf welchem Niveau sich Ihr Können bewegt.

Führen Sie niemals mit einem schweren Schläger einen vollen Schwung mit voller Geschwindigkeit aus. Die Verletzungsgefahr ist weit größer als jeder mögliche Nutzen.

Vom Impuls ein Viertel zurück

Um ein Gefühl für den Rhythmus und das Timing bei der Freigabe des Golfschlägers im Abschlag zu bekommen beginnen Sie mit einem Viertelschwung. Dieser Schwung unterscheidet sich von denen, die Sie für Pitches oder Chips verwenden, weil diese Schläge eine andere Aufstellung oder andere Variationen beim Schwung erfordern. Der Viertelschwung ist genau wie ein normaler voller Schwung, abgesehen davon, dass er kürzer ist. Ihre Aufstellung, Ihre Handposition und die Ballposition sind gleich. Sie führen den Schläger einfach nur ein Viertel der Strecke zurück, die Sie bei einem vollen Schlag zurücklegen würden.

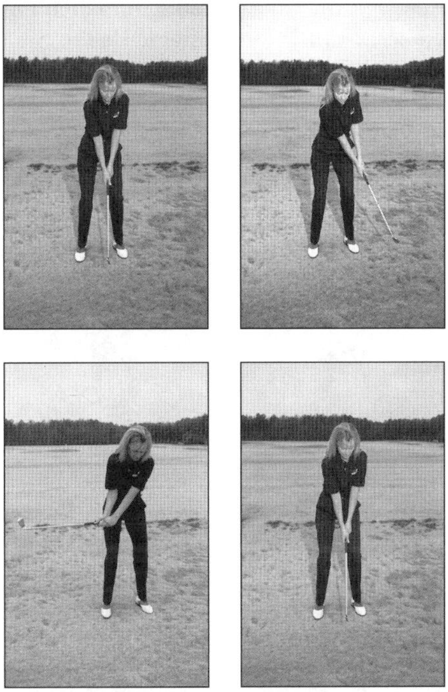

Abbildung 11.2: Kelly geht vom Ansprechpunkt zum Impuls, dann ein Viertel zurück und wieder zurück zum Ansprechpunkt.

Bei dieser Übung heben Sie den Schläger einige Zentimeter vom Boden hoch (so dass kein Kontakt mit diesem besteht). Dann drücken Sie den Schläger langsam und rhythmisch in eine Position vor den Ball. Alle Schwünge mit einem schweren Schläger sollten mit dieser Bewegung beginnen um die Unversehrtheit der Schultern zu gewährleisten und Verletzungen zu vermeiden. Zu diesem Zweck wird diese Einstiegsbewegung *Impuls* genannt. Nachdem Sie den Schläger in die Impulsposition gebracht haben, führen Sie ihn langsam und rhythmisch ein Viertel des Wegs in den Rückschwung, halten Sie diese Position zwei Sekunden und bringen Sie den Schläger zum Ansprechpunkt (siehe Abbildung 11.2). Wiederholen Sie diesen Vorgang 8 bis 10 Mal, damit Sie ein Gefühl für das Timing und den Rhythmus der Schlägerbewegung bekommen vom Impuls bis zur Viertelposition, wo Sie den Schläger zwei Sekunden halten, bevor Sie ihn langsam – sehr langsam – zum Ansprechpunkt zurückbringen. Nach einigen Schwüngen mit dem schweren Schläger sind Sie auf dem besten Weg Ihren Rhythmus zu verbessern.

Vom Impuls die Hälfte zurück

Diese Bewegung ist mit dem Viertelschwung fast identisch, aber anstatt den Schläger von der Impulsposition ein Viertel zurückzubewegen, beginnen Sie beim Ansprechpunkt, drücken den Schläger zum Impuls nach vorne und führen dann einen halben Rückschwung aus, so dass der Schlägerkopf in einer 12-Uhr-Position steht. Halten Sie diesen Rückschwung volle zwei Sekunden, bevor Sie den Schläger langsam zurück zum Ansprechpunkt bringen (siehe Abbildung 11.3). Führen Sie 8 bis 10 Wiederholungen durch.

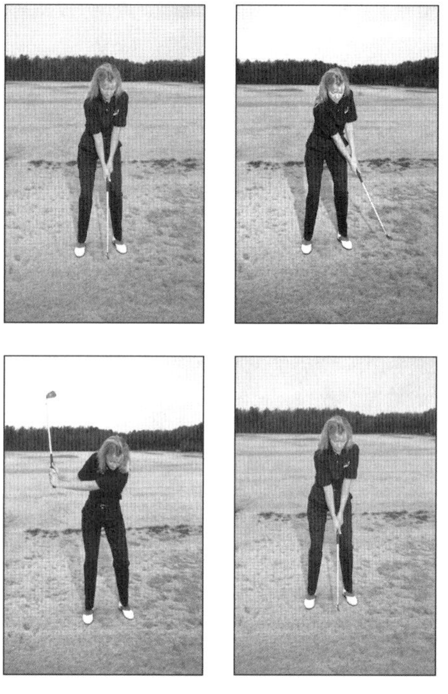

Abbildung 11.3: Kelly geht vom Ansprechpunkt zum Impuls, dann halb zurück und dann zurück zum Ansprechpunkt.

Vom Impuls voll zurück

Wenn Sie mit den beiden vorigen Übungen zurechtkommen, wird diese wahrscheinlich einfach sein. Wiederholen Sie dieselbe Aktion – den Schläger vom Ansprechpunkt zum Impuls bewegen – aber führen Sie diesmal einen kompletten Rückschwung aus (siehe Abbildung 11.4). Halten Sie diese Position zwei Sekunden und führen Sie dann langsam, mindestens für die Dauer von drei Sekunden, den Schläger zum Ansprechpunkt zurück. Führen Sie 8 bis 10 Wiederholungen durch, bis Sie sich mit dem Gleichgewicht, dem Rhythmus und dem Timing des vollen Schwungs wohl fühlen.

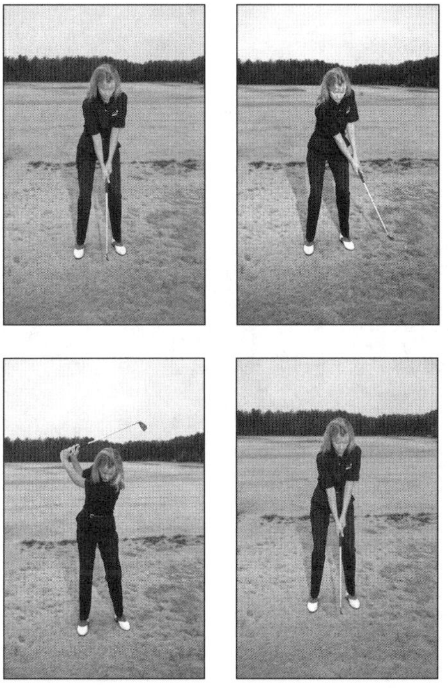

Abbildung 11.4: Kelly geht vom Ansprechpunkt zum Impuls, macht dann einen vollen Rückschwung und kehrt zum Ansprechpunkt zurück.

Vom Impuls halb zurück und schwingen

Die drei vorigen Prozeduren können Ihnen ein besseres Gefühl für die Balance, das Timing und den Rhythmus des Schwungs geben. Sie können sie ebenfalls für die nächsten beiden Übungen vorbereiten, bei denen Sie den Schläger tatsächlich durch den Schlag schwingen. Halten Sie den schweren Schläger ein paar Zentimeter über dem Boden (so dass Sie diesen nicht berühren und Verletzungen verursachen). Führen Sie dann den Schläger zum Impuls, nehmen Sie ihn halb zurück und halten Sie ihn zwei Sekunden dort. Aber anstatt den Schläger langsam zum Ansprechpunkt zurückzuführen, machen Sie weiter und schwingen durch den Schlag. Halten Sie den Schläger mindestens drei Sekunden in der Endposition, bevor Sie langsam zum Ansprechpunkt zurückkehren (siehe Abbildung 11.5). Führen Sie 8 bis 10 Wiederholungen durch.

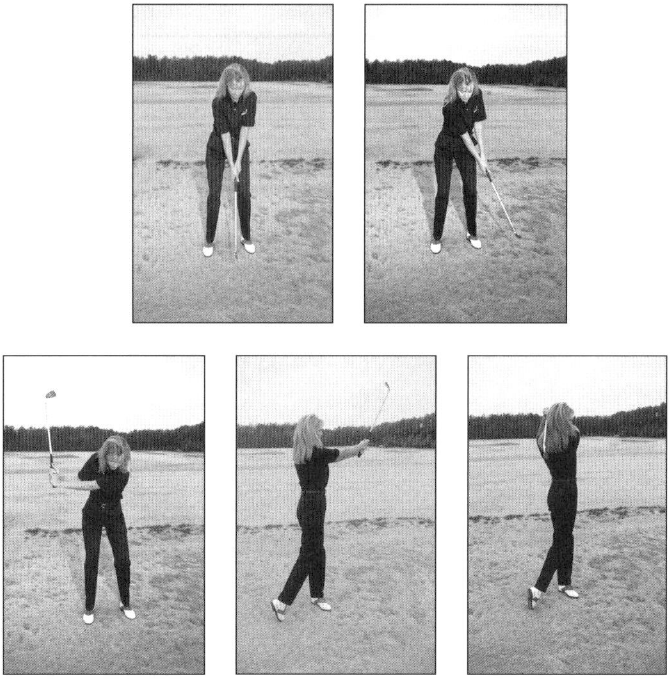

Abbildung 11.5 Kelly bewegt sich vom Impuls halb zurück und schwingt durch.

Vom Impuls voll zurück und schwingen

Halten Sie wiederum den schweren Schläger ein paar Zentimeter über dem Boden (so dass Sie diesen nicht berühren und Verletzungen verursachen). Führen Sie dann den Schläger zum Impuls, nehmen Sie ihn ganz zurück und halten Sie ihn dort zwei Sekunden. Schwingen Sie durch den Schlag und halten Sie die Endposition mindestens drei Sekunden, bevor Sie langsam zum Ansprechpunkt zurückkehren (siehe Abbildung 11.6). Führen Sie 8 bis 10 Wiederholungen aus.

Diese Übung ist wahrscheinlich die beste um Gleichgewicht und Rhythmus zu trainieren. Sie vermittelt Ihnen ein Gefühl für die langsamen und beschleunigten Bewegungen des Golfschwungs, bei denen alle Teile des Körpers im Einklang miteinander arbeiten um die maximale Geschwindigkeit in der Millisekunde zu erzielen, wenn der Schläger auf dem Tiefpunkt des Abschwungs den Ball trifft.

Balance und Rhythmus sind keine genetischen Geschenke oder Zufälle. Jedermann entdeckt und übt Balance und Rhythmus genau wie andere Aspekte des Golfschwungs. Indem Sie sich durch die Übungen dieses Kapitels arbeiten, können Sie sich auf einen langen Weg begeben, der zu einem Schwung führt, der genau so sanft, seidig, einfach und flüssig aussieht wie die, die Sie sonntagnachmittags bei den PGA-, LPGA und PGA-Senior-Touren sehen können.

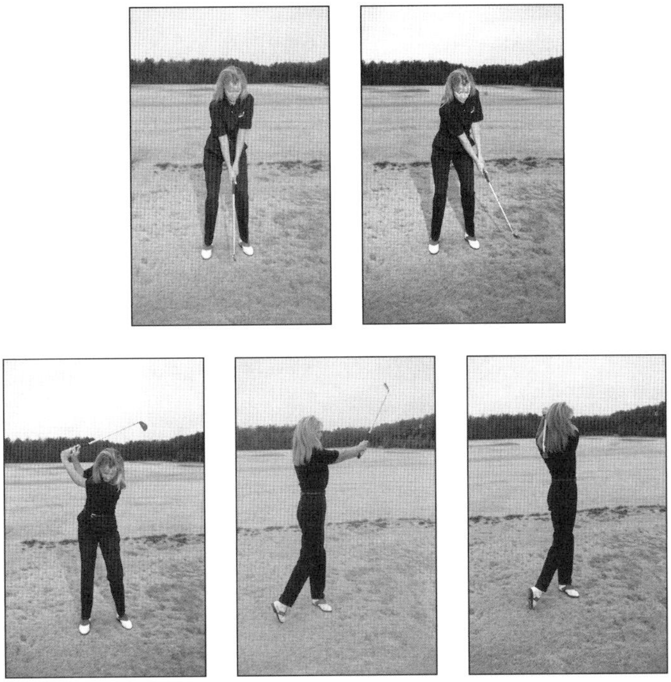

Abbildung 11.6: Kelly geht vom Impuls ganz zurück und schwingt durch.

Ausdauer im Golfsport

12

In diesem Kapitel

- Ihr Golfspiel durch höhere Ausdauer des Herz-Kreislaufsystems verbessern
- Verschiedene Arten von Ausdauertraining ausprobieren
- Ausdauertraining zur Verbesserung des Golfspiels

»Wir wetteifern, wir halten den Punktestand, wir gehen Risiken ein, wir tappen in eine Falle, wir kriechen zurück, wir erholen uns. Aber am allermeisten spielen wir um zu gewinnen. Und nichts erhöht unsere Siegeschancen so sehr, wie in guter körperlicher und geistiger Verfassung zu sein.«

Ernie Els

Es gibt Neuigkeiten: Übungen für das Herz-Kreislauf-System sind gut. Ich bin sicher, dass Sie diese Nachricht schon einmal gehört haben, wahrscheinlich von Ihrem Ehepartner, Ihrem Arzt oder von den tausenden von Fitness- und Gesundheitsexperten, die den Äther mit Ratschlägen für ein längeres und besseres Leben überfrachten. Wahrscheinlich haben Sie genug davon, sich erzählen zu lassen, wie wichtig es ist, nach draußen zu gehen und zu schwitzen, Ihren Herzschlag mit Aerobic, Radfahren oder Jogging hochzutreiben oder Ihre Freizeit auf Simulatoren für Treppensteigen oder Skifahren zu verbringen. Sie wollen doch nur besser Golf spielen und diese ganzen In-Form-Bring-Übungen haben doch darauf keine Auswirkung, stimmt's?

Stimmt nicht. Herz-Kreislauf-Training ist für gutes Golfspiel unerlässlich. Nicht nur verbessert es Ihren allgemeinen Gesundheitszustand. In besserer Form zu sein erhöht Ihren Energiestand, verbessert Ihr Durchhaltevermögen, erlaubt es Ihnen, sich vor, während und nach einer Runde besser zu konzentrieren und befähigt Ihren Körper besser zu arbeiten, indem mehr Fett verbrannt und mehr Sauerstoff in Ihre Muskeln geleitet wird.

Ein guter Herz-Kreislauf-Zustand wirkt sich nicht nur positiv darauf aus, wie Sie sich nach einer Runde Golf fühlen. Er verbessert auch die Qualität und die Konsistenz Ihres Schwungs, da Sie für volle 18, 27 oder 36 Löcher fit und frisch bleiben können. Sie können effektiver über den Platz laufen, bessere Bälle schlagen und Vertrauen in Ihre Wettkampffähigkeit gewinnen, weil einfach Ihr gesamter Gesundheitszustand besser ist.

Angesichts all dieser Fakten möchte man meinen, dass alle Menschen Herz-Kreislauf-Training betreiben. Dem ist nicht so. Das Problem liegt darin, das Herz-Kreislauf-Übungen schwierig sind. Sie müssen Ihre Herzfrequenz nach oben treiben und diese erhöhte Frequenz lange genug aufrechterhalten um einen Nutzen daraus zu ziehen. Das ist hart. Solche Übungen können auch Schinderei sei. Viele der Übungen, die Leute gemeinhin mit Cardiotraining verbinden – Radfahren, Laufen usw. – gelten als langweilig, schmerzhaft und als ungefähr so spaßig wie eine Zahnwurzelbehandlung. Vor die Wahl gestellt im Clubhaus abzuhängen und noch ein Bier zu trinken oder sich im Fitnessstudio eine Stunde aufs Fahrrad zu setzen, entscheiden sich viele für den einfachen Weg. Letztlich kann man diese Entscheidung an ihrem Golfspiel erkennen.

Warum Cardiotraining wichtig ist

Ärzte und Gesundheitsexperten empfehlen oft solche Übungen wie schnelles Gehen, Fahrradfahren, Skilanglauf und andere Aktivitäten, die Ihre Herzfrequenz erhöhen. Dafür gibt es viele Gründe.

- ✔ Cardioübungen verbrennen Fett und senken den Cholesterinspiegel in Ihrem Blutkreislauf. Anders gesagt: Sie sind gut für Sie.
- ✔ Sie reichern auch das Blut mit Sauerstoff an, wodurch der Muskelaufbau unterstützt wird.
- ✔ Sie verbessern den Blutfluss zum Gehirn und tragen dadurch zur Reduzierung des Risikos von Apoplexien oder anderen schwächenden Krankheiten bei.
- ✔ Sie erhöhen die Effizienz, mit der Ihr Körper Fett und Kalorien verbrennt – selbst im Ruhezustand. Ihr Körper verbrennt also noch viel Fett, lange nachdem Sie mit der Übung fertig sind.
- ✔ Sie verringern das Herzinfarktrisiko.

All dies sind edle und bewundernswerte Gründe und Ihr Herz-Kreislauf-System zu trainieren und zu stärken, aber sie haben nicht spezifisch etwas mit Ihrem Golfspiel zu tun. Selbst wenn ein längeres Leben für Sie keine große Sache ist, solange Sie bei Ihrem samstagnachmittäglichen Viererspiel bessere Ergebnisse erzielen, gibt es immer noch Gründe genug, Cardioübungen in Ihr Trainingsprogramm aufzunehmen.

Für Golfer mit gutem Herz-Kreislauf-Zustand gilt:

- ✔ **Sie haben weniger Probleme beim Timing.** Da ihre Herzfrequenz während einer Runde nicht so stark fluktuiert und ihre Muskeln richtig mit Sauerstoff versorgt werden, können sie während der gesamten Runde einen gleich bleibenden Rhythmus gewährleisten.
- ✔ **Sie sind bei den letzten Löchern in knappen Spielen stärker.** Golfer in schlechter Form laufen vor die *13.-Loch-Wand*, wenn sie, wie wenig auch immer, bei den letzten fünf Löchern einer Runde ermüden. Golfer mit einem guten Cardiozustand haben dieses Problem nicht.
- ✔ **Sie können sich besser konzentrieren, insbesondere bei den letzten Löchern einer Runde, da ihr Gehirn besser mit Sauerstoff versorgt wird.**

- **Sie erholen sich schneller von ermüdenden Tätigkeiten.** Nachdem sie einen Hügel auf ein höher gelegenes Grün gegangen sind und einen 14-Meter-Putt als Birdie zu spielen haben, möchten sie keinesfalls außer Atem sein, wenn sie zum nächsten Abschlag bereit stehen.
- **Sie haben einen geringeren Körperfettanteil.** Daher reagieren ihre Muskeln besser auf Reize als die von Golfern in schlechtem Herz-Kreislauf-Zustand.

Mit dem Cardiotraining beginnen

Sie müssen vier Variablen bedenken, wenn Sie ein Herz-Kreislauf-Programm für Golf beginnen.

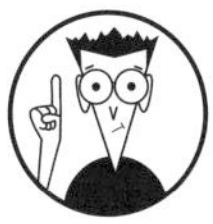

Intensität: die Anstrengung, die während der Übung aufgebracht wird. Die Intensität ist der wichtigste Einzelfaktor bei der Entwicklung von aerober Fitness. Sie können die Intensität in verbrannten Kalorien pro Stunde messen oder an der von Ihnen gespürten Anstrengung oder durch Messen der Herzfrequenz während der Übung.

- **Häufigkeit:** die Anzahl der Cardiotrainingseinheiten pro Woche. Wenn Sie aerobe Kapazität entwickeln wollen, bedarf es mindestens dreier Trainingseinheiten pro Woche – es sei denn, Sie gehen drei Mal pro Woche auf den Golfplatz. Dann reichen üblicherweise zwei Einheiten.
- **Dauer:** die Anzahl der Minuten pro Cardioeinheit. Eine 20- bis 30minütige Trainingseinheit in Ihrer anvisierten Herzfrequenzzone verbessert Ihre aerobe Fitness. Es besteht ein direkter Zusammenhang zwischen Intensität und Dauer. Anders gesagt: Wenn Sie die Intensität verringern, können Sie die Dauer erhöhen usw.
- **Modus:** die Art der durchgeführten Übung. Probieren Sie, eine Mischung aus verschiedenen Cardioübungen in Ihre Trainingseinheiten aufzunehmen. Dadurch verhindern Sie, dass sich Ihr Körper an dieselbe Übung gewöhnt und dass Ihnen langweilig wird.

Falls Sie gerade erst mit dem Training beginnen, liegen Sie mit geringer Intensität richtig. Diese Übungen dauern weniger als 20 Minuten und bestehen aus Aktivitäten wie kurzem, strammen Gehen oder einer Runde auf dem Laufband. Diese Aktivitäten zu Fuß simulieren, was Ihnen bei 18 Golflöchern bevorsteht. Versuchen Sie Ihre Herzfrequenz während dieses Cardiotrainings auf ein dauerhaftes Niveau zu bringen, das das Herz-Kreislauf-System ausbaut. Ich empfehle das Training mit geringer Intensität auch für Golfer mit Übergewicht oder Herz- und Blutdruckproblemen. Doch selbst dann sollte ein Arzt, ein Trainer oder sonst ein Spezialist diese Übungen überwachen.

Wenn Sie sich mit Ihrem ersten Cardiotraining wohl fühlen, können Sie allmählich ins Reich der höheren Intensität vordringen, wo Sie keuchen und schwitzen und Ihre Herzfrequenz nach oben schnellt. Wenn Sie jemals im Rahmen einer ärztlichen Untersuchung einen Belastungstest gemacht haben, wissen Sie, was ein aerobes Training ist. Ihr Körper wird durch starke Aktivität herausgefordert – schnelles Gehen, Rudern oder Fahrradfahren – bis die Herzfrequenz auf weit mehr als die Hälfte der vollen Leistungsfähigkeit gestiegen ist, und diese Frequenz behalten Sie dann lang Zeit bei. Diese Art von Training versorgt Ihr Blut mit Sauerstoff und trainiert Ihr Herz in einer Weise, die für Ihren gesamten Körper von Nutzen ist.

Ihre richtige Cardiozone finden

Einer der Vorbehalte gegenüber der Klassifizierung von Übungen ist das »Auge-des-Betrachters«-Argument. Was für Sie von geringer Intensität sein mag, kann für Ihren übergewichtigen Nachbarn eine regelrechte Tortur sein. Und was Sie wiederum für ein ordentliches Training halten, kann für einen 17-Jährigen ein kleiner Spaziergang im Park sein. Aerobe Übungen werden individuell durch Überwachung der Herzfrequenz gemessen.

Ob eine Übung die aerobe Kapazität erhöht, hängt von der Herzfrequenz desjenigen ab, der die Übung durchführt. Sobald Ihre Herzfrequenz eine bestimmte minütliche Schlagzahl übersteigt, befinden Sie sich in einer aeroben Übung. Sie können aber nicht sofort bestimmen, ob Ihre Übungen Ihre Herz-Kreislauf-Belastbarkeit erhöhen. Zuerst müssen Sie Ihre maximale Herzfrequenz berechnen und herausfinden, welchen Prozentsatz davon Sie für ein gutes Training erreichen müssen.

Die maximale Herzfrequenz berechnen

Ihr Alter ist die entscheidende Variable, die Ihre *maximale Herzfrequenz* bestimmt. Das ist die Frequenz, mit der Ihr Herz Sauerstoff in den Blutkreislauf leiten kann. Wenn Sie 40 Kilo Übergewicht haben und starker Raucher sind, sind Sie vielleicht nicht damit einverstanden, dass Sie dieselbe maximale Herzfrequenz haben wie ein Mensch Ihres Alters, der jedes Jahr mehrere Marathonläufe macht. Aber so ist das nun einmal. Nur weil Ihre maximale Herzfrequenz dieselbe ist wie die eines Menschen in besserer oder schlechterer Verfassung, heißt das noch nicht, dass Ihre jeweiligen Herzen mit in der gleichen Frequenz schlagen. Es heißt nur, dass Ihre maximale Herzfrequenz Ihrem Alter gemäß dieselbe ist.

Die Formel zur Berechnung der maximalen Herzfrequenz lautet:

Maximale Herzfrequenz in bpm (beats per minute = Schläge pro Minute) = 220 – Ihr Alter

Die Zahl 220 ist die Konstante in dieser Formel und Ihr Alter ist die Variable, die das Ergebnis bestimmt. Wenn Sie beispielsweise 45 Jahre alt sind, beträgt Ihre maximale Herzfrequenz 220 – 45 = 175 bpm. Wenn Sie 50 sind, beträgt Ihre maximale Herzfrequenz 170 bpm, sind Sie 30, 190 bpm.

Diese Berechnung trifft keine Aussage über Ihre sportlichen Fähigkeiten, aber mit dieser Formel finden Ärzte heraus, in welcher Verfassung Sie sich befinden. Wenn Sie 40 sind, also eine maximale Herzfrequenz von 180 haben und Ihr Herz im Ruhezustand mit 90 bpm schlägt (also 50% der maximalen Herzfrequenz), dann wird Ihr Arzt wahrscheinlich heftig mit Ihnen schimpfen, weil Sie in alarmierend schlechter Verfassung sind. Wenn hingegen, bei denselben Voraussetzungen, ein 5-minütiger strammer Spaziergang Ihr Herzfrequenz nur auf 75 bpm

(42% des Maximums) bringt, wird derselbe Arzt Ihnen herzlich gratulieren und Sie fragen, wie viele Kilometer Sie jeden Tag laufen. So oder so: Der Wert, an der Ihre Fitness und Ihr Training gemessen werden, ist Ihre maximale Herzfrequenz.

Die Herzfrequenz bestimmen

Sie können auf verschiedene Arten bestimmen, wie schnell oder langsam Ihr Herz schlägt. Dabei gibt es auch verschiedene Genauigkeitsgrade:

- ✔ Die zuverlässigste und effektivste Messmethode ist ein Herzfrequenz-Messgerät. Diese Geräte gibt es in Sportgeschäften und sie sind nicht störender als ein Schweißband oder Armband, das Sie an Ihrem Handgelenk tragen. Sie überwachen durchgängig Ihre Herzfrequenz und zeigen die bpm-Rate ständig an, auch wenn das Niveau Ihrer Aktivität steigt oder fällt.
- ✔ Viele Cardiotrainingsgeräte – Fahrräder, Rudergeräte, Stepper oder Skilanglauf-Simulatoren – besitzen eingebaute Herzfrequenz-Messgeräte in den Griffen. Diese zeigen Ihnen laufend Ihre bpm-Rate an und sind hervorragend dazu geeignet, Ihnen während des Trainings zu zeigen, wie dicht Sie an Ihrer maximalen Herzfrequenz sind.
- ✔ Die weniger technische Messmethode ist die 10-Sekunden-Messung. Suchen Sie Ihren Puls am Handgelenk oder am Hals und zählen Sie die Anzahl der Pulsschläge innerhalb von 10 Sekunden, die Sie mit einer Uhr abmessen. Durch Multiplikation mit 6 erhalten Sie Ihre bpm-Zahl. Wenn beispielsweise Ihr Herz innerhalb von 10 Sekunden 20 Mal schlägt, sind das 120 bpm.

Die Berechnung der Herzfrequenz ist ein wichtiger Bestandteil beim Erstellen und Durchführen eines guten Herz-Kreislauf-Programms. Nehmen Sie sich ein paar Minuten Zeit um die Berechnung Ihrer Herzfrequenz mit einer Uhr zu üben. Nachdem Sie dies in bpm ausgerechnet haben, berechnen Sie, wie viel Prozent Ihre aktuelle bpm-Zahl von der maximalen Herzfrequenz ausmacht.

Zu diesem Ergebnis kommen Sie, indem Sie Ihre bpm-Zahl durch die maximale Herzfrequenz teilen und dies Zwischenergebnis wiederum mit 100 multiplizieren. Wenn Sie also gerade 80 bpm haben und Ihre maximale Herzfrequenz 180 beträgt, schlägt Ihr Herz mit 44,4 % seiner Leistungsfähigkeit (80 : 180 x 100) Dies ist eine wichtige Berechnung, die Sie einige Male üben sollten. Im Folgenden erfahren Sie warum.

Ihr Cardiotraining maximieren

Während des Trainings steigt Ihre Herzfrequenz und Ihr Körper benötigt mehr Sauerstoff um den Aktivitäten zu genügen, die Sie Ihren Muskeln abverlangen. Das vom Herz gepumpte Blut befördert Sauerstoff zu den Muskeln. Daher ist klar, dass Ihre Herzfrequenz steigt, um Ihren Körper mit mehr Sauerstoff zu versorgen.

Wenn die Herzfrequenz 60 Prozent des Maximums erreicht hat, arbeiten Sie im aeroben Bereich. Das bedeutet, dass Sie effektiv Sauerstoff einsetzen und Fett als primäre Energiequelle verbrennen. Aerob bedeutet Verbrauch von Sauerstoff. Die Beibehaltung eines aeroben Zustandes über einen gewissen Zeitraum hinweg – mindestens 20 und maximal 45 Minuten – kann für Ihren Körper Wunder wirken, was die Verbrennung von Fett und die Sauerstoffversorgung angeht. Dies hilft Ihrem Geist, Ihren Muskeln, Ihren Venen, Ihren Arterien und Ihrem Herz.

Falls Sie beispielsweise eine Frau von 50 Jahren sind, kann ein netter, kurzer Spaziergang Ihre Herzfrequenz auf 102 bpm treiben. Das sind 60 Prozent Ihrer maximalen Herzfrequenz. (Lesen Sie den Abschnitt »Die maximale Herzfrequenz berechnen« früher in diesem Kapitel.) Wenn Sie diese Frequenz nur eine oder zwei Minuten beibehalten, haben Sie nicht viel Nutzen erzielt, aber wenn Sie diese Frequenz 20 Minuten halten und dabei 2,5 Kilometer zurücklegen, können Sie eine bedeutende Kalorienzahl und eine ganze Menge Fett verbrennen.

Übungen von geringer Intensität

Am unteren Ende der aeroben Herzfrequenzzone befindet sich die Zone geringer Intensität, die Fett verbrennende Trainingszone. Sie reicht von 60 bis 70 % Ihrer maximalen Herzfrequenz. Bei einem 50-Jährigen ist dies der Bereich von 102 bpm (maximale Herzfrequenz von 170 x 0,6) bis 119 bpm (170 x 0,7). In dieser Herzfrequenzzone zieht der Körper seinen Nutzen aus aeroben Übungen von geringer Intensität. Diese fühlen sich ungefähr so an, als ob Sie auf einem Par-3 einen Hügel hinauf auf das höher gelegene Grün laufen, oder als ob Sie Ihrem Ball folgen, nachdem Sie ihn bis auf ein paar Zentimeter ans Loch heran geschlagen haben.

Wenn Sie dieses Tempo 20 bis 30 Minuten beibehalten und dabei ordentlich schwitzen, befinden Sie sich in der Fettverbrennungszone, in der Ihr Körper Fett als primäre Energiequelle verwendet. Wenn Sie in recht guter Verfassung sind, müssen Sie womöglich härter arbeiten um diese Zone zu erreichen, weil ein gut trainiertes Herz Sauerstoff effektiver weiterleitet, auch während des Trainings. Egal, mit welchen Aktivitäten Sie diese Zone erreichen, der Nutzen ist derselbe. Ein gutes Training mit geringer Intensität verbrennt hinreichend Fett, wenn Sie es eine angemessene Zeitspanne beibehalten. In Abbildung 12.1 erfahren Sie mehr über die Herzfrequenz-Trainingszonen.

Herzfrequenz-Trainingszone

	Alter				
Herzschläge pro 10 Sekunden	20-29	30-39	40-49	50-59	60-69
Minimum	20	19	18	17	16
Mittel	23	22	21	20	19
Maximum	28	27	26	24	23

Abbildung 12.1: Cardiozonen-Tabelle

Training mit hoher Intensität

Wenn Ihr Herz oberhalb von 70 Prozent seiner maximalen Leistungsfähigkeit arbeitet, befinden Sie sich in der *herzintensiven aeroben Zone*. Das ist hervorragend für Ihr Atmungssystem und Ihr Herz, denn Sie sind weit mehr von Sauerstoff abhängig um Ihre Aktionen anzutreiben und verbrennen neben den Kalorien und Fett auch noch Kohlenhydrate.

Als Anfänger werden Sie diese Intensitätsstufe nicht allzu lange beibehalten können. Doch wenn sich Ihr Herz-Kreislauf-Zustand verbessert hat, können Sie sich selbst zu einem längeren Training zwingen. Eine beständige Herzfrequenz von 65 Prozent der maximalen Leistungsfähigkeit ist optimal um Ihren Cardiozustand substantiell zu verbessern und Fett und Kalorien zu verbrennen.

Jedes intensive Herz-Kreislauf-Training, dem Sie sich unterziehen, sollte immer überwacht werden. Wenn Sie sich nicht in einer Einrichtung mit einem Profitrainer befinden, trainieren Sie zumindest mit einem Freund. Wenn Sie sich bei Ihrem Training irgendwie unbehaglich oder benommen fühlen, konsultieren Sie einen Arzt. Diese Trainingsarten sind gut für Ihren Körper und Ihr Golfspiel, aber nur, wenn sie ordnungsgemäß durchgeführt und kontrolliert werden.

Übungen für Herz und Seele des Golfsports

Einer der Gründe, warum immer mehr Golfer keine Herz-Kreislauf-Übungen machen, ist – wie bei vielen Erwachsenen zwischen 30 und 60 – der angebliche Mangel an Zeit oder der Mangel an Motivation. Was die meisten nicht zugeben würden (obwohl es die Wahrheit ist), dass sie von der Aussicht auf zahlreiche neue Übungen abgeschreckt sind, insbesondere solche, die eine für sie nicht vertraute Aktivität darstellen, z. B. Fahrradfahren, Rudern oder vielleicht sogar Aerobic-Kurse.

Manche Golfer schauen sich derlei Betätigungen noch nicht einmal gerne an und noch weniger wollen sie sie selbst ausüben. Aber diejenigen, die den Wert eines gutem Cardiozustands begriffen haben, beißen schließlich doch in den sauren Apfel. Sie fangen langsam an und verbringen nur ein paar Minuten auf dem Fahrrad oder dem Laufband. Doch dann wird es langsam besser und dann eignen sie sich mehr Übungen an und landen gelegentlich sogar in einem Aerobic-Kurs.

Langeweile ist ein weiterer Faktor, der die Leute vom an sich wichtigen Cardiotraining abhält. Laufen oder Fahrradfahren sind nicht spannend genug um ihr Interessen wach zu halten. Sie langweilen sich und hören kurzerhand ganz mit dem Training auf.

Um diese Falle zu umgehen mixen Sie Ihre Trainingsabläufe. Rudern Sie, fahren Sie Fahrrad, steigen Sie auf den Stepper und laufen Sie Ski, wenn Sie nicht gerade gehen oder auf dem Laufband stehen. Nehmen Sie noch einen oder zwei Aerobic-Kurse dazu. Hören Sie beim Training Musik und spielen Sie ein Spiel, bei dem Sie gegen einen imaginären Trainer antreten oder gegen die Uhr kämpfen. Die Art und die Mischung der Aktivitäten sind unwichtig, solange Sie etwas tun um den Zustand Ihres Herz-Kreislauf-Systems zu verbessern.

Also: Schluss mit der Zauderei! Probieren Sie einige der folgenden Übungen und dann wollen wir doch einmal sehen, ob sich Ihr Körper und Ihr Golfspiel nicht doch dadurch verbessern.

Das Laufband

Was könnte langweiliger sein, als auf dem Laufband zu rennen? Sie gehen einfach nur und kommen nirgendwo hin! Ihre Füße bewegen sich, aber Sie kommen nicht vorwärts. Wie dumm!

Dabei kann das Laufband beim Cardiotraining großartig sein (siehe Abbildung 12.2). Sie können einen schnellen, festen Tritt für ein gutes, aerobes, Fett verbrennendes Training stabilisieren und Sie können Ihre Trainingsmethoden mixen und auch etwas intensivere Dinge einbauen. Sie beginnen beispielsweise mit 5 km/h auf gerader Ebene. Schon nach kurzer Zeit werden Sie schwitzen und tief atmen. Nach 5 Minuten in diesem Tempo erhöhen Sie die Geschwindigkeit auf 5,5 km/h. Nun wird es schon etwas schwieriger. Wenn Sie nun nach weiteren 5 Minuten eine kleine Steigung hinzufügen, können Sie ganz schnell Ihren Cardiozustand auf die Probe stellen. Falls Sie nun noch diesen Vorgang wiederholen, bis Sie mit 6 km/h eine gehörige Steigung nehmen, könnten Sie leicht den maximalen aeroben Zustand erreichen.

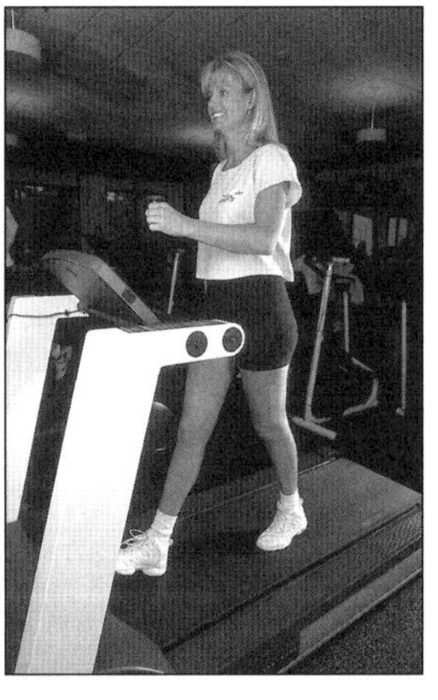

Abbildung 12.2: Das Laufband

Wenn Sie diese Art von Training ausüben, messen Sie Ihre Herzfrequenz in verschiedenen Intervallen. Sie sollten ein gutes aerobes Training anstreben ohne es dabei zu übertreiben.

Das Fahrrad

Die meisten haben schon ein stationäres Fahrrad gesehen. Es gibt sie in fast allen Fitnessstudios und in etlichen Privathaushalten. In letzteren werden die Fahrräder oft als Garderobenständer oder Wäschespinne benutzt, während sich bei anderen Hausstaubmilben in der Gangschaltung angesiedelt haben und der Drehmechanismus bis zum Stillstand eingerostet ist. Der Grund dafür, dass diese Fahrräder nicht mehr benutzt werden ist derselbe, aus dem Laufbänder mit einer derartigen Missachtung gestraft werden: Langweile. Auf einem Fahrrad zu fahren ohne irgendwo anzukommen, ist fast genauso schlimm wie Gehen ohne vorwärts zu kommen: Es scheint eine völlig alberne Übung zu sein. Aber stationäre Fahrräder können Wunder für die Gesundheit tun und eine vergrößerte Herz-Kreislauf-Leistungsfähigkeit zur Folge haben (siehe Abbildung 12.3)

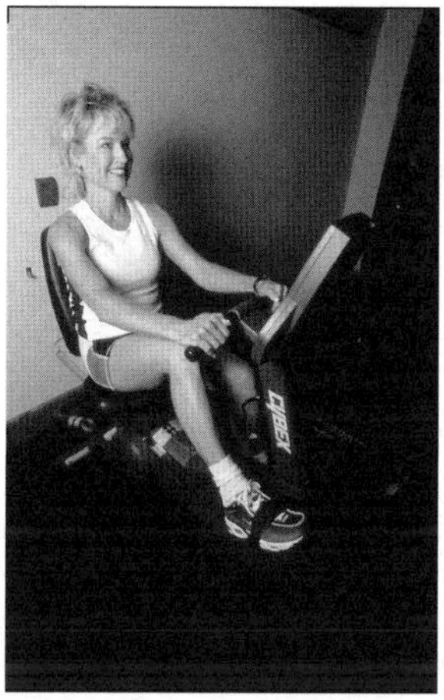

Abbildung 12.3: Das stationäre Fahrrad

Der Stepper

Stepper (siehe Abbildung 12.4) sind das, was Sie daraus machen. Wenn Sie mit Methode einen Fuß nach dem anderen herunterdrücken, werden Sie schließlich die aerobe Zone erreichen und Fett verbrennen, wenn Sie es nur lang genug tun. Aber wäre es nicht lustiger, das Training ein bisschen zu mixen?

Früher einmal benutzten die Chicago Bears die Treppen am Soldier Field für ihr Mannschaftstraining: An der einen Seite hinauf und an der anderen hinunter – und dabei musste jede Stufe einmal betreten werden. Das war eine sehr gute Übung um die Mannschaft in einen guten Cardiozustand zu bringen. Doch schon lange, bevor der psychologische Nutzen von Intervalltraining bekannt war, fügte das Trainingspersonal der Bears einen kleinen Kniff in die Übung ein. Immer wieder blies während des Laufens ein Trainer eine Pfeife und sobald diese Pfeife erklang, mussten alle Spieler nach oben ins Stadion laufen, ganz gleich, wo sie gerade waren.

Wenn sie während des Laufens eine ordentliche Geschwindigkeit vorgelegt hatten, waren sie beim Ertönen der Pfeife nicht weit von der Spitze entfernt. Wenn sie sich mehr Zeit gelassen hatten, mussten sie weiter laufen und wenn sie ganz lahm waren, waren sie noch unten und mussten jede einzelne Stufe nach oben sprinten.

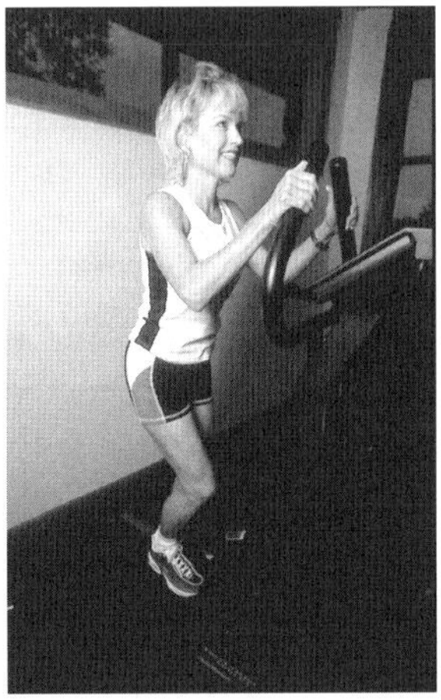

Abbildung 12.4: Der Stepper

Greifen Sie diesen Tipp von den Trainern de Bears auf und führen Sie die Pfeife in Ihr Training ein. Erhöhen Sie auf dem Stepper für eine Minute die Intensität und lassen Sie dann das Tempo wieder sinken, bis Sie bei Ihrem normalen Gang sind. Machen Sie das in 5 bis 10 Intervallen mit angemessenen Beruhigungsphasen dazwischen und Sie haben für sich selbst ein Stepper-Programm auf Weltniveau entwickelt.

Ich habe Laufen nicht als bevorzugte aerobe Übung aufgeführt und das aus gutem Grund. Wenn Sie nie regelmäßig gelaufen sind, ist jetzt, falls Sie schon über 40 sind, kein guter Zeitpunkt damit anzufangen. Laufen übt auf die Knie, Knöchel und Hüften einen enormen Druck aus – Druck, der letztendlich zu Schleimbeutelentzündung, Schwellungen, Knochenermüdung, Schienbeinsplitterung, Sehnenentzündung und anderen unangenehmen Dingen führen kann, die man eigentlich lieber vermeiden möchte. Es gibt keinen Grund Laufen in ein Cardioprogramm aufzunehmen, wenn es so viele andere Dinge gibt, die mehr nutzen und weniger riskant sind.

Tatsache ist, dass Sie Ihr Cardiotraining nicht anfangen müssen mit einer 150-km-Fahrradtour, gefolgt von 2 km Schwimmen und einem Minimarathon jeden Samstag, plus gelegentliches Bergsteigen und Skilanglauf – nur so zum Spaß. Ein Spaziergang um den Block tut's auch. Jede Betätigung, die Ihre Herzfrequenz in die Fett verbrennende Zone bringt und dort mindestens 20 Minuten hält, ist ein guter Anfang. Das kann ein kleiner Spaziergang sein, eine

Fahrradfahrt, eine Runde auf dem Stepper oder eine strammer Marsch auf dem Laufband. Jedes aerobe Training ist besser als kein aerobes Training.

Sie können die Golfer in gutem Cardiozustand immer erkennen. Es sind die ersten, die aufs Grün gehen und unter allen Umständen spielbereit sind. Es sind die, die keine Anzeichen von Ermüdung zeigen und im Gegenteil während der Runde immer stärker zu werden scheinen. Sie marschieren zielstrebig auf die Hügel, auf das Grün, in die Bunker und auf Tees. Sie schnaufen und sie keuchen nicht und verändern nie ihren Schwung, weil sie keine Luft bekommen. Es sind normalerweise auch diejenigen, die nach der Runde die Hand ihrer zerzausten Gegner schütteln. Es gibt kaum Zweifel daran, wer diese heiß umkämpften Spiele gewonnen hat.

Aerobic: Grässlicher Albtraum oder nützlicher Spaß?

Die meisten männlichen Golfer würden eher einen Putt auf dem Grün aus 3 Meter Entfernung mit einem Doppel-Bogey spielen, als einen Fuß in einen Aerobic-Kurs zu setzen. In ihren Köpfen geistern Bilder von Ballettgruppen mit Männern in Strumpfhosen herum und wenn sie sich in eine solche Szenerie hineindenken, stellen sie sich vor, wie die anderen Leute wunderbare, perfekte choreographierte Bewegungen vollführen, während sie selbst im Rampenlicht wie ein Waldschrat daherstaksen. Während dessen lacht der ganze Raum über ihr erbarmungswürdigen Gezappel und sie können gar nicht schnell genug davonlaufen. Es ist fast so, als wäre der Aerobic-Raum biochemisch verseucht, und der Aufenthalt in der Nähe könnte zur eigenen Kontamination führen.

In Wirklichkeit sind diese Kurse gar nicht so schlecht und ganz gleich, wie ungelenk Sie sind, wird niemand über Sie lachen. Es interessiert keinen. Alle anderen sind selbst zu sehr damit beschäftigt, mit dem Kursleiter mitzuhalten, als dass sie sich Gedanken über die Schritte machen würden, die Sie auslassen. Wenn Sie erst einmal über Ihren Schatten gesprungen sind und Zeit in einem Aerobic-Kurs verbracht haben, stellen Sie womöglich fest, dass diese Art des Cardiotrainings einzigartig ist und Langeweile gar nicht erst auftritt.

Es gibt inzwischen sogar Kurse, die speziell auf Golfer zugeschnitten sind – mit Schwungtraining, Kraftübungen und Cardioübungen. In der Fitnessindustrie beginnt man zu verstehen, dass sportartenbezogene Kurse den Fitnessstudios neue Mitglieder bringen, und alles, was den Kundenstamm erweitert, ist gut fürs Geschäft. Golfer haben bestimmte Ansprüche. Die Betreiber der Fitnessstudios erkennen das und bieten Programme, die diesen Bedürfnissen entsprechen.

Teil V

Golf ist kein Mannschaftssport: Verletzungen vermeiden

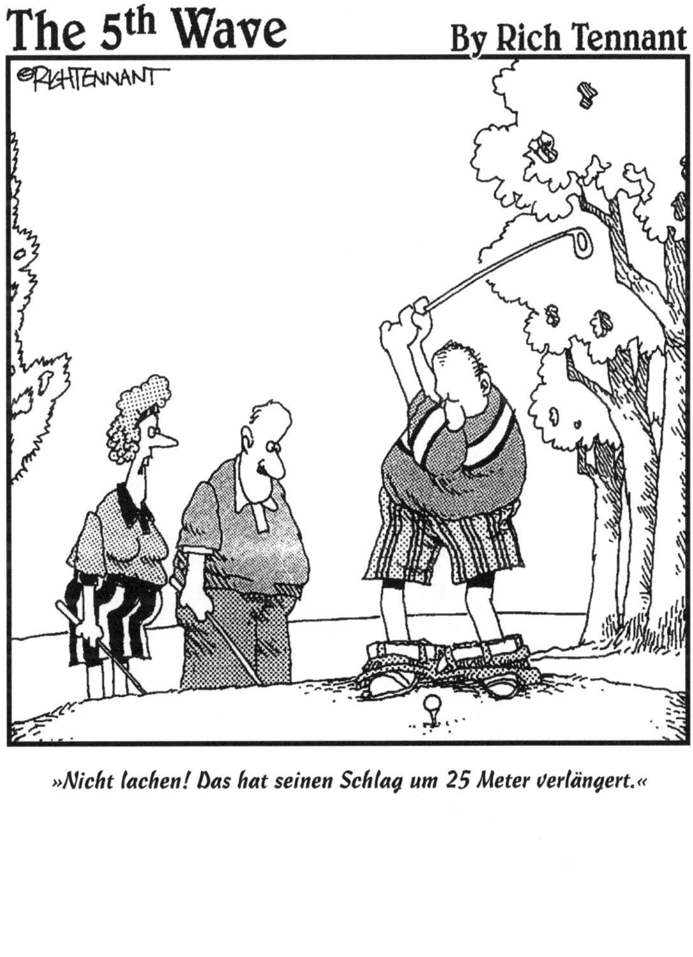

»Nicht lachen! Das hat seinen Schlag um 25 Meter verlängert.«

In diesem Teil ...

Immer mehr Leute spielen Golf. Die Angehörigen der geburtenstarken Jahrgänge werden älter und deshalb verlieren Sportarten an Popularität, in denen eine ernsthafte Verletzung nicht nur möglich, sondern wahrscheinlich ist: Basketball, Fußball und dergleichen. Sie müssen sich zwar keine Sorgen um Beulen, Zerrungen, Risse und Knochenbrüche machen, die für derlei Sportler zur Tagesordnung gehören, aber dennoch ist Golf nicht vollständig sicher. Zahlreiche Verletzungen können direkt von Ihrem Golfspiel herrühren.

Es ist von Nutzen, diese Verletzungen zu erkennen und im Vorfeld abzuwenden. Das gilt insbesondere, falls Sie schon älter sind. Vorbeugung ist besser als Wiederherstellung, aber Sie müssen sich beider Möglichkeiten bewusst sein. Falls Sie eine Golfverletzung haben, brauchen Sie eine grundlegende Vorstellung von den Schritten, die Sie zur Korrektur des Problems unternehmen können; und falls Sie keine Verletzungen haben, müssen Sie wissen, wie Sie Ihre Gesundheit erhalten. In diesem Teil bekommen Sie beides: Erkennung und Vorbeugung.

Wenn der Rücken schmerzt

13

In diesem Kapitel

- Warum Rückenverletzungen bei Golfern so häufig auftreten
- Die Physiologie des Golfer-Rückens
- Wie man Rückenverletzungen vorbeugt, bevor sie auftreten
- Erfolgte Verletzungen behandeln

»Heutzutage spielen Golfer das ganze Jahr hindurch. Das bedeutet mehr Flugreisen, häufigeres Sitzen, Fahren, Treffen und Trainieren als jemals zuvor. Es ist nicht der Golfschwung, der den Rücken dieser Leute ruiniert, sondern das Übertreiben. Ich versuche die Rückenfunktion wiederherzustellen. Das ist nicht anders als das, was mit einem Knie oder einer Schulter getan wird. Nach einer Operation an einem dieser Gelenke, versuchen wir als erstes zu rehabilitieren und die Funktion wiederherzustellen. Genauso ist es mit dem Rücken.«

Tom Boers, Rückenspezialist der Profis

Das PGA zitiert Schmerzen im unteren Rücken als das häufigste Leiden bei Golfern, was nicht weiter verwunderlich ist, angesichts der Zahl von Amateuren und Profis, die über Rückenschmerzen klagen. In manchen Fällen sind diese Schmerzen einfach das Ergebnis von Überanstrengung – ein paar mehr Schwünge mit einem Rücken, der dem nicht gewachsen ist – aber dieser Schmerz kann auch ein Zeichen für ein weitaus ernsteres Problem sein. Viele Dinge können mit dem Rücken eines Golfspielers schief laufen (und tun es auch), teilweise weil der Rücken beim Golf einer der verletzlichsten Teile des Körpers und oft nicht vorbereitet ist auf die Belastungen und Einwirkungen durch den Golfschwung.

Die Teile des Rückens (siehe Abbildung 13.1), die der Belastung des Schwungs standhalten müssen, sind:

- ✔ Die *Bandscheiben* (auch Zwischenwirbelscheiben genannt), die kleinen, runden, polsternden Knorpelscheiben zwischen den Rückenwirbeln – wie der Name schon sagt.
- ✔ Die *Facetten-Gelenke*, also die Gelenke, die die Rückenwirbel miteinander verbinden.
- ✔ Die *Bänder* der Facetten-Gelenke
- ✔ Die *Muskeln* um die Wirbelsäule
- ✔ Die *Rückenwirbel* selbst

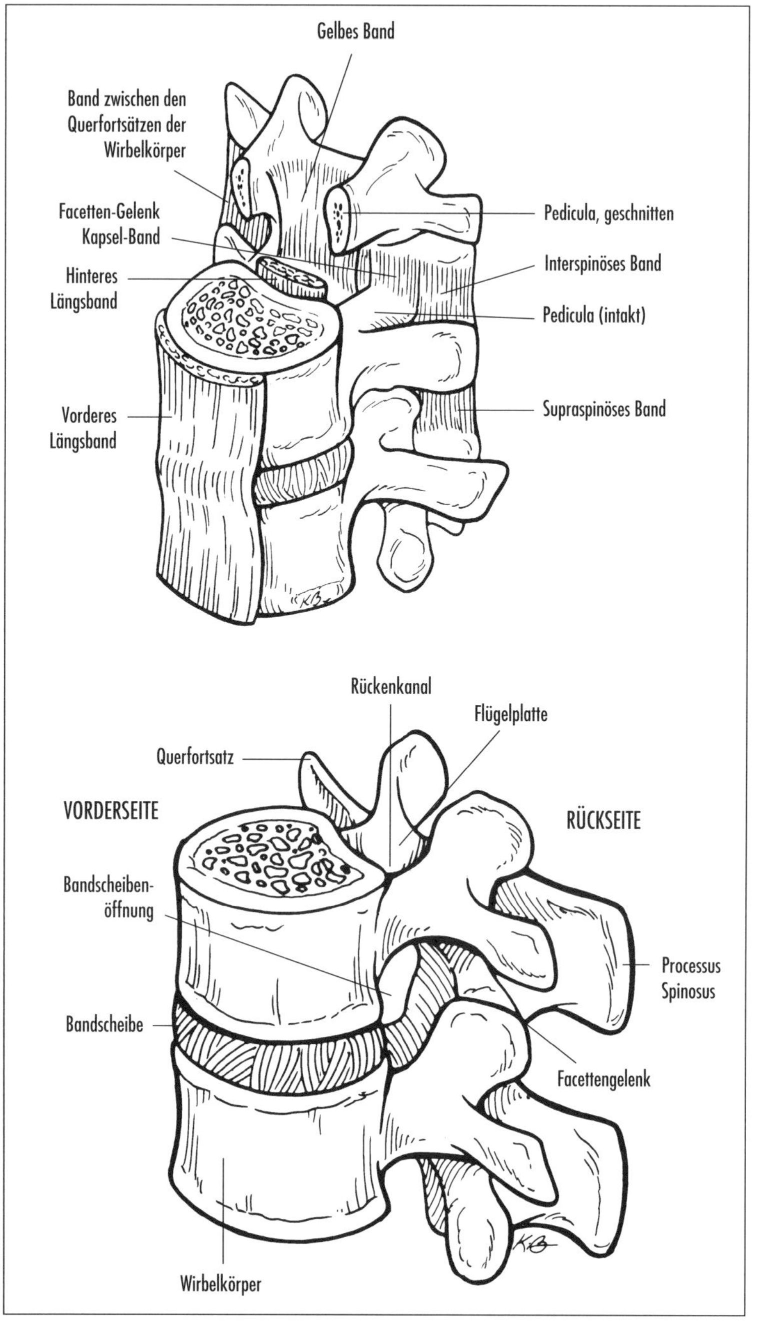

Abbildung 13.1: Der Rücken ist weitaus komplexer, als Sie denken. Er besitzt viele bewegliche Teile, die verletzungsanfällig sind.

All diese Bänder, Muskeln und Knochen- und Knorpelkörper in Ihrem Rücken arbeiten während des Golfschlages zusammen und sind durch den Druck, der auf sie ausgeübt wird, gefährdet.

Den Schmerz in Rücken und Nacken ins Visier nehmen

Die Mehrheit der golfbezogenen Rückenverletzungen tritt im unteren Rücken oder in der *Lendengegend* auf. Dennoch sind auch andere Teile des Rückens und der Wirbelsäule anfällig für Probleme. Einige der bekannteren Rückenbeschwerden sind Muskelzerrungen, Bandscheibenvorfälle und entzündete Gelenke und Bänder. (Gebrochene Wirbel und angeknackste Rippen sind selten, aber dennoch möglich bei Golfspielern – besonders bei älteren –, die ihre Übungen und ihre Spieldauer steigern.)

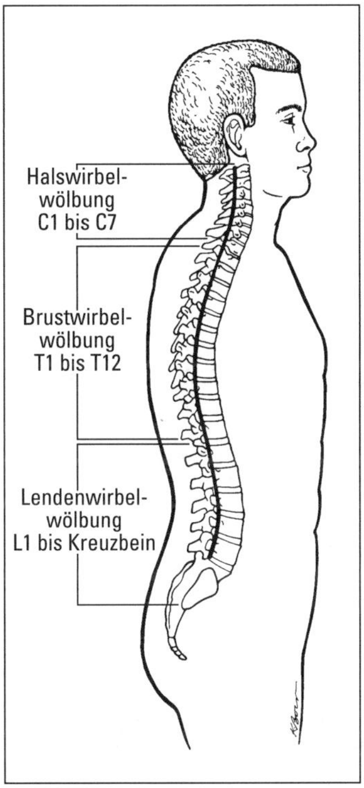

Abbildung 13.2: Die Wirbelsäule besteht aus drei unterschiedlichen Bereichen.

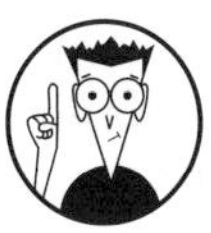

Wenn es um Rückenprobleme geht, können Sie sich die Wirbelsäule (siehe Abbildung 13.2) aufgeteilt in drei verschiedene Bereiche vorstellen.

- Die *Lendengegend* oder unterer Rücken, die sich vom Rückenknochen bis hoch durch die untere Krümmung Ihres Rückens erstreckt und 5 Wirbel hat.

- Der *Brust-* oder mittlere Rückenbereich, womit der aus 12 Wirbeln bestehende Bereich in der Mitte Ihres Rückens zwischen den Schulterblättern gemeint ist.
- Die *Halsregion*, die den oberen Rücken und Nacken mit 7 Wirbeln umfasst.

Eine der Verletzungen an der Wirbelsäule, die am häufigsten übersehen wird, aber auch ebenso häufig vermeidbar wäre, ist der verletzte Nacken. Mehr als 90 Prozent dieser Nackenprobleme resultieren aus schlechter Haltung und einer unnatürlichen Krümmung in der Halskurve der Wirbelsäule (siehe Abbildung 13.3). Diese Probleme treten üblicherweise dann auf, wenn Sie versuchen eine bestimmte Kopfposition zu betonen – Kopf herunter um den Ball im Auge zu behalten oder Kopf hoch, damit Sie die Schultern drehen können. Aber indem Sie dies tun, bringen Sie Ihren Nacken in eine verletzliche Lage. Nackenprobleme können sich verheerend auf Ihr Spiel auswirken. Ich empfehle, dass Sie Ihre Aufstellung prüfen (siehe Kapitel 4) um festzustellen, ob Sie diese Probleme vermeiden können, bevor sie auftreten.

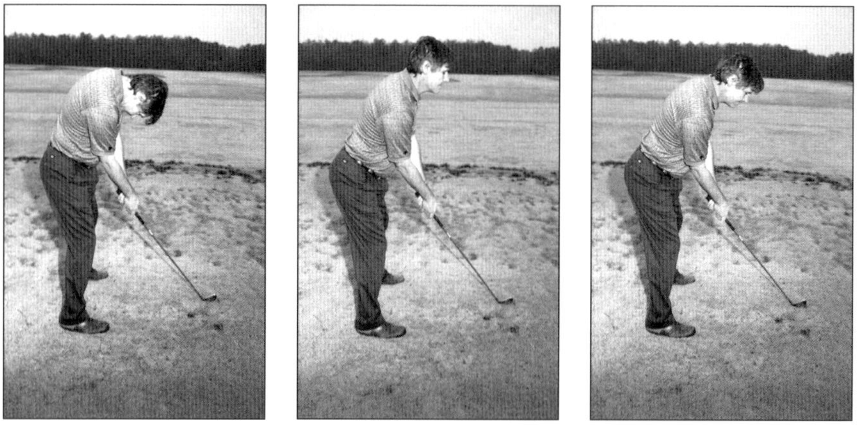

Wenn Sie Ihren Kopf auf diese Weise beugen, kann das Ihrem Nacken schaden.

Ihren Kopf mit Gewalt hochzureißen ist auch nicht viel besser.

Wenn Sie Ihren Nacken auf gleicher Linie mit der Wirbelsäule halten, vermeiden Sie eventuelle Probleme.

Abbildung 13.3: Das Gute, das Schlechte und das Hässliche bei der Aufstellung

Den Grund für Ihre Rückenbelastung erkennen

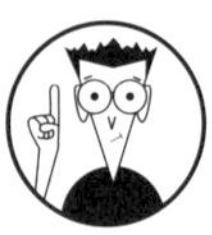

Selbst wenn Sie eine perfekte Haltung haben, in perfekter Form sind und einen gut trainierten Körper haben, bringt Golf Ihren Rücken dennoch in Gefahr. Der Golfschwung ist keine natürliche Bewegung und das Drücken und Ziehen, das durch die Aufstellung und den Schwung auf den Rücken ausgeübt wird, bereiten selbst den besten Spielern Probleme. Um Probleme im Rückenbereich zu vermeiden, müssen Sie zuallererst die *Kräfte* (jene unnatürlichen Einflüsse, die Belastung und Druck hervorrufen), die während des Golfschlages auf den unteren Rücken ausgeübt werden, verstehen.

Rückenschmerzen in Zahlen

Von den 20 Millionen Amateur-Golfern in Amerika klagen fast sieben Millionen über Rückenschmerzen oder erleiden eine Rückenverletzung, und zwar jährlich. Tatsächlich führen, prozentual gesehen, Schmerzen im unteren Rücken die Liste von Verletzungen bei Amateuren mit 36 % aller männlichen Amateur-Golfer und 27,4 % aller weiblichen Amateur-Golfer, die während ihrer Golf-Karriere an irgendeiner Rückenverletzung leiden, an. Die Prozentzahl ist bei Profis unwesentlich geringer, mit 25 % aller männlichen Golfer und 22,4 Prozent bei den weiblichen Golfern, die an Rückenproblemen leiden.

Bei Über-Vierzigjährigen steigt die Gefahr von Rückenproblemen um 10 Prozent. Golfer über 40 tendieren dazu, mehr zu spielen und weniger zu trainieren als Golfspieler unter 40. Außerdem neigen sie dazu, ein paar extra Pfunde um die Taille zu haben, was zur zusätzlichen Belastungen des Rückenbereiches führt.

Laut umfangreichen medizinischen Untersuchungen entwickeln 25 Prozent der Amateure, die durchschnittlich zwei Runden Golf in der Woche spielen, deswegen Rückenprobleme, weil sie ihre Muskeln, Sehnen, Knochen und Gelenke im Rücken überbeanspruchen. Einundzwanzig Prozent verletzen sich aufgrund eines Traumas, wie zum Beispiel durch das Treffen einer Baumwurzel oder eines Steines während des Golfschwungs, oder sie treffen *fett* (also den Rasen hinter dem Ball) und stechen den Schläger in den Boden. *Überschlagen* – also ein zu harter und zu schneller Schlag – ist der Grund für 19 Prozent der Rückenprobleme, die Amateure erleben. Die restlichen 35 Prozent resultieren aus schlechter Form, schlechter Haltung, schlechter Kondition und einem nicht ausreichenden Aufwärmen und Dehnen.

Bei professionellen Golfspielern sind in 80 Prozent der Fälle Überbeanspruchung und in nur 12 Prozent ein Trauma die Auslöser für Probleme. Die restlichen 8 Prozent kann man auf chronische oder genetische Störungen im Rückenbereich, die durch die zusätzliche Belastung bei Profis ausgesetzt sind, zurückführen.

- ✔ *Schubkraft* tritt während der Aufstellung ein, wenn die Wirbelsäule schräg ist und der Ball »angesprochen« wird. Selbst bei einem korrekten Spiel bringt Golf die Wirbelsäule in eine unnatürliche Position. Um ein Gefühl dafür zu bekommen nehmen Sie Ihre Stellung ein, führen eine Hand zu Ihrem unteren Rücken und fühlen die angespannten Muskeln, die Ihre Wirbelsäule in Position halten. Dieser Druck verursacht, zusammen mit anderen Belastungen, über längere Zeit eine Anspannung.
- ✔ *Kompressionskraft* entwickelt sich dann, wenn Sie den Abschwung einleiten und die Wirbelsäule zusammenstauchen. Diese Kraft ist ähnlich dem Druck, der auftreten kann, wenn Sie aus einer Distanz von etwa 15 bis 20 Zentimetern auf einen harten Stuhl plumpsen.
- ✔ *Drehkraft* tritt in der Mitte der Wirbelsäule auf, wenn sich die Schultern während des Rückschlags um die festen Hüften drehen und dann, wenn sich die Hüfte in Vorbereitung auf den

Abschlag entspannt. Dies ist das Auf- und Abwickeln, das ich in den Kapiteln 5 und 6 weiter ausführe. Hierdurch wird ein enormer Druck auf die Lendenwirbelsäule ausgeübt.

✔ Die *seitliche Biegekraft* erfolgt beim Schlag und am Anfang der Durchfolge, wenn der Kopf still und hinter dem Ball, die Hüften und Hände aber zur linken Seite bewegt worden sind. Diese ungünstige Seitenbeugung der Wirbelsäule ist nicht natürlich und führt wiederum zu einem abnormen Druck auf die Lendenwirbelsäule.

Einzeln gesehen, scheinen diese Belastungen keine große Sache zu sein, aber insgesamt gesehen sind sie doch tiefgreifend.

Der Höhepunkt der Schubkraft, die der Rücken eines Amateurs während des Golfschlags ertragen muss, ist intensiver als die Hälfte der Belastung bei Ruderern während eines Rennens. Die Intensität dieser Schubkraft entspricht außerdem 65 Prozent der Belastung, die während isometrischer Muskelarbeit bei Gewichthebern wirkt. Die Kompressionskraft, die während des Golfschlags auf Ihre Wirbelsäule wirkt, entspricht ungefähr dem Achtfachen Ihres Körpergewichts. Betrachtet man das Ausmaß dieser Belastungen, so ist es nicht ungewöhnlich, dass man Brüche in den Wirbeln älterer Golfer findet, vor allem bei denen, die schon früh Symptome für Osteoporose zeigen. (Belastungsbrüche der Rippen in Nähe der unteren Brustwirbel kommen auch bei Golfspielern über 50 vor.)

Erholen von einer Verletzung

Fred Couples, der im Alter von 41 Jahren immer noch einer der beliebtesten Profis auf Tour ist, erlebte den schlimmsten Albtraum, den es für einen Golfspieler geben kann, nur 45 Minuten vor seiner Abschlags-Zeit beim Doral Ryder Open 1994. Fred nannte es »eine Explosion«. »Ich sah meinen Trainer an und sagte ihm, dass ich in Schwierigkeiten stecke«, sagte Fred. Man schickte einen Wagen um Fred für eine Untersuchung zurück zum Rehabilitationszentrum zu bringen. Nach 20-minütiger Massage dachte Fred, er sei wieder bereit. Als er aber aufstand, merkte er, dass er immer noch Schmerzen hatte.

Auf Anraten seines Freundes und Mitspielers Don Pooley, suchte Fred den Physiotherapeuten Tom Boers auf. Tom brauchte nicht lange um Freds Probleme zu erkennen. Durch jahrelanges Schlagen von Bällen mit seinem langen, sanften Schwung hatte sich übermäßiger Druck auf bestimmte Scheiben und Gelenke in Freds Rücken aufgebaut. Die »Explosion«, die Fred auf der Übungsfläche in Doral gespürt hatte, rührte nicht aus einem momentanen Trauma, sondern war lediglich die kumulative Wirkung aus Jahren von Training, Spielen und zuviel Druck auf seiner Wirbelsäule. Tom wusste dies und verschrieb Ruhe, Kraftübungen, Dehnübungen, Herz- und Gefäß-Training und regelmäßige Physiotherapie.

Fred nimmt an Toms Therapie drei- oder viermal im Jahr teil und hält sich an ein strukturiertes Aufwärmen und komplette Übungen um seinen Rücken in Form zu halten. Ohne dieses Programm wäre es Fred nicht möglich zu spielen. Durch dieses Programm ist er einer der Konkurrenzfähigsten über 40 in diesem Spiel.

Verschiedene Arten von Rückenschmerzen verstehen

Manchmal ist es leicht, ein Rückenproblem zu erkennen. Sie wachen auf, stellen Ihre Füße auf den Boden, wollen aufstehen und fallen vor Schmerz wieder zurück auf Ihr Bett. In anderen Fällen schwingen Sie Ihren Schläger und ein Schmerz schießt durch Ihren Rücken, Ihre Schultern, Beine und Hüften. Unter diesen Umständen haben Sie wirklich ein Problem. Andere Symptome hingegen werden nicht so einfach erkannt. Manchmal machen sich Rückenprobleme durch Schmerzen im Bein oder der Hüfte bemerkbar. Andere Probleme verbergen sich hinter zeitweiligen Gegebenheiten, wie z. B. ein gelegentliches Stechen, das nach circa einem Tag wieder verschwindet, später aber wieder auftaucht.

Die Dauer und Eigenschaft des Schmerzes, die Sie in Ihrem unteren Rücken spüren, ist ein guter Indikator dafür, um welche Probleme es tatsächlich geht. Im Allgemeinen diagnostizieren Ärzte plötzlichen *unilateralen* (eine Seite der Wirbelsäule) und *bilateralen* (beide Seiten der Wirbelsäule) Schmerz im Rücken, der abstrahlt oder pulsiert und mit Muskelkrämpfen wie einer *Lendenmuskeldehnung* oder *Muskelzerrung* einhergeht. Der Schmerz, der von diesen Muskelverletzungen ausgeht, kann sehr stark sein und tritt in der Regel an nur einer Stelle auf. Er wird oft weder besser noch schlimmer, wenn Sie sich bewegen.

Schmerz, der durch das Bein und die Hüftregion strahlt oder im Bein oder der Hüfte anfängt, muss nicht unbedingt ein Hüftproblem sein. Hierbei könnte es sich auch um ein Rückenproblem handeln. Eine *Bandscheibendegeneration der Lendenwirbel* oder ein *Bandscheibenvorfall* tritt womöglich nicht in Form von Rückenschmerzen auf, sondern als Beinschmerz, Hüftschmerz oder sogar Fußschmerz. Der Beginn dieses Schmerzes kann schrittweise oder in einer großen Explosion auftreten. Verstärkend wirken hier anhaltendes Sitzen, Vorbeugen aus einer stehenden oder sitzenden Position oder Husten und Niesen.

Probleme mit dem *Facetten-Gelenk* (Irritation in dem Bereich, in dem sich die Wirbel verbinden) werden normalerweise *lokalisiert*, d. h. man fühlt den Schmerz da, wo das Problem liegt, anstatt in Hüften oder Beinen. Die Schwierigkeit mit diesem Gelenk ist, dass der Schmerz kommt und geht. Dies lässt Sie in dem Glauben, dass alles in Ordnung ist. Bei Nichtbehandlung kann dieses Problem zu großen Schwierigkeiten führen, die sogar eine Operation erforderlich machen kann.

Da sich so viele Probleme im Rücken in ihren Symptomen ähneln, ist es zwingend erforderlich, alle Probleme von einem qualifizierten Mediziner untersuchen zu lassen. Die Probleme auf sich beruhen zu lassen kann zu ernsthaften Konsequenzen führen.

Schwierigkeiten vorbeugen

Obwohl sich manche Rückenprobleme nicht vermeiden lassen, können Sie die meisten durch angemessenes Fitnesstraining, gute Technik und ein paar vernünftige Schritte, die Ihren Rücken vor Belastung und Anstrengung schützen, abfangen.

Wieder auf dem richtigen Weg

Es schien ein so ärgerliches Problem zu sein. Der europäische Star, frühere Masters Champion und Ryder-Cup-Held Jose Maria Olazabal war, aus praktischen Gründen, wegen geheimnisvoller Schmerzen in seinen Füßen bettlägerig. Ärzte in der ganzen Welt hatten es nicht geschafft, ihn zu heilen. Ende 1995 waren die Schmerzen so unerträglich geworden, dass Olazabal buchstäblich gezwungen war, von seinem Bett zum Badezimmer zu kriechen. Die Prognose war schlecht. Viele Ärzte waren der Meinung, Olazabal leide an chronischem Gelenkrheumatismus und seine Chancen wieder bei Wettbewerben Golf zu spielen, seien sehr gering. Es schien, als würde der spanische Golf-Held ausfallen, eine vielversprechende Golf-Karriere endgültig beendet.

Dann bekam Olazabal einen Anruf von einem deutschen Arzt, der eine Theorie, die er in Betracht zog, testen wollte. Dieser Arzt glaubte, dass Olazabal weder an Arthritis noch an Fußproblemen überhaupt litt. Er glaubte, das Problem habe seine Ursache im unteren Rücken. Wie sich herausstellte, war diese Diagnose korrekt. Nach 18 Monaten lähmender Fehldiagnosen und quälenden Schmerzen erfuhr Olazabal endlich Linderung. Der Trick war die Behandlung der Lendenwirbelsäule. 1997 übernahm er noch einmal die Rolle des Ryder-Cup-Führers als die Europäer den Cup in seinem Heimatland Spanien behielten und 1999 hielt Olazabal Einzug in den Elite-Bereich der Mehrfach-Oberliga Gewinner als er seinen zweiten Master-Titel gewann.

Was eine karrierebeendende Fußverletzung hätte sein können, stellte sich als heilbares Rückenleiden heraus und anstatt vom Bett aus Golf im Fernsehen zu sehen, ist Olazabal wieder eine leistungsfähige Kraft im Meisterschaftsgolf.

Stärken Sie Ihre Bauchmuskeln

Schwache Bauchmuskeln und erhöhtes Gewicht in der Mitte des Körpers führen zu großen Belastungen Ihres unteren Rückens. Zuviel Gewicht um die Körpermitte führt dazu, dass mehr Druck auf den Rücken ausgeübt wird, da die Lendenmuskeln dieses zusätzliche Gewicht unterstützen müssen. Schwache Bauchmuskeln verursachen außerdem schlechte Haltung, wenn der Ball angesteuert wird, was noch mehr Anstrengung für den unteren Rücken bedeutet.

Weil die Bauchmuskeln den Lendenmuskeln gegenüber liegen, sollten Sie sichergehen, dass Sie bei diesen Muskeln mit den gleichen Gewichten arbeiten um gleichzeitig Ihre Vorderseite und den Rücken zu stärken. Bauchpressen und andere Bauchmuskelübungen, die ich in Kapitel 9 beschreibe, sind sehr hilfreich bei der Vermeidung von Rückenproblemen.

Alles, was Ihren Rumpf stärkt, verringert die Aussichten auf eine Verletzung. Ein gefestigtes Abdomen hilft Ihnen dabei, sich den Orthopäden vom Leibe zu halten.

Dehnen Sie sich vorsichtshalber

Nur weil Sie heute kein Golf spielen, heißt das nicht, dass Sie Ihren Rücken nicht dehnen sollten. Regelmäßige Dehnübungen für den Rücken, den Bauch und die Seiten schützen den Rücken vor Verletzungen und sollten täglich durchgeführt werden, unabhängig von Ihren zukünftigen Golfplänen. Mitten im Winter, wenn Golf das Letzte ist, woran Sie denken, vergisst man diese Übungen leicht. Aber der Winter ist genau die richtige Zeit dafür. Wenn Sie Ihren Rücken außerhalb der Saison stark und flexibel halten, reduzieren Sie die Gefahr einer Verletzung drastisch, wenn Sie dann wieder mit dem Spielen beginnen.

Die Dehnübungen, die ich in Kapitel 9 erörtere, sind von unschätzbarem Wert, wenn es darum geht, Ihren Rücken zu schützen. Ich empfehle, die Übungen zu einem Teil Ihrer täglichen Routine zu machen, nicht weniger wichtig als das Putzen Ihrer Zähne oder Kämmen des Haars. Weitere Vorteile des täglichen Dehnens sind:

- ✔ **Sie fühlen sich besser, egal was Sie tun.** Ob Sie nun im Büro sitzen, die Kinder zur Schule fahren oder einfach nur zu Hause entspannen, Sie fühlen sich besser, wenn Sie sich nur ein paar Minuten zum Dehnen nehmen.
- ✔ **Der Rost einer Golfpause wird sich nicht so schnell oder tiefgreifend bemerkbar machen, wenn Sie mit den Übungen weitermachen.** Ein paar Wochen in denen Sie den Golfschläger nicht benutzt haben, wird Ihr Spiel nicht ruinieren, solange Ihr Rücken durch die Übungen immer noch elastisch ist.
- ✔ **Wenn Sie sich täglich dehnen, minimiert sich auch das Risiko von Rückenverletzungen, die mit Golf nichts zu tun haben.** Es ist wundervoll, wenn Sie sich auf dem Golfplatz dank Ihrer Vorsichtsmaßnahmen zuversichtlich fühlen. Es ist aber ebenso beruhigend, wenn Sie die Dose mit Pfirsichen vom obersten Regal der Speisekammer holen können ohne befürchten zu müssen, dass Sie sich verletzen.

Sie sollten Ihren Rücken nicht länger als 10 Minuten am Tag dehnen. Laura Baugh z. B. führt ihre täglichen Dehnübungen unter der Dusche aus, damit das pulsierend heiße Wasser sein Übriges dazu tun kann. Wann und wo Sie sich dehnen, ist irrelevant. Es geht darum, dass Sie es jeden Tag tun. Damit tun Sie etwas Gutes für Ihren Rücken, Ihr Golf-Spiel und Ihr Leben.

Nehmen Sie eine Profi-Stunde

Bei Amateuren ist schlechte Form einer der häufigsten Gründe für Rückenprobleme. Wie viel Sie sich auch immer stärken oder dehnen, nichts kann Ihrem Rücken helfen, wenn Ihre Haltung und Ihr Schlag Sie in eine gefährliche Position bringen. Der beste Weg um festzustellen, dass Ihre Haltung nicht potentiell schädigend für Ihren Rücken ist, ist es, einen Golfprofi aufzusuchen und bei ihm eine Unterrichtsstunde zu nehmen.

Sind Sie auf der Driving-Range mit Ihrem Profilehrer, verhalten Sie sich wie ein aktiver Teilnehmer im Lehrprozess und tun das Folgende:

- **Erläutern Sie Ihrem Lehrer Ihr Gesundheits-Anliegen.** Wenn Sie ihm erklären, dass Sie den Druck auf Ihren Rücken minimieren wollen, wird der Profi wissen, worauf Sie achten müssen und was er Ihnen raten soll.
- **Sprechen Sie mit dem Profi über Ihren Übungs- und Spiel-Plan.** Wenn Ihr Lehrer Ihnen rät, Ihre Trainings-Zeit auf 3 Tage pro Woche zu ändern, Sie aber üblicherweise nur einmal in der Woche trainieren, war die Stunde weder für ihn noch für Sie gut. Sie sollten sich mit Ihrem Trainer über Ihre Ziele und die Zeit, die Sie erübrigen können, einig sein. Dann haben beide etwas davon.
- **Fragen Sie nach einer Video-Lektion, falls Ihr Club oder Übungsplatz diese anbieten.** Heutzutage sind Videoaufnahmen ein fester Bestandteil des Unterrichts, weswegen die meisten Einrichtungen sie als Option anbieten. Wenn es um richtige Haltung und die Belastung des Rückens geht, hilft nichts besser als sich selbst auf einem Video zu sehen.
- **Erzählen Sie Ihrem Trainer von den Trainingsplänen, die Sie sowieso schon haben.** Für Lehrer ist es immer gut zu wissen, was ihre Schüler zusätzlich zu ihrer Vorbereitung tun. Ihr Krafttraining, Ihre Dehnübungen und Ihr Cardiotraining sind wichtige Faktoren, von denen Ihr Trainer wissen sollte.

Die meisten Menschen nehmen Golfstunden um ihr Golfspiel zu verbessern. Ein zusätzlicher Vorteil ist aber die Verletzungsverhütung. Wenn Ihr Hauptgedanke bei Ihrer Profistunde das Vermeiden von Verletzungen ist, sind die Verbesserung Ihres Golfspiels ein angenehmes Nebenprodukt.

Wärmen Sie sich gut auf

Eine der besten Methoden, sich vor Verletzungen zu schützen, ist es, den Rücken aufzuwärmen, bevor Sie trainieren oder spielen. Der Rücken ist schon empfindlich genug, so dass Sie nicht noch zusätzliche potentielle Probleme hinzufügen müssen, indem Sie an einem kühlen Nachmittag aus dem Auto springen und zum ersten Tee laufen, nachdem Sie den ganzen Tag am Schreibtisch verbracht haben. Es gibt viele Dinge, die Sie zur schnellen Aufwärmung und zum Schutz Ihres Rückens tun können ohne Ihre Runde zu verlangsamen. Ein bisschen mehr Zeit im Vorfeld könnte eine schwächende Verletzung auf lange Sicht verhindern. Gehen Sie mit Blick auf diese Idee sorgfältig die nächsten grundlegenden Aufwärmübungen durch, bevor Sie zum ersten Tee starten:

Nehmen Sie sich mindestens 5 Minuten für die Dehn- (Kapitel 9) sowie für die Aufwärmübungen, die ich in Kapitel 5 erläutere. Selbst wenn dies bedeutet, dass Sie weniger Übungsschläge machen bevor Sie spielen, so sind diese Aufwärmübungen von unschätzbarem Wert für Ihre Gesundheit und Ihr Spiel. Tatsächlich werden Sie besser spielen, wenn Sie keine Bälle schlagen und sich effektiv aufwärmen, als wenn Sie einen Haufen Bälle ohne Aufwärmung schlagen.

- ✔ **Machen Sie nach dem Dehnen und Aufwärmen ein paar kurze Annäherungsschläge bevor Sie mit vollen Schlägen weitermachen.** Ihr erster Schlag sollte keine Vollgasattacke mit einem Driver sein, die Sie aus den Schuhen haut. Falls doch, könnte dies der letzte Schlag des Tages, der Woche, des Monats oder Jahres gewesen sein. Arbeiten Sie sich langsam zum vollen Schlag durch und heben Sie sich den Driver auf, bis Sie warm und bereit sind.
- ✔ **Machen Sie ein paar Schwünge von der gegenüberliegenden Seite.** Wenn Sie Rechtshänder sind, nehmen Sie den Schläger in die andere Hand und machen Sie ein paar linksgängige Schwünge. Sind Sie Linkshänder, machen Sie ein paar Schläge von der rechten Seite. Dadurch wird die Balance in den Muskeln gefördert und die Muskeln auf beiden Seiten Ihres Rückens werden einsatzbereit.

Imitieren Sie nicht, was Sie im Fernsehen sehen

Golf-Profis sind durchtrainierte Athleten, die mehrere hundert Bälle am Tag schlagen. Sie haben ihre Talente verbessert und ihre Körper gestärkt um sehr effektive Golfschläge zu machen. Falls Sie nicht auch ungezählte Stunden und unbegrenzte Anstrengungen in Ihr Spiel investiert haben, wäre es verwegen, das Gesehene zu imitieren. Es ist nicht nur unwahrscheinlich, dass Sie Erfolg haben, Sie könnten sich dabei auch verletzen.

Gary McCord, ein außergewöhnlicher Senior Tour Spieler (und Autor von *Golf für Dummies*) sagte über Tiger Woods: »Wenn ich versuchen würde so zu schlagen, würde ich mich nicht nur verletzen, ich würde mich wahrscheinlich in den Boden schrauben!« Wenn Gary es nicht kann, können Sie es auch nicht. Diese Männer und Frauen sind Profis. Wenn Sie versuchen bestimmte Aspekte ihrer Schläge zu kopieren, können Sie Ihrem Rücken damit ernsthafte Schäden zufügen.

Heben Sie Ihre Tasche vorsichtig

Die Liste der Spieler, die ihren Rücken beim Heben ihrer Golftaschen aus Kofferräumen oder Gepäckablagen in Flughäfen verletzt haben, ist erstaunlich. Davis Love, Calvin Peete und David Toms sind nur einige dieser Profis, die ihren Rücken durch unachtsames Heben ihrer Golftaschen entweder verletzt oder bereits vorhandene Probleme verschlimmert haben. Selbst eine leichte Golftasche kann Ihrem Rücken schaden, wenn sie nicht korrekt gehoben wird.

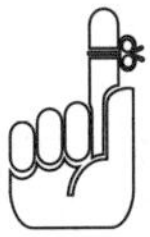

Genauso wie Sie auf Ihre Form achten, wenn Sie während des Krafttrainings Gewichte heben, müssen Sie auf Ihre Form achten, wenn Sie Ihre Tasche aus dem Auto, Ihrem Golfwagen oder einem Lager holen. Eile führt nur zu Verletzungen, wenn Sie Ihre Schläger heben. Reißen Sie Ihre Tasche niemals hoch.

Ziehen Sie sich bei kaltem Wetter warm an

Kalte Muskeln sind angespannter als warme Muskeln. Ohne adäquate Kalt-Wetter-Kleidung könnte es sein, dass Sie Ihrem Rücken schaden. Wenn Sie jemals bei kaltem Wetter draußen gearbeitet haben – beim Schneeschaufeln, Laubharken oder beim Schlagen von Feuerholz – verstehen Sie schnell, dass Ihre Rückenmuskulatur ermüden kann.

Dieselbe Ermüdung taucht auf dem Golfplatz auf, was zu Spannungen in der Rückenmuskulatur führt. Spannung führt zu Belastung, was wiederum zu einer Verletzung führen kann. Ein warmer Pullover, eine gefütterte Weste oder eine extra isolierte Schicht um Ihre Mitte kann helfen potentielle Probleme zu vermeiden.

Vermeiden Sie Abhänge

Nicht jeder Spieler ist in der Lage, den Ball in die Mitte jeden Fairways zu schlagen (außer in seinen Träumen!). Selbst die besten Spieler schlagen daneben und befinden sich in misslichen Hang-Situationen. In solchen Fällen ist es von entscheidender Bedeutung zusätzliche Vorsichtsmaßnahmen zum Schutz des Rückens zu treffen. Alleine mit einem Fuß höher als dem anderen entlang eines Hanges zu gehen, kann schon zu Rückenproblemen führen. Versuchen Sie immer einen Hügel aufrecht hinauf und hinunter zu gehen und achten Sie besonders darauf, dass Ihre Fußstellung sicher ist, wenn Sie auf einem Hang stehen oder einen Schlag von einem Hang machen.

Besorgen Sie sich eine Golftasche mit zwei Gurten

Die Tage der eingurtigen Golf-Tasche sind gezählt. Die Technologie der Taschen hat sich dahin entwickelt, dass ausbalancierte Taschen mit zwei Gurten (siehe Abbildung 13.4) eine Notwendigkeit sind. Diese Taschen werden wie Rucksäcke getragen, mit Gurten auf beiden Schultern statt nur auf einer. Dieses Doppelgurt-System verteilt das Gewicht der Tasche auf beiden Schultern und verhindert dadurch unausgeglichenen Druck auf die Muskeln im unteren Rücken. Verglichen mit den Kosten für die Behandlung und Medikamente, die Sie im Falle einer Rückenverletzung tragen müssten, ist der Kauf einer neuen Doppelgurt-Tasche ein guter Handel.

Achten Sie auf Ihre Schuhe

Die richtige Wahl der Schuhe ist wichtiger, als die meisten Menschen denken. Schlechte Golfschuhe oder auch gute Schuhe mit abgetragenen Spikes haben im Laufe der Jahre unzählige Rückenverletzungen verursacht. Aber ebenso wie sich die Taschen-Technologie verbessert hat, hat auch die der Schuhe in ca. zehn Jahren erstaunliche Fortschritte gemacht. Ein gutes Paar Schuhe kann Ihren Rücken retten. Sprechen Sie mit Ihrem Pro oder Sport-Fachgeschäft in Ihrer Nähe über die Eigenschaften und Vorteile der aktuellsten Schuhe auf dem Markt.

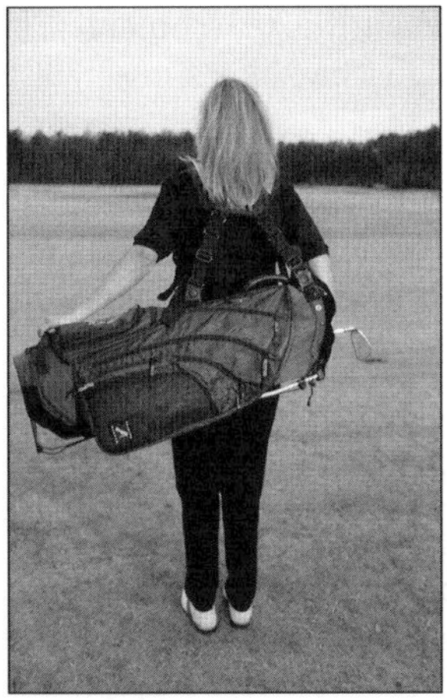

Abbildung 13.4: Eine Tasche mit zwei Gurten ist ein Muss, wenn Sie Rücken schützen wollen.

Rückenverletzungen behandeln

Egal wie sehr Sie Verletzungen vorbeugen, manchmal treten sie doch auf. Wenn dies der Fall ist, sollten Sie als Erstes mit dem was Sie gerade tun, aufhören und Ihren Rücken schonen. Bei all den Verletzungen, die Sie im Rücken erleiden können, ist keine dabei, die dadurch besser wird, dass man einfach trotz Schmerzen weitermacht. Das Einzige, was Sie erreichen, wenn Sie versuchen den Schmerz auszuhalten, ist eine Verstärkung der Verletzung und möglicherweise auch eine Verlängerung des Heilprozesses.

Jeder Rücken ist verschieden und die Probleme, die auftauchen können, sind zahlreich und unterschiedlicher Natur. Dennoch finden Sie hier einige allgemeine Schritte, die Sie durchführen können, wenn Sie Rückenschmerzen haben oder sich fühlen als hätten Sie eine Verletzung im Rückenbereich. Beachten Sie das Folgende:

- ✔ **Suchen Sie einen Arzt auf:** Bei Rückenschmerzen ist eine Selbstdiagnose unmöglich, wenn nicht sogar unklug. Zu häufig verbergen sich hinter Verletzungen in der Lenden- und Brustgegend andere widersprüchliche Symptome. Nur ein Arzt kann effektiv den Zustand Ihres Rückens analysieren und die richtige Behandlung bestimmen.
- ✔ **Nehmen Sie ein Aspirin:** Im Handel erhältliche, nicht-steroide entzündungshemmende Medikamente, wie Aspirin oder Ibuprofen können einem schmerzenden Rücken nicht schaden und sie könnten bei Ihrem Problem helfen. Wenn Sie diese entzündungshemmenden Produkte weisungsgemäß anwenden, können sie zur Überbrückung helfen, bis Sie Ihren Arzt aufsuchen.
- ✔ **Halten Sie sich an die R.I.S.E.-Verordnung:** Dr. Cindy Chang, Ärztin im U.C. Berkeley Health Center hat ein Rezept erarbeitet, dass zugleich einfach und wirksam bei der Be-

handlung von Muskel-bezogenen Rückenschmerzen beim Golf wirkt. Sie nennt es die R.I.S.E.-Verordnung. Diese englische Abkürzung steht für:

- **Ruhe (Rest):** Schränken Sie zuerst die Frequenz und Intensität der Bewegung durch die der Schmerz ausgelöst wurde ein und wenn das Problem ernst ist, legen Sie sich auf eine harte Matratze. Völlige Bettruhe ist vermutlich nicht die Lösung, es sei denn, ein Arzt verordnet es Ihnen. Aber ausgiebige Ruhe ist wichtig für den Erholungsprozess.

- **Eis/Hitze (Ice/Heat):** In den ersten 48 Stunden nach einer Verletzung sollten Sie Eis auflegen um die Schwellung und Entzündung zu mindern. Nach 48 Stunden wirkt Hitze in Form von warmen Bädern oder Duschbädern.

- **Unterstützung (Support):** Denken Sie über eine Klammer oder einen Wickel für Unterstützung und Mobilität nach.

- **Übung (Exercise):** Es kann auch sein, dass Sie wieder aktiv werden müssen. Unter Anleitung eines Arztes schließen Sie die Behandlung durch Gehen und einen langsamen Wiedereinstieg ins Golf-Spiel ab.

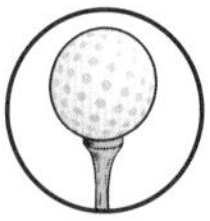

Ein zu schneller Versuch wiedereinzusteigen kann noch mehr Ärger bringen. 1998 hatte Ernie Els zwei Wochen vor den U.S. Open eine Rückenverletzung. Er flog sofort nach Georgia um sich mit Tom Boers zu treffen. Die beiden versuchten, Ernies Rücken für das zweite große Turnier wieder in Form zu bringen. Tom riet Ernie sich ein wenig hinzulegen, was Els auch tat, aber nicht lange genug. Als Ernie bei dem Wettkampf in San Fransisco ankam, war sein Rücken noch nicht bereit und er spielte furchtbar. Erst nach zwei weiteren Monaten war er wieder in Form. Diese Zeit hätte verkürzt werden können, wenn er sich lange genug ausgeruht hätte.

Sie sollten nicht in Angst vor Rückenverletzungen leben, aber auch nicht die möglichen Gefahren des Golf-Spiels ignorieren. Durch Vorbereitung, Vorsicht und Vorbeugung können Rückenprobleme vermieden werden und ein solider Genesungsplan kann die Auswirkungen der Verletzung, wenn sie auftritt, minimieren. Nehmen Sie Ihren Rücken ernst und passen Sie auf ihn auf.

Was ist mit meiner Rotatoren-Manschette los?

14

In diesem Kapitel

- Was ist die Rotatoren-Manschette?
- Wie und warum sind Golfspieler anfällig für Verletzungen der Rotatoren-Manschette?
- Stärken der Schultern um Probleme abzuwenden
- Potentielle Verletzungen in der Rotatoren-Manschette erkennen
- Wie eine verletzte Rotatoren-Manschette behandelt wird

»Viele Leute denken, eine Schulterverletzung ist keine große Sache. Nun, ich bin der lebende Beweis, dass eine Schulterverletzung ernst zu nehmen ist, sehr ernst.«

Jerry Pate, 1976 Champion der U.S. Open

Da die Schultern ein sehr wesentlicher Teil beim Golfschlag sind, sind Schulterkraft und die Gesundheit der Schulter für Golfer jeder Altersklasse von enormer Wichtigkeit. Dies gilt besonders für ältere Spieler, die mit dem Alter Muskelmasse abbauen. Mit einer 15 Prozent höheren Wahrscheinlichkeit erleiden ältere Golfer Verletzungen an der Rotatoren-Manschette als Spieler unter 40. Das liegt daran, dass ältere Schultern auch anfälliger für Traumata und Verletzungen durch eintönige Bewegungen sind.

Sind Ihre Schultern nicht stark und gesund, dann haben die anderen Aspekte des Golfschlags auch keine Bedeutung. Starke Beine und Hüften z. B. bringen Sie nicht weiter, wenn Sie Ihre Schultern nicht drehen können (siehe Kapitel 5). Ein starker Rücken und eine starke Bauchregion sind im Bezug auf den Golfschwung bedeutungslos, wenn Ihre Schultern nicht in der Lage sind, die *Schwungebene* zu unterstützen (siehe Kapitel 6) und sich so aufzurollen, dass der Kopf des Schlägers beim Abschlag maximale Geschwindigkeit erreicht.

Ohne korrekte Schulterdrehung um die Achse gibt es keinen Golfschwung. Die einzige Möglichkeit, die ein Spieler mit begrenzter Schulterbeweglichkeit hat, ist, den Schläger mit Händen und Armen gerade in die Luft zu heben und ihn mit Bizeps, Trizeps und Unterarm in Richtung Ball zu schlagen. Es ist nicht nur unmöglich, solch eine Bewegung zu kontrollieren und zu wiederholen, sie erzeugt auch keine Hebelwirkung und nur wenig Schlägerkopfgeschwindigkeit. Das Ergebnis ist ein kurzer, abgetrennter Schlag. Ich erkläre in diesem Kapitel, wie die Rotatoren-Manschette funktioniert, und zeige Ihnen einige Kraft- und Flexibilitätsübungen, die notwendig sind um schwerwiegende Verletzungen zu vermeiden.

Geschlecht und Schulterstärke

Bei Schulterverletzungen gibt es einen erstaunlichen Unterschied zwischen den Geschlechtern. Nur 11 Prozent der männlichen Amateur- und Profi-Spieler haben Probleme mit den Schultern. Aber bei den Frauen sind es 16,1 Prozent, die Schwierigkeiten mit der Rotatoren-Manschette haben. Der Unterschied zwischen weiblichen Profis und Amateuren ist sogar noch frappierender. Nur 7,5 Prozent der Profis haben Schulterprobleme, also weniger als die Hälfte bei den Amateuren und 3,5 Prozent weniger als bei allen männlichen Golfern.

Wie kommt es also, dass weibliche Amateure für Schulterprobleme anfälliger sind als Männer und weibliche Profis? Die einzige logische Antwort ist: Technik.

Weibliche Profis schlagen häufiger Bälle und spielen mehr Runden als Amateure, so dass sie eigentlich anfälliger für Verletzungen sein müssten, die durch Wiederholungen auftreten. Profis – sowohl Männer als auch Frauen – haben aber gekonnte Schwungtechniken und setzen ihre Schultern nicht übermäßiger Belastung durch schlechte Technik aus. Das kann man nicht von Amateuren behaupten, die ihre Schultern enorm dadurch belasten, dass sie den Schläger auf alle möglichen Arten schwingen.

Das erklärt eines nicht: Warum gibt bei den männlichen Amateuren und Profis die gleiche Prozentzahl Schulterverletzungen und warum haben die weiblichen Amateure mehr als doppelt so häufig Schulterprobleme wie die weiblichen Profis? Weibliche Amateure schwingen ihre Golfschläger nicht schlechter als durchschnittliche oder schlechte Männer. Warum gibt es einen so großen Unterschied zwischen weiblichen Amateuren und Profis, wenn bei Männern so ein Unterschied nicht besteht?

Die Antwort darauf ist Stärke. Männer sind (zum größten Teil) physisch stärker als Frauen, was bedeutet, dass eine männliche Schulter schlechte Schwünge besser verkraftet als die einer Frau. Aber es gibt eine gute Nachricht für Frauen: Haben sich Ihre Form und Technik soweit verbessert, dass Sie zur Top-Staffel der Amateure gehören oder den Profis ebenbürtig sind, ist die Wahrscheinlichkeit eine Schulterverletzung zu erleiden, geringer als bei Männern. Das wiederum ist ein gutes Argument, bei einem Profi Unterricht zu nehmen. Nicht nur, dass Frauen mit guter Technik ihre männlichen Partner auf dem Feld schlagen können, sie bleiben auch gesünder und haben weniger Verletzungen.

Ihre Schulter: Ein springendes Gelenk

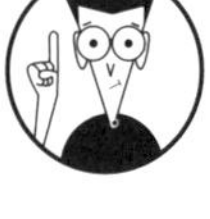

Sie haben vier Muskeln, die sich von der Oberseite der Schulter, um die Seiten und hoch vom Arm ziehen um die Schulter in Position zu halten und dem Gelenk die volle Bewegungsfreiheit zu geben. Die Enden dieser vier Muskeln bilden Sehnen, die dort verschmelzen, wo sich *Humerus* (Oberarmknochen) und *Glenoid* (Knochenstruktur am Ende des Schulterblatts, welches als Fassung für den Schulterball dient) treffen. Diese verschmelzenden Sehnen bilden das, was man die *Rotatoren-Manschette*, den Hauptbahnhof der Schulter nennt (siehe Abbildung 14.1).

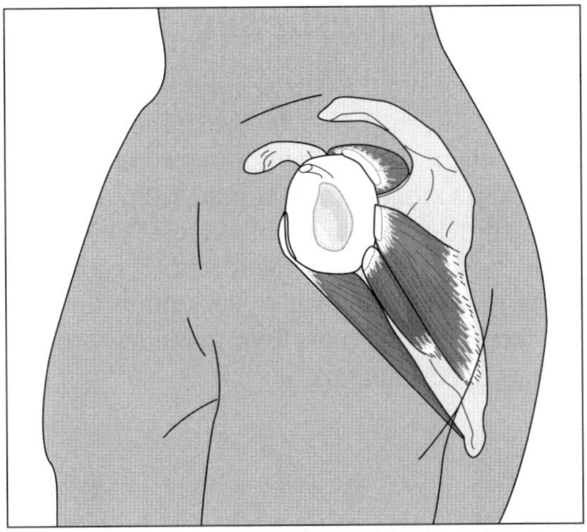

Abbildung 14.1: Die Rotatoren-Manschette ist das Zentrum der Schulter, wo all ihre Muskeln schließlich zusammenlaufen.

Stellen Sie sich die Schulter als universelles Gelenk vor. Sie erlaubt es, Ihren Arm wie eine Windmühle zu drehen, über die Brust den Arm zu erreichen, hoch, herunter und nach hinten zu greifen und Ihren Arm in beide Richtungen zu drehen. Um ein Gefühl für all die Bewegungen zu bekommen, die Ihre Schulter beim Golf durchläuft, versuchen Sie das Folgende:

1. **Strecken Sie Ihren Arm so weit Sie können nach vorne aus, als würden Sie nach etwas außerhalb Ihrer Reichweite greifen.**
2. **Machen Sie die gleiche Bewegung über Ihrem Kopf, wobei Sie so hoch wie möglich greifen und Ihre Schulter so weit es geht nach oben strecken.**
3. **Jetzt greifen Sie über Ihre Brust, fassen an Ihre gegenüberliegende Schulter und ziehen als würden Sie sich mit einem Arm umarmen.**
4. **Halten Sie diese Umarmung ein paar Sekunden. Dann greifen Sie hinter Ihren Rücken und berühren einen der Brustwirbel zwischen Ihren Schulterblättern.**
5. **Zum Schluss stützen Sie Ihren Ellbogen auf einen Tisch mit der Hand in der Luft. Bewegen Sie Ihren Arm wie einen Scheibenwischer, wobei Sie abwechselnd mit der Handfläche und dem Handrücken den Tisch berühren.**

Diese Auswahl an Bewegungen zeigt Ihnen, was Ihre Schulter bei einem Golfschwung aushalten muss. Ihre Muskeln müssen ziehen, drücken, sich drehen und wenden. Und das alles in einer flüssigen und wiederholbaren Bewegung.

Schultern Sie einen ordentlichen Golfschwung

Während des Golfschlags dreht sich die Schulter intern wie bei der Scheibenwischerübung zuvor. Sie bewegt sich außerdem seitlich über die Brust. Die Schulter hebt den Arm, wenn sie den Schläger zurück auf die Ebene bringt. Beim Abschwung werden diese Bewegungen mit ein wenig mehr Druck rückwärts ausgeführt. Wenn die Hüften den Abschwung einleiten und die Schultern nach hinten gedrückt werden, dreht sich die Schulter extern ebenso wie bei der Scheibenwischerübung. Sie bewegt sich außerdem seitlich zurück über die Brust, nur dass diesmal mehr Druck hinter der Bewegung ist, da der untere Teil des Körpers die Schultern herunterzieht (in Kapitel 6 erhalten Sie mehr Informationen zum Abschwung). Dies ist das Gefühl, das Sie bei der Umarmungsübung hatten.

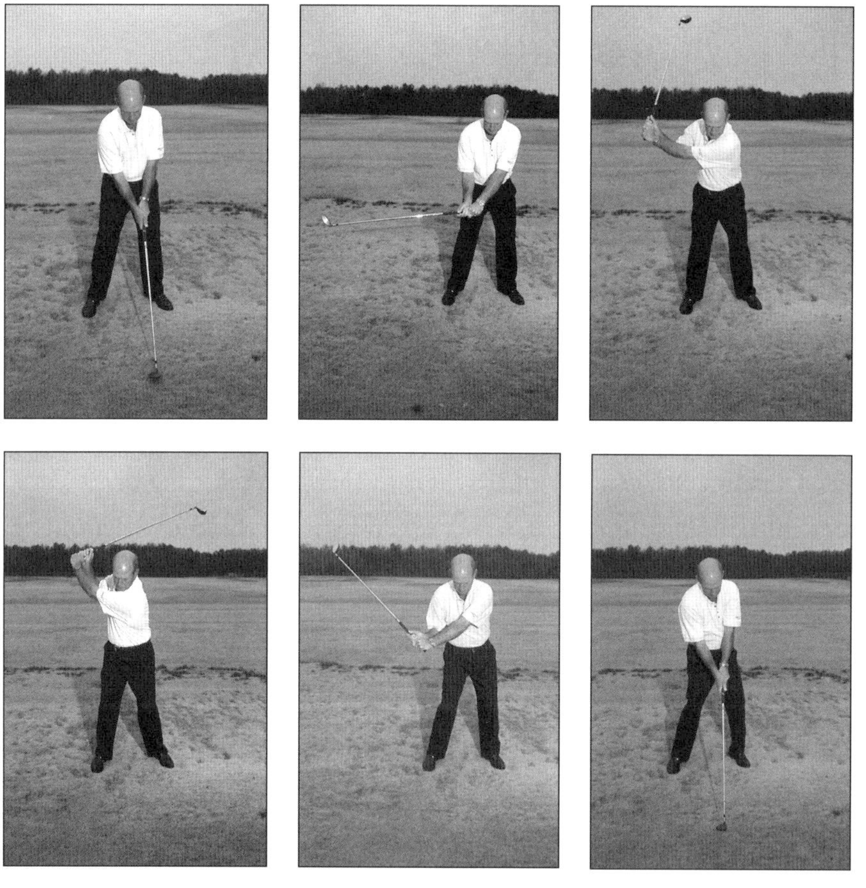

Abbildung 14.2: Schwungsequenz von Beginn des Rückschwungs bis zum Abschlag

Die zurückhängende (oder nicht betroffene) Schulter muss auch eine Reihe von komplexen Bewegungen während des Schwungs durchlaufen. Wenn sich der Rumpf wendet und die Schultern beim Rückschlag dreht, dreht sich die zurückhängende Schulter, während sie den rechten Arm an die Spitze des Schwunges bringt und den Schläger auf der richtigen Ebene hält. Das verursacht enormen Druck auf die Rotatoren-Manschette. Dieser Druck wird noch verstärkt, wenn die Hüften den Abschwung einleiten und die zurückhängende Schulter aktiviert wird. Ellbogen und Handgelenk des zurückhängenden Arms erzeugen durch den Abschlag eine hohe Schläger-Geschwindigkeit und die zurückhängende Schulter dreht sich über die Brust, wenn der Oberkörper den Abschlag und Durchschwung durchläuft (siehe Abbildung 14.2).

Dieser komplexe Ablauf mit den Schultern erfordert synchronisierte und ausbalancierte Bewegungen zwischen allen Muskeln in der und um die Rotatoren-Manschette herum. Alles, was diese Synchronisation beeinträchtigt wie z. B. schlechte Form, schlechtes Timing oder Schwäche und Anspannung in einer oder in mehreren dieser wesentlichen Muskelgruppen, verursacht eine mögliche Gefahr für die Rotatoren-Manschette, da dann die anderen Muskeln Ihren Spielfehler ausgleichen müssen.

Die Ursachen für eine Verletzung der Rotatoren-Manschette erkennen

Egal um welche Sportart es sich handelt, es gibt immer zwei hauptsächliche Gründe für eine Verletzung der Rotatoren-Manschette: Wiederholung und Trauma. Nehmen wir zum Beispiel Baseball. Ein Überhandwurf ist in sich gesehen keine gefährliche Handlung. Kinder und Erwachsene machen das jeden Tag. Aber Werfer, die in der Oberliga spielen, müssen mit der Häufigkeit ihrer Würfe sehr vorsichtig sein. Man wird selten einen beginnenden Werfer sehen, der mehr als einmal alle vier bis fünf Tage wirft. In den Fällen, wenn ein Werfer nach drei Tagen Pause wirft, wird von seinem Trainer sehr genau die Anzahl der Würfe überprüft um sicherzugehen, dass er es nicht übertreibt. Nach hundert oder mehr Würfen wird ein Anfänger aus dem Spiel genommen, egal wie gut er wirft.

Golfer erfahren nicht die Unterstützung durch Trainer, Teamkameraden, Mittelfeldspieler oder andere Werfer. Die meisten Amateur-Golfer haben auch kein Team von Orthopäden in der Nähe, das nach jeder Runde die Kondition ihrer Knochen und Gelenke prüft. Zum größten Teil sind Golfspieler auf sich gestellt und, wie alle anderen Sportler auch, übertreiben manchmal.

Wiederholung: Zuviel des Guten

Selbst wenn Sie den Schläger bei jedem Schlag, beim Üben oder in einer Runde perfekt schwingen (unmöglich, aber eine schöne Vorstellung), belasten Sie wiederholt Ihre Rotatoren-Manschette. Bei älteren Golfern wird die Belastung mehr zum Problem, da ältere Sehnen natürlich härter und angespannter sind als jüngere. Auch wenn Sie nicht mehr oder weniger trainieren als vor 10 Jahren, reagieren einige Körperteile (wie die Rotatoren-Manschette) anders. Wiederholte Bewegungen, wie z. B. das Schlagen von 50 oder 100 Bällen vor oder nach dem Spiel verursachen Schulterprobleme.

Es gibt keine magische Zahl von Wiederholungen, die eine Grenze markiert, nach deren Überschreitung eine Verletzung der Rotatoren-Manschette erfolgt. Manche Menschen haben überhaupt kein Problem, wenn sie Hunderte von Bällen am Tag schlagen, andere dagegen ermüden schon nach nur 30 oder 40 Bällen. Deswegen ist es so wichtig, die gesamte Schultergegend zu stärken und zu dehnen, um Verletzungen zu vermeiden. Zusätzlich sollten Sie natürlich darauf achten, wie und wie oft Sie trainieren, und welchen Effekt diese Übungen auf die Gesundheit Ihrer Schulter haben.

Golf ist wie jede andere sportliche Anstrengung: Es ist besser, Schritt für Schritt in gute Form zu kommen, anstatt es in unregelmäßigen, großen Sitzungen zu übertreiben. Sie würden auch keinen Marathon laufen, wenn Sie in den letzten sieben Monaten gar nicht gelaufen wären. Genauso wenig würden Sie nicht mit einem achtstündigen Krafttraining anfangen, wenn Sie schon länger als ein Jahr keine Gewichte mehr gehoben hätten.

Natürlich sind Sie schlau genug, sich nicht auf solche törichten und abstrusen Anstrengungen einzulassen. Wenn es aber um Golf geht, werden viele unlogisch. Wenn Sie einer der typischen Amateure sind, werden Sie nichts davon halten, am ersten schönen Frühlingstag – nach einem Monat oder mehr ohne Golf – auf die Driving-Range zu gehen und dort haufenweise Übungsbälle zu schlagen. Auch Hunderte von Schwüngen, die Sie während einer gigantischen Sitzung praktizieren, werden nicht die Spinnweben zerreißen, die während des Winters über Ihrem Spiel gesponnen wurden.

Das Gleiche trifft z. B. auch auf die Vorbereitung für Ihre Club-Meisterschaft zu. Zu viele Leute eilen eine Woche vor dem Turnier auf den Platz und versuchen in sechs Tagen das Training eines ganzen Sommers nachzuholen. Das Ergebnis ist dann, dass sie wahrscheinlich schlechter spielen, als wenn sie einfach bei ihrem normalen regelmäßigen Training geblieben wären. Die Wahrscheinlichkeit einer Verletzung ist zusätzlich größer als gewöhnlich.

So können Sie Ihre Schulter vor Verletzungen bewahren:

- **Wärmen Sie Ihre Schultern immer auf, bevor Sie Schwünge ausführen, selbst wenn Sie nicht vorhaben viele Bälle zu schlagen.**
- **Dehnen Sie Ihre Schulter vor und nach der Übung und dem Spiel. Geschmeidige Muskeln und gedehnte Sehnen sind weniger verletzungsanfällig.**
- **Achten Sie auf die Temperatur.** Kalte Muskeln versteifen eher als warme Muskeln. Steife Muskeln sind auch anfälliger für Wiederholungsverletzungen. Sie fühlen sich vielleicht wohl, wenn Sie bei 5 Grad Bälle schlagen, aber Ihre Schulter arbeiten doppelt so schwer um den Schläger zu schwingen und warm zu bleiben. Eine zusätzliche Bekleidungsschicht – eine Weste, ein Pullover oder eine Jacke – bei mäßigen oder kühlen Temperaturen wird Ihre verletzlichen Muskeln isolieren und das Verletzungsrisiko reduzieren.
- **Stellen Sie einen Übungsplan auf und bleiben Sie dabei.** Es hilft Ihrem Spiel nicht, wenn Sie einfach Bälle schlagen, nur weil Sie gerade am Übungs-Tee stehen. Es schadet eher Ihrer Gesundheit. Erscheinen Sie immer mit einem

Plan auf der Driving-Range und halten Sie diesen ein. Wenn Sie an Ihrem Wedge-Spiel arbeiten, sollten Sie nicht noch eine Stunde auf dem Platz bleiben um mit Drivern zu schlagen. Das nützt weder Ihrem Körper noch Ihrem Spiel.

- ✔ **Investieren Sie so viel Zeit in die Kräftigung und Dehnung Ihrer Schultern wie in das Üben des Schwungs.** Stärkere und geschmeidigere Rotatoren-Manschetten sind weniger verletzungsanfällig. Je mehr Zeit Sie auf die Stärkung und Dehnung der Schultern verwenden, desto weniger Zeit werden Sie verletzungsbedingt ausfallen.

Eine akute *Sehnenentzündung* in den Sehnen der Rotatoren-Manschette ist die häufigste selbst verschuldete Schulterverletzung durch Übertreibung. Das Reißen der Sehnen kann aber auch durch Wiederholungen kommen. Dieses Abreißen kann verheerend sein. Sie können Ihren Arm nicht mehr über den Kopf heben oder ein Glas Wasser halten. In solch extremen Fällen ist eine Operation höchstwahrscheinlich. So muss es aber nicht sein. Wenn Sie Ihre Gewohnheiten ändern, können Sie die Wahrscheinlichkeit einer solch düsteren Prognose minimieren und von sich fernhalten.

Hier sind einige Dinge, die Sie sich merken sollten:

- ✔ **Fangen Sie nach einer langen Pause nie mit einem vollen Trainings- und Spielplan an.** Arbeiten Sie schrittweise auf komplette Übungsstunden hin und machen Sie nicht zu viel, zu schnell.
- ✔ **Spielen Sie am Anfang der Saison ein paar 9-Loch-Runden.** Es ist verlockend einen schönen Tag zu nutzen um viel Golf in der Zeit, die Sie haben, zu spielen. Das kann aber zu ernsten Problemen führen. Eine diszipliniertere Vorgehensweise wäre es, auch den anderen Spielern ein bisschen Tageslicht zu überlassen und die ersten Male nur neun Löcher zu spielen.
- ✔ **Versuchen Sie zu Hause den Schläger langsam zu schlagen um Ihre Muskeln einzustimmen und zu kräftigen ohne mögliche Wiederholungs-Probleme herbeizuführen.** Wenn Sie Ihren Schwung so langsam wie möglich durchführen, stärken Sie Ihre Schultern, während Sie die Muskeln warm halten und auf die Bewegungen des Schwunges einstellen.
- ✔ **Hören Sie sofort auf zu trainieren oder zu spielen, wenn Sie Schwäche oder Schmerz in Ihren Schultern spüren.** Es macht nichts, wenn Sie nur 10 Schläge machen. Wenn Ihre Schulter sagt, dass es Zeit ist aufzuhören, müssen Sie aufhören und Ihre Schultern für einen anderen Tag schonen.

Trauma: Es nicht das, was Sie bei »Emergency Room« sehen

Verletzungen der Rotatoren-Manschette teilen sich gleichmäßig in zwei Kategorien: Solche, die durch Wiederholungen auftreten, und die, die aus einem Trauma resultieren. Bei dem Wort Trauma stellt man sich eine Notaufnahme vor, in der Ärzte-Teams um einen kritischen

Patienten schwärmen. Obwohl Dinge wie gebrochene Arme, Herzinfarkte und Schusswunden definitiv traumatisch sind, sind das nicht die Traumata, über die Sie sich Gedanken machen müssen.

Die Art von Trauma, die Ihre Rotatoren-Manschette nachhaltig beeinflusst, kann alles Mögliche sein: Sie stoßen sich Ihre Schulter am Türrahmen oder treffen eine Wurzel oder einen Stein bei Ihrem Abschwung. Es braucht nicht viel, um eine kleine Verletzung in einer älteren Rotatoren-Manschette zu verursachen, da die Sehnen nicht mehr so flexibel und anfälliger für Belastungen sind. Einige der geringfügigeren Traumen, die zu Verletzungen der Rotatoren-Manschette bei Golfern führen können, sind:

- **Der Boden wird während des Schwungs vor dem Ball, umgangssprachlich »fett« getroffen.** Das scheint nur ein kleiner Vorfall, aber Ihr Schläger erreicht während des Abschwungs eine Geschwindigkeit von 120 bis zu 160 Stundenkilometern. Wenn Sie den Schlägerkopf in den Boden schlagen, während die Schultern den Schwung weiterführen, ist das wie ein kleiner Autounfall. Dabei können die Sehnen leicht von der Rotatoren-Manschette abreißen.
- **Ein anderes Objekt als der Ball, wie z. B. eine Baumwurzel, ein Stein oder eine harte Oberfläche wird getroffen.** Wenn Ihr Körper auf den Aufprall von Schläger gegen Ball vorbereitet ist, kann alles, was diese Vorbereitung stört, als mildes Trauma bezeichnet werden. Das könnte sich wie ein Stachel anfühlen, ein kleiner Schmerz, der Ihre Hände und Arme hochschießt, nach ein paar Minuten aber verschwindet. Es könnte aber auch in etwas weitaus Schlimmerem enden, so wie eine Spannung oder ein Riss in einem Muskel oder einer Sehne.
- **Sie ändern oder modifizieren Ihren Schwung um ihn spezifischen Umständen auf dem Platz anzupassen.** Sie machen z. B. einen Schwung um einen Baum herum oder einen Schwung, der den Ball in die eine oder andere Richtung krümmen soll, oder Sie machen einfach nur einen schlechten Schwung. Was auch immer der Grund ist, diese Sorte von Änderung kann in einem Trauma enden, das zur Verletzung führt.
- **Sie spielen verletzt.** Wie ich schon in einer früheren Analogie in diesem Buch erwähnte, ist eine kleine Verletzung der Rotatoren-Manschette vergleichbar mit einem kleinen Schlagloch auf der Landstraße. Man kann sich das auch wie bei einer Videokassette vorstellen. Ein kleiner Kratzer wird gar nicht oder nur als kleine Störung bemerkt. Je öfter das Band aber gespielt wird, desto schlimmer wird das Problem, bis das Video unbrauchbar ist. Wenn Sie also mit einer leichten Schulterverletzung weiter trainieren und spielen, könnte das leicht zu einer großen Schulterverletzung führen, die dann eine umfassende Behandlung erfordert.

Einige dieser Traumata sind unvermeidbare Unfälle. Andere aber werden ausschließlich durch den Golfer verursacht. So oder so, im Folgenden finden Sie einige Dinge, die Sie sofort tun sollten, wenn Sie ein Trauma in der Rotatoren-Manschette erleben:

- ✔ **Hören Sie auf zu trainieren oder zu spielen.** Jetzt weiterzuspielen und somit die Verletzung zu erschweren, wäre töricht und kontraproduktiv.
- ✔ **Überprüfen Sie Ihre Bewegungsfähigkeit and die Stärke der Schmerzen in Ihrer Schulter.** Wenn Sie in Ihrer Bewegung nicht eingeschränkt sind und keine Schmerzen haben, sind Sie vermutlich sicher. Aber wenn Sie Ihre Schulter nicht in eine bestimmte Richtung (wie z. B. Ihren Arm über den Kopf heben) drehen können oder einen stechenden Schmerz fühlen, wenn Sie Ihre Schulter bewegen, haben Sie ein Problem.
- ✔ **Hören Sie sofort auf Ihre Schulter zu bewegen und legen Sie Eis auf, wenn Sie in den ersten 48 Stunden eine Schwellung bemerken.** Das wird das Problem zwar nicht komplett beheben, aber dadurch wird es auch nicht schlimmer. Dies ist eine gute Vorsichtsmaßnahme, bis Sie Ihre Schulter von einem Spezialisten haben untersuchen lassen.
- ✔ **Suchen Sie einen Arzt auf.** Selbst wenn Ihre Rotatoren-Manschette nicht gerissen ist, wird Ihr Arzt Ihnen vielleicht bestimmte Übungen oder Behandlungen zur zukünftigen Stärkung und zum Schutz dieses Bereiches verschreiben.

Ihre Rotatoren-Manschette stärken

In diesem Abschnitt erläutere ich einige Übungen, die speziell die Rotatoren-Manschette stärken. Sie sollten Sie in Ihr tägliches Trainingsprogramm aufnehmen (siehe Kapitel 8). Betrachten Sie sie als vorbeugende Medizin, als schützenden Aufbau für ein verletzliches Körperteil. Falls Sie in der Vergangenheit Probleme mit der Rotatoren-Manschette hatten, sind diese Übungen auch großartig für die Rehabilitation.

Selbstverständlich sollten Sie Ihren Arzt um Rat fragen, bevor Sie mit einem Rehabilitations-Programm beginnen. Gibt Ihnen der Arzt aber sein Einverständnis, können Sie diese Übungen ganz oben auf Ihre Liste setzen.

Seitliches Heben

Diese spezielle Übung an der Maschine stärkt die Hauptmuskeln der Schulter, die die Rotatoren-Manschette schützen. Setzen Sie sich mit dem Gesicht zu den Gewichten in den dafür vorgesehenen Sitz, platzieren Sie die Außenseiten Ihrer Arme auf die Polster und greifen Sie die Handgriffe. Dann heben Sie in einer einzigen, flüssigen, hebenden Bewegung die Ellbogen und Unterarme wie ein Vogel, der seine Flügel hebt, bevor er fliegt (siehe Abbildung 14.3). Sie werden diese Übung im Zentrum Ihrer Schultern fühlen. Nachdem Sie Ihre Arme vollauf gehoben haben, senken Sie sie langsam zurück zur Startposition ohne das Gewicht fallen zu lassen oder zu hetzen. Abhängig von Ihrem aktuellen Fitness-Level, wiederholen Sie diese

Übung 10 bis 20 Mal. Wählen Sie ein Gewicht, das es Ihnen ermöglicht, die empfohlene Anzahl an Wiederholungen auszuführen.

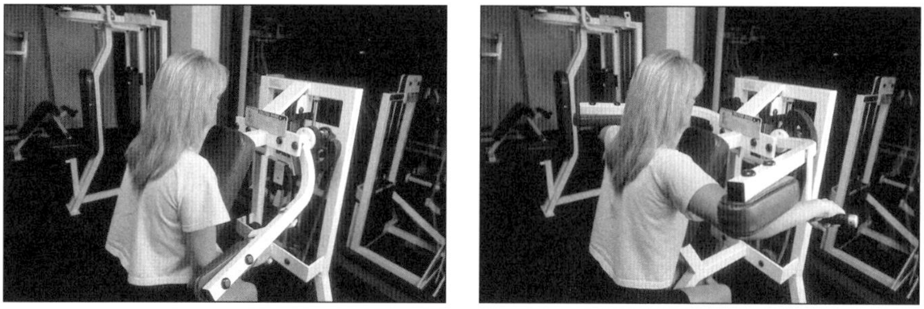

Abbildung 14.3: Das seitliche Heben schützt die Rotatoren-Manschette vor Verletzungen.

Drehung nach außen

Der König aller Übungen für die Rotatoren-Manschette ist die *Drehung nach außen*. Dies ist eine Übung ohne Gewichte, bei der Sie auf der Seite liegen, mit dem Arm auf dem Boden direkt unter Ihnen ausgestreckt, als würden Sie Ihren Bizeps als Kissen benutzen. Winkeln Sie nun Ihren oberen Arm an und legen Sie Ihren Ellbogen gegen Ihre Seite. Sie halten in Ihrer oberen Hand (Handfläche nach unten) eine Hantel. Heben Sie nun dieses Gewicht, wobei Sie Ihren Ellbogen an der Seite und den Trizeps an Ihren Körper halten (siehe Abbildung 14.4). Wiederholen Sie diese Übung, abhängig von Ihrer Fitness, 10 bis 20 Mal mit jedem Arm.

Die Drehung nach außen ist keine große Bewegung. Ihre Rotatoren-Manschette hat vermutlich keine große Beweglichkeit in diese Richtung und Sie sollten sie nicht weiter zwingen, als angenehm ist. Heben Sie das Gewicht niemals so weit, dass sich Ihr Arm hinter Ihrem Körper befindet. Eine kleine Hebung ist in dieser Übung nützlicher als eine große.

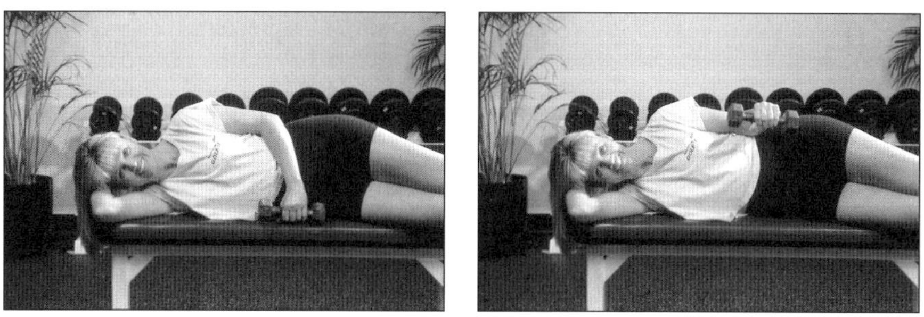

Abbildung 14.4: Kelly stärkt die Rotatoren-Manschette durch Drehung nach außen.

Drehung nach innen

Bei der *Drehung nach innen* wird die Rotatoren-Manschette dadurch gestärkt, dass die Schulter in die der externen Rotation gegenüberliegenden Richtung bearbeitet wird. Diese Übung ist wichtig für die Balance beim Stärken aller Teile der Rotatoren-Manschette.

Bei dieser Übung liegen Sie auf der Seite. Statt den unteren Arm wie ein Kissen zu strecken, stützen Sie Ihren Kopf mit einem festen Kissen oder einem gerollten Handtuch. Halten Sie Ihren unteren Arm nah an Ihren Körper, wobei Sie den Ellbogen beugen. Während Sie Ihren Trizeps gegen den Körper drücken, heben Sie die untere Hand (Handfläche nach oben) mit einer Hantel zu Ihrer Brust. Bei dieser rotierenden Bewegung bleibt der Ellbogen auf dem Boden (siehe Abbildung 14.5). Wiederholen Sie diese Übung auf beiden Seiten, abhängig von Ihrer Fitness, langsam und flüssig 10 bis 20 Mal.

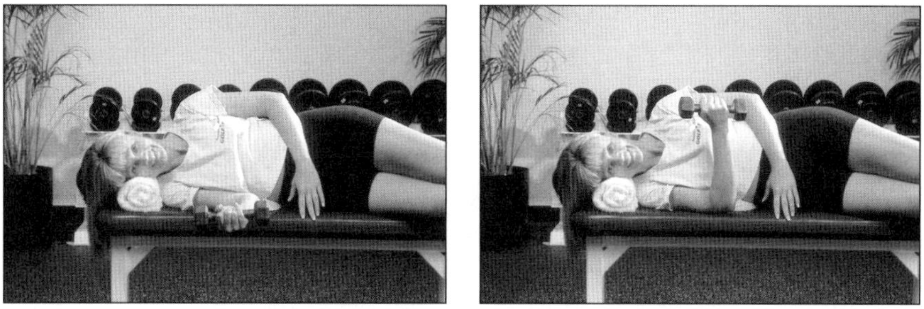

Abbildung 14.5:Kelly bei der Drehung nach innen

Wahrscheinlich werden Sie dazu tendieren, das Gewicht aus dieser Position durch Heben von Ellbogen und Arm vom Boden hochzureißen. Das ist eine natürliche Tendenz Ihres Körpers um größere, stärkere Muskeln übernehmen zu lassen. Damit diese Übung effektiv ist, müssen Sie genau auf die Ausführung achten. Nehmen Sie ein Gewicht, mit dem Sie arbeiten können. Wie die Drehung nach außen ist auch dies keine große Bewegung. Übertreiben Sie nicht.

Keine Verletzung ist gut, aber Verletzungen der Rotatoren-Manschette können besonders verheerend sein, und manchmal sogar, wie im Fall von Jerry Pate, das Ende einer Karriere bedeuten! Sie sollten in jedem Fall Ihre Rotatoren-Manschette stärken und schützen.

Vermeiden Sie Verletzungen an Hand und Ellbogen

15

In diesem Kapitel

- Den Ellbogen eines Golfers verstehen und schützen lernen
- Übliche Handverletzungen erkennen und vermeiden
- Kraft- und Dehnübungen für Ihre Hände, Handgelenke und Ellbogen

»Wenn Sie nicht den idealen Griff haben, wird Ihre Art der Kompensierung dieser Fehlhaltung vermutlich zu einem unausgeglichenen Spiel und unnötigen Verletzungen führen. Ich habe z. B. beim Tennis beobachtet, dass ein schwacher Griff zu Belastungen des Ellbogens und zu einem Tennisarm führen kann. Sie sollten dies berücksichtigen, wenn Sie an Ihrem Golfspiel etwas ändern möchten.«

Nick Price

Da die einzige Verbindung zu Ihrem Golfschläger durch Ihre Hände stattfindet, ist es nicht verwunderlich, dass die Hände und Handgelenke von Golfern anfällig für Verletzungen sind. Diese Verletzungen reichen von einer leicht störenden Schmerzhaftigkeit im Daumen bis hin zu Schwellungen, Unbeweglichkeit und Schmerz in den Fingern und Handgelenken. Manchmal braucht es einfach nur etwas Ruhe um diese Beschwerden zu heilen, aber Golfspieler sind ebenfalls anfällig für ernstere Hand- und Handgelenksverletzungen, die mehr als Ruhe oder sogar eine Operation erforderlich machen.

Das Gleiche trifft auf die Ellbogen zu. Die Muskeln in Ihren Unterarmen bilden zusammen mit Bizeps und Trizeps Sehnen am Ellbogen. Gelegentlich werden diese Sehnen durch wiederholten Gebrauch belastet. Diese Art von Verletzungen ist unter älteren Golfern bekannt und kann zu schmerzhaften Problemen führen.

Mehr als 30 Prozent aller Amateure erleben Schmerz oder Verletzung in ihren Händen, Handgelenken, Ellbogen oder jedem dieser Körperteile. Hand- und Handgelenksbeschwerden führen die Verletzungsliste bei Profis an. Die Zahl ist im Hinblick auf die Gesamtzahl und den Prozentsatz wesentlich größer als bei Rückenproblemen (siehe Kapitel 13) oder Schulterschmerzen (siehe Kapitel 14). Das große Missverhältnis zwischen Profis, erstklassigen Amateuren und den Freizeit-Golfern mit leicht höheren Handicaps hängt von den folgenden Faktoren ab:

- ✔ Gute Spieler entwickeln eine höhere Schlägerkopfgeschwindigkeit. Deshalb bewegen sich ihre Hände schneller durch den Schlag als die der meisten Amateure.

- Profis und erstklassige Amateure schlagen mehr Golfschläge als Gelegenheitsspieler, was bedeutet, dass die besten Spieler dazu tendieren, die schädliche Wirkung von *Wiederholungsverletzungen* (Verletzungen, die daraus resultieren, das immer wieder dieselbe Bewegung ausgeübt wird) erleiden.

Bei den Ellbogenverletzungen gibt es ein entgegengesetztes Missverhältnis. Amateure haben diese Verletzungen häufiger als Profis. Das rechtfertigt eine genauere Betrachtung.

Der Golfarm

Der Begriff *Golfarm* wird in der Umgangssprache nicht so häufig benutzt wie der Begriff *Tennisarm*, die Beschwerden sind aber sehr ähnlich. Der Tennisarm, medizinisch *Epicondylitis humeri radialis* genannt, tritt bei Tennisspielern im Schlägerarm auf und resultiert aus Rückhand-Schlägen bei denen der Schlägerarm während eines Über-die-Brust-Schwungs ausgestreckt wird. Durch die *Pronation* und *Supination* (Drehen der Handfläche nach unten oder oben), die mit diesem Schlag einhergehen, kann es manchmal zu kleinen Rissen oder Anspannungen in den externen Sehnen des Ellbogens kommen. Als Ergebnis werden kleine Bewegungen schmerzhaft und damit das alltägliche Leben schwierig. Es kann durchaus passieren, dass jemand, der einen Tennisarm hat, wegen seiner Schmerzen nicht in der Lage ist ein Glas zu öffnen oder ein Buch vom Boden zu heben. Der einzige Weg, diese Verletzung zu behandeln, sind Ruhe und die Ruhestellung des Ellbogens bis der Körper sich selbst heilen kann.

Im Ellbogen treten diese Symptome an etwas anderen Stellen, aber aus beinahe den gleichen Gründen auf. Beim Golfarm, *Epicondylitis medialis humeri* genannt, ist normalerweise der führende Arm betroffen. Eine überwältigende Zahl von Fällen (mehr als 90 Prozent) berichtet über Schmerzen im führenden Arm, was für die Rechtshänder der linke Arm ist. Genau wie beim Tennisarm sind die Sehnen im Gelenk anfällig für Belastungen, Entzündungen und kleinere Risse. Der einzige Unterschied ist, dass beim Golfarm die *inneren* Sehnen betroffen sind. Der Grund dafür, dass der Golfarm auf den inneren Teil der Gelenke begrenzt ist, besteht darin, dass sich alle *Beugemuskeln* – die Muskeln, die die Handfläche zum Arm ziehen – mit dem inneren Teil des Ellbogens, genannt *Epicondylus ulnaris*, verbinden. Entzündungen und Spannungen treten in diesem Bereich durch wiederholte Pronation und Supination der Arme während des Golfschwungs auf. Geringfügigere Traumen, wie beispielsweise »fettes« Treffen, sind ebenso häufige Ursachen für den Golfarm. In Abbildung 15.1 erfahren Sie mehr über den Ellbogen.

Zu verstehen was ein Golfarm ist, erklärt nicht, warum Amateure fünfmal häufiger als Profis einen solchen bekommen. Eigentlich wäre es logisch, dass eher die Profis am Golfarm leiden, da diese Verletzung ja aus ständigen Wiederholungen rührt. Im Grunde schlagen Profis mehr Bälle, die meisten Fälle von Golfarm treten aber bei Amateuren im Alter von 35 oder darüber auf, die mehr als drei Runden in der Woche spielen.

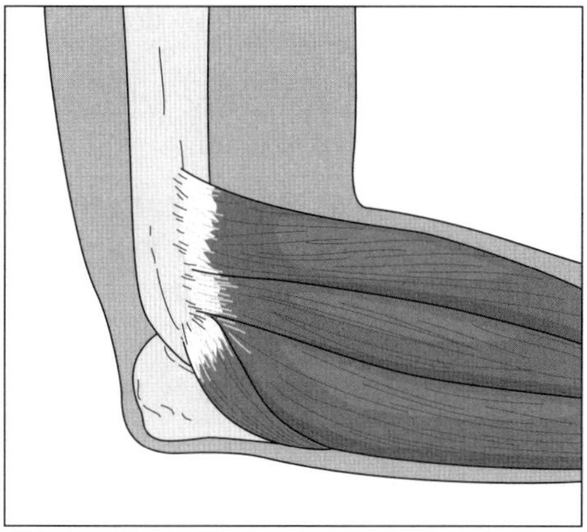

Abbildung 15.1: Der menschliche Ellbogen

Den Golfarm erkennen und behandeln

Manchmal ist der Schmerz nur gering, ein kleines Ärgernis, das nach ein wenig Ruhe verschwindet, aber unweigerlich wieder auftaucht, wenn Sie das nächste Mal spielen. Durch den Fortschritt der Verletzung wird der dumpfe Schmerz vielleicht beständiger. Jemandem die Hand zu schütteln wird zu einer schmerzhaften Begegnung und das Heben von ein wenig schweren Objekten, wie einem gepackten Koffer, wird zur Katastrophe. Der Schmerz ist im inneren Ellbogen isoliert und macht diesen Bereich sehr empfindlich für jede Berührung. Wenn Sie Ihr Ellbogengelenk jetzt belasten, wird der Schmerz durch Ihren ganzen Körper schießen.

Wird ein Golfarm nicht behandelt, kann er so schmerzhaft werden, dass Sie nicht mehr in der Lage sind einen Schläger zu greifen. Glücklicherweise muss es nicht so weit kommen.

Tatsächlich ist es einfach, einen Golfarm zu behandeln, und wenn Sie die Verletzung rechtzeitig erkennen, sollte es nicht zu Störungen Ihrer normalen Routine kommen. Im Folgenden finden Sie einfache Abhilfemaßnahmen, die Sie selbst zu Hause durchführen können.

- ✔ **Ruhe:** Wie beim Tennisarm brauchen die entzündeten Sehnen, die für den Golfarm verantwortlich sind, einfach ein bisschen Zeit um zu heilen. Ein paar Tage kompletter Ruhe ohne Hebungen und mit ein wenig Dehnung des verletzten Ellbogens geben den natürlichen Heilstoffen Zeit diese schmerzhaften Sehnen zu heilen.
- ✔ **Eis:** Wenn Sie Ihren Ellbogen in den ersten drei bis vier Tagen Ihrer Verletzung mehrmals am Tag für 10 bis 15 Minuten kühlen, können dadurch Schwellungen und Schmerz gemindert werden.

- **Wärme:** Sollte nach diesen drei Tagen mit Kühlung der Schmerz immer noch vorhanden sein, versuchen Sie es mit feuchter Wärme. Legen Sie Ihren Ellbogen mehrere Tage lang mehrmals am Tag für ca. 10 bis 15 Minuten in eine Schüssel mit warmem Wasser. Dauert der Schmerz weiter an, suchen Sie Ihren Arzt auf.
- **Entzündungshemmende, nicht-steroide Medikamente:** Bei empfohlener Einnahme dieser Medikamente, wie z. B. Aspirin und Ibuprofen, können Schwellungen und Schmerzen durch die Sehnenbelastung reduziert werden. Zusammen mit anderen Behandlungen wird Ihnen ein Aspirin am Tag helfen Ihre schmerzhaften Ellbogengelenke zu heilen.

Unter Aufsicht oder auf Empfehlung eines Arztes können Sie auch die folgenden Maßnahmen ergreifen.

- **Ultraschall-Therapie:** Ihr Arzt wird Ihnen vielleicht Ultraschall-Behandlungen gegen die anhaltenden Schmerzen im Golfarm verschreiben. Diese Behandlungen sind schmerzfrei und effektiv, erfordern aber regelmäßige Praxisbesuche bei Ihrem Arzt.
- **Steroid-Injektionen:** In ernsten und hartnäckigen Fällen kann es passieren, dass der Arzt Ihnen die Injektion einer kleinen Dosis Steroide, wie z. B. Kortison, in den verletzten Bereich empfiehlt. Das ist zwar ein radikaler Schritt, hilft aber in den meisten Fällen. Egal wie schlecht es Ihnen geht, Sie werden kaum mehr als zwei oder drei Injektionen benötigen.
- **Unterarm-Klammer:** Sie können Unterarm-Klammern, die speziell zur Vermeidung von Druck auf die Ellbogensehnen entwickelt wurden in den meisten Sportgeschäften oder über Ihren Arzt kaufen. Diese Klammern sind bei der Behandlung von Golfarmen nicht immer effektiv, helfen aber die Schmerzen zu verringern, sodass Sie sich auf dem Platz amüsieren können.

Ellbogen-Problemen vorbeugen

Mit geeigneten Übungen und einer guten Technik ist es möglich, die Möglichkeit von Schwierigkeiten mit dem Ellbogen drastisch zu reduzieren.

Ob Sie nun Ihren Griff ändern, Ihren Schwung anpassen oder ein paar präventive Übungen in Ihre tägliche Routine einbauen, es gibt viele simple Möglichkeiten, um sich vor dieser Verletzung zu schützen.

Reduzieren Sie den Druck Ihres Griffes

Viele wissenschaftliche Golfdozenten haben endlose Abhandlungen über die Wichtigkeit des korrekten Golfgriffs geschrieben. Egal welche Methode Sie im Spiel nutzen oder an welche Griffprinzipien Sie glauben oder nicht glauben, es gibt zwei Dinge, über die man nicht diskutieren sollte:

- Egal welche Methode Sie beim Halten des Golfschlägers anwenden (siehe Kapitel 3 für mehr Informationen über die verschiedenen Griffarten), Zweck des Griffs ist es, die Hände so um den Schläger zu legen, dass sie als Einheit maximale Schlägerkopfgeschwindigkeit und Stetigkeit beim Abschlag entwickeln.

- ✔ Entspannte Hände bewegen sich schneller durch die Abschlagszone als angespannte, verkrampfte Hände.

Um dieses Golf-Sprichwort zu testen, halten Sie Ihren Arm gerade vor sich und bewegen Sie Ihre Hand von Seite zu Seite, als würden Sie einen imaginären Troll schlagen. Jetzt ballen Sie Ihre Hand so fest wie möglich zur Faust und versuchen Ihre Hand auf die gleiche Weise zu bewegen. Die Hand bewegt sich als Faust wesentlich langsamer, als wenn sie offen und entspannt ist. Das trifft auch auf den Golfschwung zu. Ein fester Griff um den Schläger verlangsamt die Hand während des Schlags, während sich entspannte Hände wesentlich schneller und effektiver durch die Schlagzone bewegen.

Wenn Sie Ihren Griffdruck erleichtern, können Sie Ihre Hände schnell und unbehindert durch den Schlag bringen und den Druck auf die Sehnen in Ihren Händen, Handgelenken und Ellbogen reduzieren. Diese Tatsachen sind unbestreitbar. Das Problem dieses Konzeptes liegt aber nicht in Logik und Verstand. Das Problem ist die Tatsache, dass es unserem natürlichen Instinkt widerstrebt, etwas mit entspannten Händen zu schlagen. Jedes Mal, wenn Sie sich darauf vorbereiten, einen Schlag zu machen, spannt sich Ihr Körper an. Das ist eine elementare Reaktion. Ob Sie einen Boxsack oder Punchingball schlagen, Ihr Körper stärkt sich für den Aufprall. Die Anspannung in Ihren Händen zieht sich hoch in Ihre Arme und in Brust und Rücken. Dadurch wird Ihre gesamte Bewegung aus dem Gleichgewicht gebracht und der ganze Körper ist anfällig für Verletzungen.

Nur durch Konzentration auf einen entspannten Griff, unablässiges Training und Berücksichtigung einiger Grundregeln können Sie diese Spannungs-bezogenen Neigungen bewältigen.

- ✔ **Trainieren Sie mit geformten Griffen:** Obwohl es die Golfregeln nicht erlauben, mit einem Griff zu spielen, der geformt oder in irgendeiner Form verändert wurde (wie z. B. formangepasste Griffe, die dabei helfen, die Hände richtig um den Griff zu legen), können und sollten Sie mit dieser Art von Griffen üben. Diese geformten Griffe helfen Ihnen nicht nur, den Schläger korrekt anzufassen, sie ermöglichen auch eine Reduzierung der Spannung in der Hand, ohne, dass Sie ein Abrutschen oder Drehen des Schlägers beim Schwung befürchten müssen.

  Sie sollten sich einen alten Schläger aussuchen, den Sie nur noch zum Training benutzen. Sie können auch einen geformten Griff anbringen ohne die Regeln zu verletzen. Einen geformten Griff können Sie in den meisten Golf-Läden kaufen, in einem der zahlreichen Kataloge oder im Internet bestellen. Solange Sie Ihren Trainingsschläger nicht mit auf den Platz nehmen, können Sie die entspannte Grifftechnik mit einem Hilfsmittel üben, das langfristig für Ihr Spiel von großem Vorteil sein wird.

- **Tauschen Sie regelmäßig Ihre Schlägergriffe aus:** Profis auf Tour tauschen ihre Schlägergriffe alle vier bis sechs Wochen aus. Amateure tun dies manchmal jahrelang nicht. Das ist bei Amateuren ein schwer wiegender Fehler, der zu allen möglichen unnötigen Komplikationen führt. Es ist eine einfache Tatsache, dass Griffe mit der Zeit schmutzig und abgenutzt werden. Da sich das Gummi oder synthetische Material abnutzt, wird es glitschig, und Sie müssen Ihren Griff fester halten damit er Ihnen während des Schwungs nicht wegrutscht. Dieser festere Griff kann dann zu schlechten Schwüngen und Verletzungen führen.

  Alles, was Sie brauchen, um diese Probleme zu vermeiden, ist ein bisschen Sorgfalt für Ihre Ausrüstung. Hier sind z. B. ein paar Vorschläge:

  - **Tauschen Sie regelmäßig Ihre Griffe aus. Nehmen Sie mindestens alle zwei bis drei Monate, abhängig vom Gebrauch, neue Griffe.**
  - **Reinigen Sie Ihre Griffe mindestens so oft wie Ihre Schlägerköpfe.** Wenn Sie Ihre Schläger nach jeder Runde waschen, nehmen Sie sich auch die Zeit Ihre Griffe zu waschen und zu trocknen.
  - **Wischen Sie Ihren Griff vor jeder Runde mit einem feuchten Handtuch ab.** So reinigen Sie Ihren Griff von angesammeltem Schmutz und Fett. Sie sehen immer wieder Profi-Caddies, die vor, während und nach einer Runde die Griffe von Spielern abwischen. Diese Leute wissen, wie wichtig die Sauberkeit dieses Schlägerteils ist.

Dehnen der Unterarme

Regelmäßige Unterarmdehnungen halten die Sehnen in Ellbogen und Handgelenken flexibel und bereit. Sie können diese Übungen jederzeit ausführen – wenn Sie im Büro sitzen, sich zu Hause entspannen oder während einer Golfrunde. Sie sollten natürlicher Teil Ihrer täglichen Routine werden, sodass Sie sie wann immer Sie einen freien Moment haben, durchführen.

Für diese Dehnungen strecken Sie lediglich einen Arm direkt vor Ihrer Brust aus und beugen Ihr Handgelenk so weit wie möglich nach oben mit den Handrücken zu Ihrer Brust. Nachdem Sie die Hand so weit es geht gestreckt haben, dehnen Sie die Streckung mit der anderen Hand noch weiter, indem Sie Druck auf Ihre Finger ausüben (siehe Abbildung 15.2). Halten Sie diese Übung ca. 15 bis 30 Sekunden und wiederholen Sie mit der anderen Seite.

Nachdem Sie beide Hände nach oben gestreckt haben, wiederholen Sie die gleiche Bewegung, indem Sie die Hand nach unten mit der Handfläche zu Ihrer Brust beugen. Hat das Handgelenk die Hand soweit wie möglich gedehnt, dehnen Sie die Streckung weiter, indem Sie Druck auf den Handrücken ausüben. Halten Sie diese Übung nochmals 30 Sekunden und führen Sie sie anschließend mit der anderen Hand aus.

Die gesamte Übung dauert weniger als vier Minuten. Das ist weniger Zeit als die übliche Werbepause in Ihrer Lieblingsserie. Wenn Sie diese Übung mindestens einmal pro Tag machen, können Sie Ihre Form wesentlich verbessern und die Wahrscheinlichkeit von Ellbogenverletzungen vermindern.

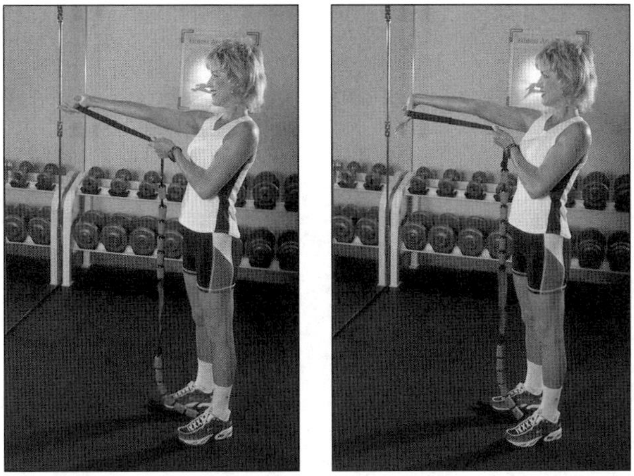

Abbildung 15.2: Unterarm-Dehnungen verbessern Ihre Form und schützen vor möglichen Gelenksverletzungen.

Pronations- und Supinationsübungen

Da die wiederholte *Pronation* (Rotation der Arme zu einer Position in der die Handflächen nach unten zeigen) und *Supination* (Rotation der Arme zu einer Position in der die Handflächen nach oben zeigen) der Arme beim Golfschwung zu Entzündungen der Sehnen in Ellbogen und Handgelenken führen kann, finden Sie im Folgenden eine einfache Übung, die diese Beugemuskeln stärkt und sie auf den Schwung vorbereitet. Für diese Übung brauchen Sie nur einen Golfschläger und die Bereitschaft sich hierfür zwei Minuten am Tag zu reservieren.

Stellen oder setzen Sie sich mit geradem Rücken, Ihre Hüften nach vorne gestreckt, Ihre Arme vor der Brust ausgestreckt und halten Sie den Golfschläger so, dass er direkt nach oben in die Luft zeigt. Das Handgelenk sollte in einer neutralen Position sein (kein Winkel). Jetzt bewegen Sie Ihre Handfläche langsam nach oben und stoppen die Bewegung, wenn sich der Golfschläger parallel zum Boden befindet (siehe Abbildung 15.3). Sobald der Schläger diese Position erreicht hat, machen Sie die Bewegung sanft und langsam rückgängig, indem Sie den Schläger zurück zur Startposition bringen, bevor er zur anderen Seite rotiert. Fahren Sie mit der Rotation fort, bis die Handfläche nach unten weist und der Schläger wieder parallel zum Boden verläuft. Wiederholen Sie diese Übung eine Minute lang mit jedem Arm. Merken Sie sich, dass Sie diese Übung langsam und kontrolliert durchführen. Hastiges Erledigen solch konzentrierter Übungen ist Zeitverschwendung.

Führen Sie während der Pronations- und Supinationsübungen den Schläger niemals unter die Parallelitätslinie. Das würde die Übung nicht verbessern, sondern die Chance, Ihren Unterarm oder die Rotatoren-Manschette zu verletzen, noch erhöhen. Weitere Informationen über die Rotatoren-Manschette finden Sie in Kapitel 14. Wie bei allen Dehnübungen, gehen Sie es langsam an. Das ist kein

Rennen. Je langsamer Sie den Schläger während dieser Übungen bewegen, desto mehr haben Sie davon.

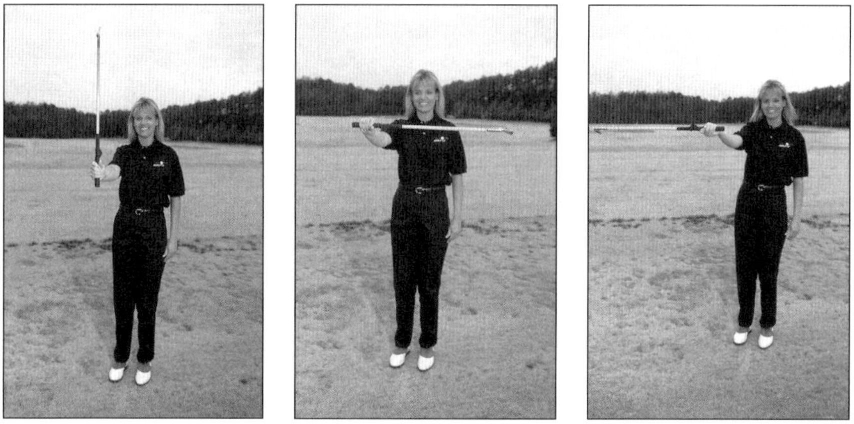

Abbildung 15.3: Pronations- und Supinationsübungen stärken die Beugemuskeln und reduzieren die Verletzungsgefahr.

Es kommt auf den Daumen an

Die große Mehrheit der Handprobleme beim Golf sind eigentlich Daumenprobleme, da der Daumen der führenden Hand der am häufigsten verletzte Finger ist und dieser Bereich der Hand sehr anfällig für Verletzungen während des Golfschwungs ist. Anspannungen und Sehnenentzündungen sind die meist-verbreiteten Daumen-Beschwerden. Diese Verletzungen haben komplizierte medizinische Namen, wie z. B. *De Quervains Tenosynovitis*, eine Sehnenscheidenentzündung in dem Gelenk, wo sich Daumen und Handgelenk treffen, und *Intersektions-Syndrom*, lokalisierte Bursitis, die durch Reibung zwischen den Handgelenks-Streckmuskeln und den Daumen-Sehnen entsteht. Wird der Schwung korrekt ausgeführt, so entstehen bestimmte Winkel und Kräfte, die auf die Gelenke des Daumens Druck ausüben. Dieser Druck (der teilweise unvermeidbar ist) führt zu Verletzungen.

Um die Schwierigkeiten, in die Sie Ihr Daumen bringen kann, verstehen und beheben zu können, beachten Sie die folgenden Fehler:

- **Richtungswechsel und der Daumen.** Wenn Sie den Schläger korrekt schwingen, wobei Sie den führenden Arm beim Rückschwung pronieren und dabei das Handgelenk den Schläger auf Ebene hält, setzen Sie Ihren Daumen einem enormen Druck aus. Wenn Sie mit den Hüften den Abschwung einleiten und die Schultern anschließend in den Abschwung gedrückt werden, trägt der Daumen der linken Hand die volle Last bei diesem Richtungswechsel. Der Daumen hält den Schläger an der Spitze des Abschwungs in Position und wenn der Schläger die Richtung ändert, trägt der Daumen die volle Last von Masse und Geschwindigkeit, die durch das Stoppen und die Richtungsänderung des Schlägers entsteht. Das kann selbst für einen starken Daumen eine zu große Belastung sein. Beim ersten Zeichen von Schmerz oder Unbehaglichkeit sollten Sie sich sofort ausruhen um dieses Problem zu behandeln.

- ✔ **Das Schlagen von zu vielen Bällen.** Obwohl Sie keine Anzeichen von Erschöpfung in Ihren Händen spüren mögen, kann konstanter Druck auf den Daumen zu Ermüdung der Sehnen in der führenden Hand führen. Geschwächte Hände tendieren dazu, den Schläger fester zu umfassen, was das Problem noch verschlimmert und eine ganze Menge anderer Verletzungen zur Liste hinzufügt. Der Daumen ist aber immer noch der empfindlichste Teil. Wenn ein Finger verletzt wird, so ist der Daumen der wahrscheinlichste Kandidat. Abbildung 15.4 illustriert, wo sich der Daumen beim Rück- und Abschwung befindet und wie er die Belastungen des Schwungs auffängt.

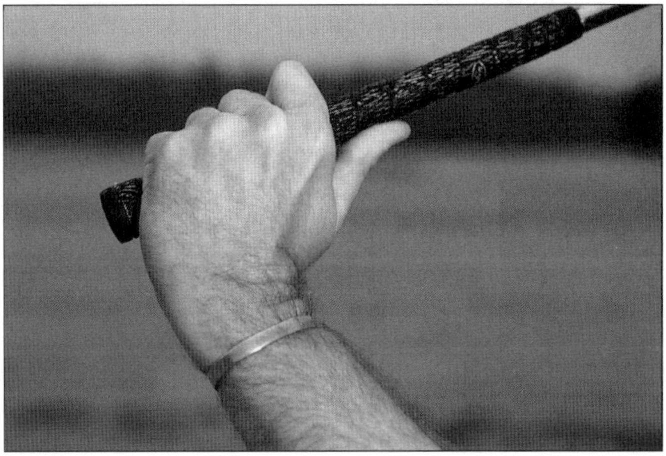

Abbildung 15.4: Der linke Daumen isoliert am Ende des Rückschwungs

- ✔ **Sie werfen den Schläger mit dem führenden Daumen.** Bei diesem Schwung führen Sie den Schläger wunderschön zurück, nur um sich jegliche Chance auf einen guten Schlag dadurch zu ruinieren, dass Sie Ihren Griff am Ende des Rückschlags verstärken und den Schläger in Richtung des Balls schleudern (siehe Abbildung 15.5). Den Betrachter erinnert das an einen Fliegenfischer, der seine Schnur auswirft und mit den Händen wedelt. Beim Fischen ist das gut. Beim Golf ist es ein Schwung-Killer und kann zu ernsthaften Verletzungen des Daumens führen. Zusätzlich zum normalen Druck auf den Daumen wird durch ein solches Schleudern des Schlägers zusätzlicher Druck auf die Sehnen ausgeübt. Wenn Sie diesen Schwung durchführen, dauert es nicht lange bis Ihr Daumen ermüdet.

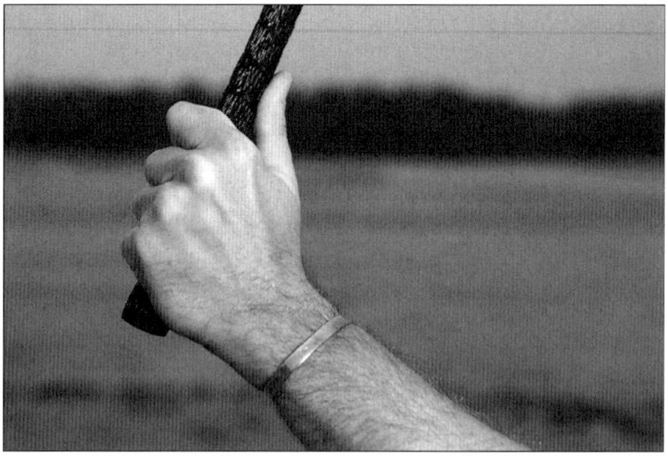

Abbildung 15.5: Der linke Daumen isoliert beim Werfen des Schlägers nach dem Rückschwung

- **Sie halten den Schläger zu fest.** Durch zusätzliche Anspannung wird das Problem, das Ihre Sehnen während des Schwungs haben nur noch schlimmer. Durch einen entspannten Griff erzielen Sie eine höhere Schlägergeschwindigkeit und Sie schützen bestimmte Sehnen vor Verletzungen. Dadurch, dass Sie den Griff Ihrer linken Hand stärken, reduzieren Sie die Spannung in Ihrem Griff und eliminieren viele dieser Schwierigkeiten (siehe Kapitel 3).

Einen schmerzenden Daumen behandeln

Ruhe ist für die meisten Daumenverletzungen die beste Therapie. Da sich die meisten Verletzungen auf die Sehnen, Sehnenscheidenentzündungen oder andere Entzündungen beziehen, hilft nichts besser als die Untätigkeit des Daumens. Unglücklicherweise ist das leichter gesagt als getan. Sie benutzen Ihren Daumen bei fast allem was Sie tun, beim Tippen, Aufheben der Zeitung oder beim Trinken einer Tasse Kaffee. Ihren Daumen völlig außer Betrieb zu setzen, ist fast unmöglich.

Um Ihren Daumen effektiv zu schonen und ihm die nötige Zeit zur Heilung zu geben sollten Sie darüber nachdenken, Ihren Daumen zur vollständigen Untätigkeit an Ihre Hand zu bandagieren oder sich einen festigenden Handschuh, der den Daumen schützt und starr hält, aber die Beweglichkeit der anderen Finger erlaubt, zu kaufen. Diese Handschuhe sind normalerweise in Sportgeschäften oder bei einem Orthopäden erhältlich.

Entzündungshemmende, nicht-steroide Medikamente sind ebenso hilfreich bei der Verminderung von Schwellungen und Entzündungen in den Gelenken des Daumens. Aspirin und Ibuprofen sind die bekanntesten dieser Mittel.

Wenn die Probleme anhalten, müssen Sie einen Arzt aufsuchen. Chronische Schmerzen können ein Anzeichen für ernstere Probleme als eine angespannte Sehne sein. Das muss von einem qualifizierten Arzt untersucht werden.

Andere verbreitete Handbeschwerden behandeln

Durch Wiederholung werden fast alle Hand- und Handgelenks-Verletzungen verursacht. Es gibt ein paar Ausnahmen, wie Handgelenks-Verstauchungen, Finger-Dislokationen oder Brüche, die aus Traumen resultieren, wobei diese Traumen sehr ernst sein müssen – wie z. B. das Treffen eines großen Steins oder eines anderen unbeweglichen Objekts. Zum größten Teil kommen Hand- und Handgelenks-Verletzungen von der kontinuierlichen Wiederholung des Schläger-Greifens, des Drehens und Wendens des Handgelenks während des Schwungs, des Richtungswechsels vom Rückschwung zum Abschwung und des winzigen Traumas, wenn der Schläger den Ball trifft.

Die beste Medizin für diese Wiederholungs-Verletzungen – welche sich in Symptomen wie Taubheit in den Fingern, Schmerz, Schwellung und Verlust der Mobilität manifestieren können – ist Ruhe. Zu häufig denken Golfer, dass das Schlagen von Bällen und stundenlanges Training ihnen hilft besser zu werden. Aber manchmal kann das Nicht-Wiederholen des Golfschwungs das Beste für Ihr Spiel sein.

Knie und Hüften

16

In diesem Kapitel

- Warum Hüften und Knie anfällig für Verletzungen sind
- Einige leichte Dehnübungen, die Ihre Hüften und Knie beim Golf schützen

»Fast jeder Top-Spieler wird Ihnen erzählen, dass er den Abschwung mit der linken Hüfte beginnt. Wenn ich mich auf meinen linken Fuß verlagere, fühle ich, wie sich das Gewicht beim Übergang vom Rückschwung zum Vorwärtsschwung von unten durch mein linkes Bein und meine Hüften nach oben verlagert.«

Ben Crenshaw

Bei fast jedem Aspekt des Golfschwungs sind die Hüften und die Knie wesentliche Elemente. Von dem Moment, wenn Sie mit der Vorbereitung beginnen, Ihre Füße in Stellung bringen und Ihre Körperhaltung vorbereiten, bis zu dem Moment, wenn der Ball durch die Luft segelt und Sie beim Durchschwung sind, stabilisieren die Knie und Hüften Ihre Basis, leiten Bewegungen in Ihrem Unterkörper ein und stützen Sie. Die Knie sind die Gelenke, die das meiste Gewicht tragen. Außerdem, obwohl sie nicht heben oder rotieren wie die Ellbogen und Schultern, spielen die Hüften und Knie beim Golfschwung eine aktive Rolle.

Weil sie so aktiv sind, sind Knie und Hüften anfällig für Schmerz und Verletzung durch Abnutzung und Risse genauso wie zusätzlichen Stress, der bei vielen älteren Spielern durch Schwungfehler hinzukommt. Einige Golfer wackeln während des Golfschwungs so wild mit ihrem Oberkörper, dass es aussieht, als würden sie Rumba tanzen. Andere versteifen ihre Knie wie Roboter und schlagen mit ihrem Oberkörper nach dem Ball. Bei jüngeren Spielern mögen diese einzigartigen Bewegungen keine Probleme verursachen. Das ändert sich aber, sobald Sie älter werden. Dann können solche Aktionen zu ernsten Problemen führen.

Unglücklicherweise sind Hüften und Knie ganz unten auf der Liste der Gelenke im Körper, die Golfer schützen. Ungeachtet des zusätzlichen Gewichts auf diesen tragenden Gelenken nehmen sich Golfspieler nicht die Zeit oder machen sich nicht die Mühe, Knie und Hüften aufzuwärmen. Sie wissen auch gar nicht, welche Muskeln sie dehnen müssen, um Probleme in diesen Gelenken zu vermeiden. Ich zeige Ihnen in diesem Kapitel schnelle, einfache Dehnübungen, die Sie zu Hause oder auf dem Golfplatz ausführen können um Ihre Knie und Hüften gesund zu halten. Außerdem erkläre ich Ihnen, wie Sie übliche Schwung-Fehler, die zu Verletzungen der Knie und Hüften führen, vermeiden können.

Aus der Hüfte schießen

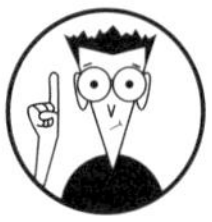

Wie die Schulter, ist auch die Hüfte (siehe Abbildung 16.1) ein Kugelgelenk, welches den *Femur*, den großen Knochen des Oberschenkels, mit dem Hüftknochen verbindet. Ein Ball aus Knochen und Knorpel am Ende des Femur wird durch ein komplexes Netz aus Sehnen in einer Pfanne des Hüftknochens gehalten. Die Kugelgelenk-Eigenschaften dieses Gelenks erlauben universelle Bewegung des Beins am Hüftgelenk. Mit anderen Worten ist es dieses Gelenk, das es Ihnen erlaubt, auf einem Fuß zu stehen und Ihr Bein vorwärts, rückwärts, von Seite zu Seite und kreisförmig zu bewegen (falls Sie dazu neigen, sich so zu bewegen).

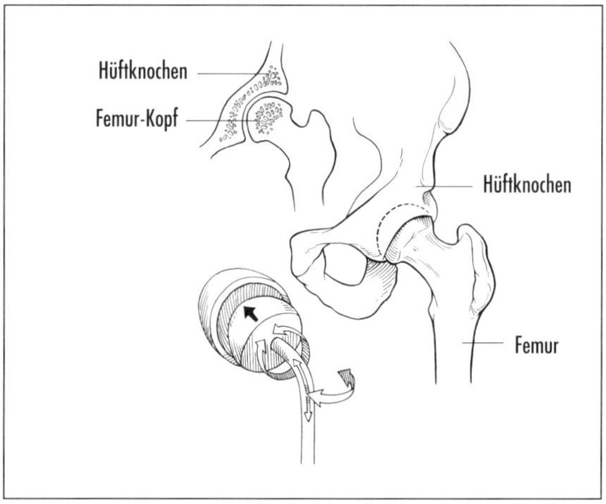

Abbildung 16.1: Die Hüfte ist ebenso wie die Schulter ein Kugelgelenk.

Die Hüfte, wie auch der gesamte untere Teil des Körpers (siehe Kapitel 10), spielt beim Golfschwung eine große Rolle. Aber die Bewegung, der sich die Hüfte während des Schwungs unterziehen muss, ist nicht natürlich. Es gibt im Leben nur sehr wenige andere Aktivitäten, bei denen die Hüfte um das rechte Bein schwingt und dann gleichzeitig gleitet und sich dreht, wobei die linke Hüfte nicht nur die ganze Last des Körpergewichtes trägt, sondern auch die Kraft der Schultern, Arme und natürlich den Golfschläger, der durch Abschwung und Durchschwung gezogen wird.

Eine unflexible Hüfte würde das alles nicht aushalten. Wegen dieser unnatürlichen Bewegung ist es nötig, die Hüftgelenke so gründlich wie alle anderen Körperteile vor dem Spiel vorzubereiten.

Die heilsamen Hüftdehnungen

Glücklicherweise hat uns Mutter Natur mit einem starken Hüftgürtel ausgestattet, so dass jede Kraftübung, die Sie in Ihr Trainingsprogramm einbinden, Ihnen dabei helfen wird, sich besser zu fühlen. Für Ihr Golfspiel sind diese Übungen nicht unbedingt von großer Wirksamkeit. Übungen für die Flexibilität sind eine andere Sache. Es gibt nur wenige Golfer, die die Muskeln im Hüftbereich dehnen. Eine mangelnde Dehnung führt dazu, dass diese Bereiche konstant steif sind und sie schmerzen, wenn Sie zu Ende gespielt haben. Im Folgenden finden Sie einige schnelle und einfache Dehnungen, die Sie zu Hause oder auf dem Golfplatz machen können um Ihre Hüften auf die Belastungen beim Golf vorzubereiten. Nehmen Sie sich mindestens drei bis fünf Minuten Zeit, sich auf diese Übungen zu konzentrieren bevor Sie den ersten Schwung des Tages machen. Ihr Spiel könnte sich verbessern und Ihre Hüften werden nach dem Spiel nicht schmerzen.

✔ **Adduktor-Dehnungen:** Es gibt zwei grundlegende Übungen für den Adduktor oder die inneren Oberschenkelmuskeln, die Sie in Ihre Routine einbauen können.

- **Zu Hause:** Setzen Sie sich mit geradem Rücken und den Füßen vor sich auf den Boden. Nun spreizen Sie Ihre Knie, während Sie Ihre Fußsohlen aneinander halten. Greifen Sie mit beiden Händen Ihre Füße und, mit immer noch geradem Rücken, ziehen Sie langsam Ihre Füße näher zu sich, wobei Sie die Knie in Richtung Boden drücken. Sie werden diese Dehnung in den inneren Oberschenkeln fühlen. Halten Sie die Dehnung für 15 bis 30 Sekunden und kehren Sie dann wieder langsam zurück zur Start-Position. Wie Sie in Abbildung 16.2 sehen, können Sie auch einen Golf Fitness Stretch Trainer (eine professionelle Dehnhilfe) oder einen anderen Gurt zur Hilfe und Verstärkung der Dehnung benutzen.

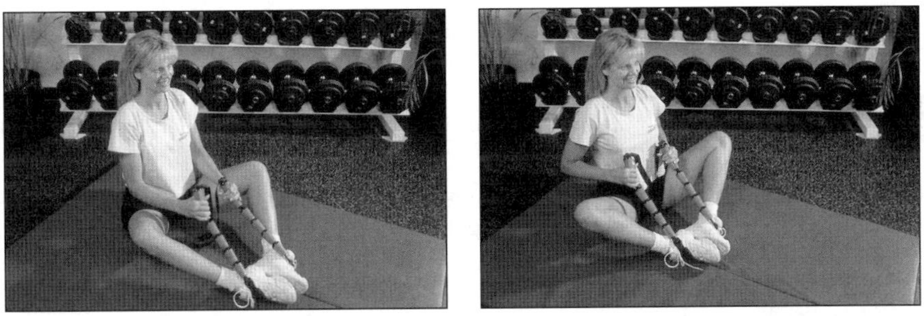

Abbildung 16.2: Diese Adduktor-Dehnung kann Sie für den Besuch auf dem Golfplatz vorbereiten.

Die Versuchung ist groß, bei dieser Dehnung zu federn. Die Knie ruckartig auf und ab zu bewegen, erscheint bei dieser Übung natürlich. Tun Sie das nicht! Ihre Adduktor-Muskeln sind steif und Sie können durch ruckartige Bewegungen ein Trauma verursachen, das an diesen Muskeln reißt oder zieht, was Ihnen große Schmerzen bereiten kann.

- **Auf dem Platz:** Stellen Sie Ihre Füße ca. 15 Zentimeter weiter als die Schulterbreite auseinander und drehen Sie sie wie ein Clown nach außen. Setzen Sie Ihren Golfschläger direkt vor sich auf, so dass der Schlägerkopf in Ihre Richtung weist. Beugen Sie ein Knie und verlagern Sie Ihr Gewicht auf eine Seite, wobei Sie das andere Bein ausstrecken und Ihre Hacke mit den Zehen nach oben stellen (siehe Abbildung 16.3). Sie fühlen diese Dehnung im rechten Adduktor. Halten Sie die Übung 15 bis 30 Sekunden, bewegen Sie den Schläger dann langsam auf die linke Seite und dehnen Sie den rechten Adduktor weitere 15 bis 30 Sekunden.

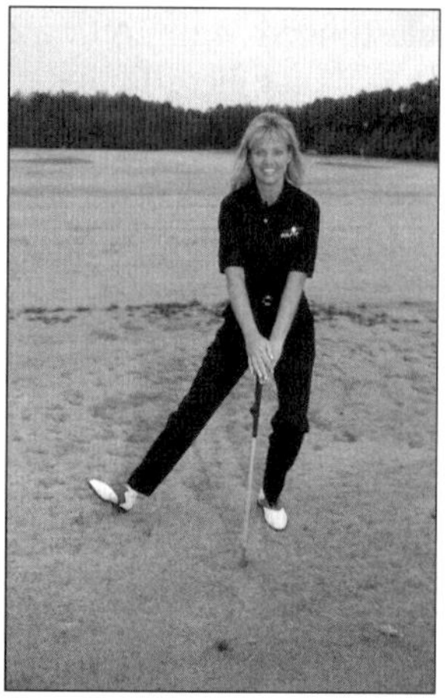

Abbildung 16.3: Sie können diese Adduktor-Dehnung auf dem Platz vor und während einer Runde durchführen.

Machen Sie diese Übung langsam, auch wenn Ihre Spielpartner Sie wegen Ihrer Yoga-Übung auf dem Golfplatz aufziehen. Wenn Sie Ihre Adduktor-Muskeln ordentlich für die Runde aufgewärmt haben, werden Sie der Letzte sein, der lacht.

✔ **Abduktor-Dehnungen:** Wenn Sie jemals die Außenseite Ihrer Hüfte, da wo der Femur auf den Hüftknochen trifft, gerieben und sich gefragt haben, warum dieser Bereich schmerzhaft war, haben Sie Ihren *Abduktor-Muskel* berührt und er schmerzte, weil Sie ihn vermutlich nicht oft genug dehnen. Versuchen Sie diese Übungen um den Schmerz zu lindern.

- **Zu Hause:** Wenn Sie sich an eine Wand stellen, können Sie Ihre Abduktor-Muskeln dehnen, indem Sie sich so drehen, dass Ihre rechte Seite zur Wand zeigt und Sie die Wand mit der rechten Hand anfassen können ohne Ihren Arm voll auszustrecken. Kreuzen Sie Ihr linkes über das rechte Bein, halten Sie beide Füße am Boden und nah beieinander. Dann stoßen Sie sich mit der rechten Hand von der Wand ab bis Ihr Arm voll ausgestreckt ist und beugen langsam und leicht Ihre Taille zur Wand (siehe Abbildung 16.4). Diese Dehnung fühlen Sie im linken Abduktor. Halten Sie die Übung 15 bis 30 Sekunden, gehen Sie wieder in Startposition und wiederholen Sie mit der anderen Seite.

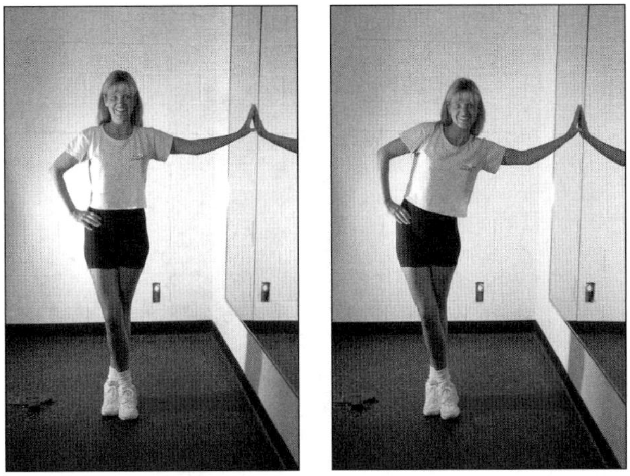

Abbildung 16.4: Diese Abduktor-Übung für zu Hause hält Ihre Hüften für den Golfplatz geschmeidig.

Diese Bewegung wird Sie wahrscheinlich aus dem Gleichgewicht bringen. Um nicht umzufallen, bringen Sie Ihre Schultern über die Füße und halten Sie die linke Hüfte so weit wie möglich von der Wand weggestreckt.

- **Auf dem Platz:** Sie können Ihre Abduktor-Muskeln zu jeder Zeit vor oder während einer Runde mit einer einfachen Übung dehnen. Alles was Sie brauchen, ist eine Bank, ein Golfcart oder einen Schläger. Halten Sie sich mit der rechten Hand fest und strecken Sie den rechten Arm vom Körper weg. Kreuzen Sie Ihr linkes über das rechte Bein, halten Sie beide Füße am Boden und nah beieinander. Beugen Sie langsam und leicht die Hüfte zu dem Objekt Ihrer Wahl (siehe Abbildung 16.5). Diese Dehnung fühlen Sie im linken Abduktor. Halten Sie die Übung 15 bis 30 Sekunden, gehen Sie wieder in Startposition und wiederholen Sie mit der anderen Seite.

✔ **Hüftbeuger-Dehnungen:** Sie können auch den Hüftbeuger dehnen (den Bereich der Hüfte, der es Ihnen ermöglicht zu sitzen, zu hocken und sich zum Schuhbinden zu beugen). Da der Hüftbeuger wichtig für eine bleibend gute Haltung während des Golfschwungs ist, sollten Sie diese Übungen in jedem Fall in Ihre tägliche Routine einbauen, ob Sie nun vorhaben Golf zu spielen oder nicht. Beweglichkeit kann nicht ein- oder ausgeschaltet werden, wenn Sie spielen wollen. Richtige Flexibilität erfordert täglichen Einsatz.

- **Zu Hause:** Führen Sie diese Übung in Ihrem Schlafzimmer oder einem anderen Raum mit Teppichboden aus. Beginnen Sie auf den Knien mit geradem Rücken. Aus dieser Position heraus heben Sie ein Bein an und platzieren den Fuß vor Ihrem Körper, weiter ausgestreckt als Ihr Knie. Jetzt schieben Sie Ihre Hüfte unter sich und lehnen sich langsam nach vorne bis Sie die Dehnung im gegenüberliegenden Hüftbeuger fühlen (siehe Abbildung 16.6). Halten Sie diese Dehnung 15 bis 30 Sekunden und wiederholen Sie mit der anderen Seite.

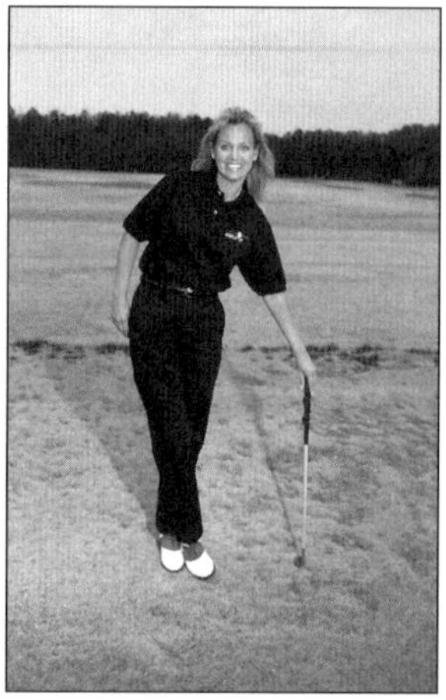

Abbildung 16.5: Sie können Ihren Abduktor jederzeit auf dem Platz dehnen.

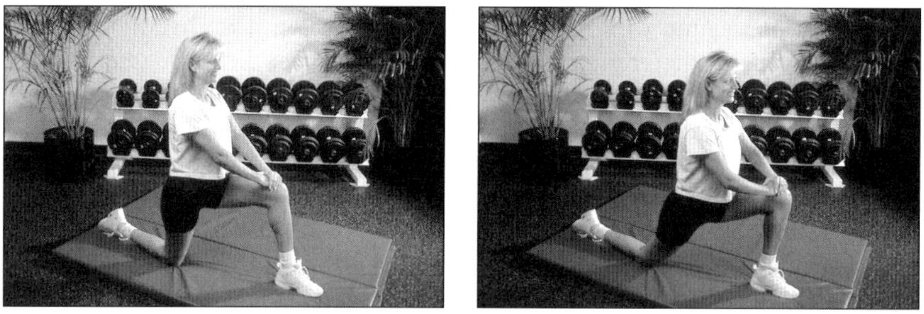

Abbildung 16.6: Hüftbeuger-Dehnungen für zu Hause halten Sie für das Spiel bereit.

- **Auf dem Platz:** Zur Balance halten Sie den Schläger vor sich (mit dem Schlägerkopf zu Ihnen gewandt, damit der Schläger nicht rutscht.). Strecken Sie ein Bein hinter dem anderen aus und heben Sie sich auf die Zehen des hinteren Fußes. Schieben Sie Ihre Hüfte nach vorn und gehen Sie langsam durch Beugen beider Knie und Senkung des zurückliegenden Knies zum Boden in die Hocke. Mit Ihrer Hüfte unterhalb fühlen Sie diese Dehnung im Hüftbeuger (siehe Abbildung 16.7). Halten Sie diese Übung 15 bis 30 Sekunden und wiederholen Sie mit der anderen Seite.

Da bei dieser Übung die Schwerkraft wirkt, ist es wichtig, langsam zu arbeiten. Achten Sie auch darauf, dass Sie keine rutschigen Schuhe tragen und Sie diese Übung auf einer weichen Oberfläche, wie z. B. Gras, machen. Wenn Sie mitten in der Dehnung ausrutschen, kann das schmerzhaft sein.

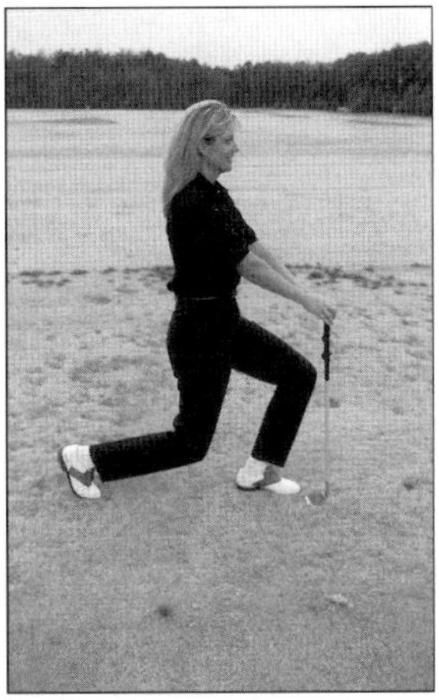

Abbildung 16.7: Hüftbeuger-Dehnungen auf dem Platz können überall und jederzeit ausgeführt werden.

Beheben Sie schädliche Schwungfehler

Selbst wenn Sie den perfekten Golfschlag haben, lastet immer noch enormer Druck auf Ihren Hüften. Zusätzlichen Druck bringen bekannte Schwungfehler. Wenn diese oft genug wiederholt werden, kann das zu ernsten Problemen führen. Die Fehler, die Golfspieler machen können und machen, sind mannigfaltig. In diesem Abschnitt werde ich einige der bekanntesten Schwungfehler, die die Hüfte behindern, erläutern.

Umgekehrte Gewichtsverlagerung

Abgesehen davon, dass die gefürchtete umgekehrte Gewichtsverlagerung (siehe Abbildung 16.8) ein Schwung-Killer ist, kann sie Ihrem Hüftbeuger und Ihren Adduktor- und Abduktor-Muskeln schlimmen Schaden zufügen. Außerdem ist sie eine zusätzliche Belastung für die Sehnen in der Hüfte. Bei diesem bekannten Schwungfehler bewegt sich Ihr Gewicht während des Rückschwungs auf die linke Seite. Anstatt, dass sich die Schultern um einen starren rechten Hüftbeuger drehen, überdreht sich die Hüfte, die Wirbelsäule kippt nach links und Ihr Gewicht verlagert sich auf den vorderen Fuß. In dieser Position können Sie weder den Schläger in der korrekten Ebene halten, noch können Sie die Spannung entwickeln, die Sie für den Aufbau der Schlägerkopfgeschwindigkeit beim Abschlag benötigen. Sie machen die Energie zunichte, die Sie durch die Verlagerung zum Ziel beim Abschwung erreichen können. Das ist das Einzige, was Sie tun können, um Kontakt mit dem Ball herzustellen ohne umzufallen.

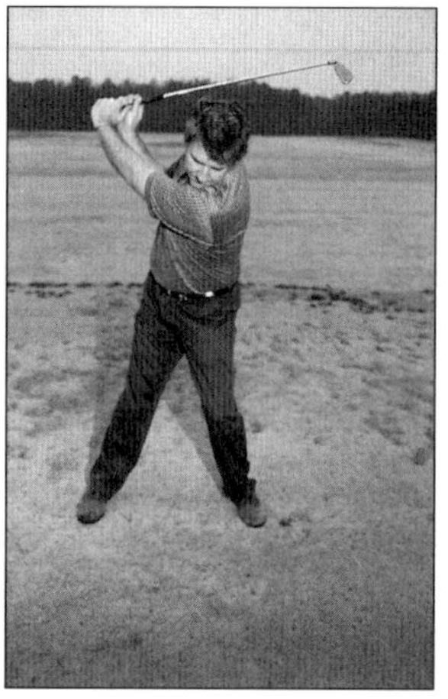

Abbildung 16.8: Die gefürchtete umgekehrte Gewichtsverlagerung, ein Schwung- und Hüft-Killer

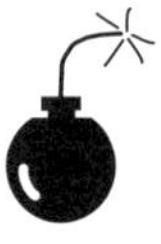

Wenn all das Gewicht auf Ihrer linken Seite liegt, bevor die Schultern und Arme den Rückschwung beendet haben, muss Ihr Hüftbeuger nicht nur Ihr gesamtes Gewicht tragen, sondern auch den Abschwung einleiten und die Hüften während des Schlags drehen. Das ist praktisch unmöglich. Aus diesem Grund fallen so viele Spieler, die diesen Schwungfehler machen, während des Abschwungs zurück auf die rechte Seite. Der resultierende Schlag ist gewöhnlich ein schwacher Push Slice, ein Schlag, der rechts beginnt und dann immer weiter nach rechts abdriftet. Dieser Schwung ist schrecklich und er verursacht einen schrecklichen Schlag, der die Wahrscheinlichkeit einer Verletzung noch verstärkt.

Um diesen Schwung zu vermeiden machen Sie die folgende Übung. Sie halten den Schwung an der Spitze und versuchen Ihren linken Fuß vom Boden zu heben ohne zu fallen. Wenn Sie das können, stehen Sie korrekt. Wenn nicht, müssen Sie Ihren Schwung verändern bis Sie die Bewegung durchführen können.

Hüftstoß

Ein weiterer kritischer Schwungfehler, der zu Schmerz und einer möglichen Verletzung der Hüfte (sowie zu schlechten Schlägen) führt, ist der Hüftstoß (siehe Abbildung 16.9). Dieser Fehler wird durch den übereifrigen Versuch ausgelöst, das Gewicht von der rechten auf die linke Seite ohne Drehung der Hüften zu verlagern. Stattdessen stoßen Sie Ihre Hüften von rechts nach links und bewegen sie seitlich ohne sie überhaupt zu drehen.

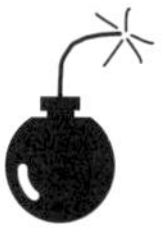

Auf diese Weise zerstören Sie den Abschwung komplett und bringen Ihre Hüften in eine besorgniserregende Position. Da Sie Ihre Hüfte nicht drehen, zieht sich der Oberkörper nicht in den Abschwung. Der Schläger bewegt sich nicht. Ihr Gewicht verlagert sich auf die linke Seite, aber Ihre Hüften drehen sich nicht. Aus dieser

Position können Sie nur den Schläger in Richtung Ball schleudern und auf das Beste hoffen. In der Zwischenzeit befinden sich Ihre Hüften in einer unnatürlichen Position, wo sie bleiben müssen, da sich der Oberkörper wieder erholen muss. Die Ergebnisse nach der Runde sind dann für gewöhnlich kurze nicht lineare Schläge und ziemliche Schmerzen in der linken Hüfte.

Zur Veranschaulichung dieses Problems stellen Sie sich vor, dass Sie schwingen, während Sie in einem Fass stehen. Diese geistige Vorstellung hilft Ihnen, den Hüftstoß während des Schwungs zu minimieren. Eine andere Übung können Sie zu Hause machen. Stellen Sich vor einen Standspiegel und bringen Sie mit einem Fettstift jeweils 2,5 Zentimeter seitlich Ihrer Hüften eine Markierung an. Dann versuchen Sie Ihre Hüften beim Schwung innerhalb dieser Markierung zu halten. Das ist zwar nicht das Gleiche, als wenn Sie auf dem Übungsplatz Bälle schlagen, aber Sie können die Bewegung Ihrer Hüften beobachten und unnötige Probleme ausschließen.

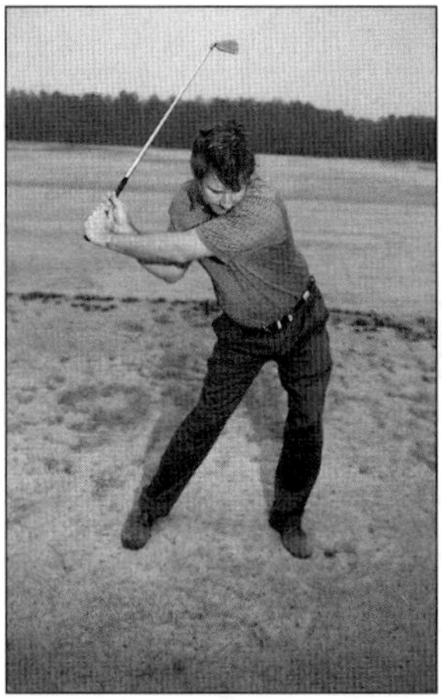

Abbildung 16.9: Der Hüftstoß tut nichts zur Verbesserung des Schwungs und schädigt letztlich die Hüfte.

Achten Sie auf Ihre Knie

Anders als bei anderen Sportarten, wie z. B. Football, Basketball, Baseball oder Fußball, sind Knieverletzungen bei Golfern nicht sehr häufig. Bei Golfspielern, die Knieprobleme haben, stammen diese meist aus anderen Aktivitäten, wie Jogging oder Skifahren. Durch Golf kann sich das Problem zwar verschlimmern, es ist aber selten der Ursprung.

Das heißt nicht, dass Sie bereits geschwächte oder verletzte Knie nicht noch weiter belasten oder die Wahrscheinlichkeit von Knieverletzungen durch andere Aktivitäten nicht steigern können. Schlechte Golfschwünge können jeden Teil Ihres Körpers verletzen. Die Knie sind da keine Ausnahme. Im Folgenden werden zwei primäre Schwungfehler beschrieben, die die häufigsten Knieprobleme verursachen.

- ✔ **Versteifte Knie:** Zu keinem Zeitpunkt des Golfschwungs sollten Sie Ihre Knie versteifen (siehe Abbildung 16.10). Wenn Sie sie beim Ansprechen des Balles versteifen, ist Ihr Unterkörper nicht in der Lage, den Abschwung auszulösen. Fixieren Sie Ihr rechtes Bein, wenn Sie den Schläger zurücknehmen (der geläufigste Fehler), dann belasten Sie unnötig Ihr Knie und behindern Ihren Oberkörper dabei, sich durch den Schlag zu drehen. Sie werden nicht oft beobachten, dass Golfer beim Abschwung ihre Knie fixieren, aber es kommt vor. Wenn es passiert, schlagen diese Spieler ihren Ball mit der Hand und entwickeln so nur wenig Schlägerkopfgeschwindigkeit.

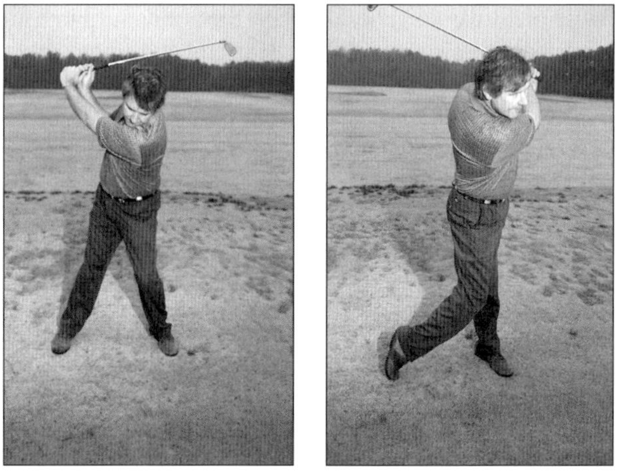

Abbildung 16.10: Fixierte Knie ruinieren Ihren Schwung und verursachen dauerhafte Probleme.

- ✔ **Gleitende Knie:** Genauso wie fixierte Knie an sich gute Schwünge ruinieren, so sind auch überaktiv gleitende Knie (siehe Abbildung 16.11) eine Gefahr für die Gelenke. Die Knie sind keine universellen Gelenke. Sie sind Scharniergelenke, die Ihre Unterschenkel vor und zurück, aber nicht seitlich bewegen. Deswegen ruinieren überaktive Knie, die beim Rückschwung über den rechten Fuß und beim Durchschwung über die linke Hüfte hinausgehen, Ihre Schläge und schmerzen nach einer Runde. Die Knie spielen beim Golf zwar eine Rolle, aber diese ist nur passiv. Je mehr Sie Ihre Knie seitlich bewegen, desto geringer ist die Chance auf gute Schläge und umso höher ist die Wahrscheinlichkeit, Sehnen und Bänder in den Knien zu verletzen.

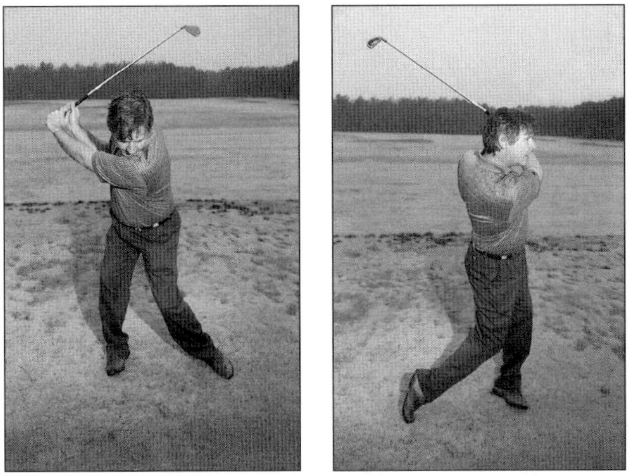

Abbildung 16.11: Gleitende Knie schaden Ihrem Spiel und Ihrem Körper.

Teil VI

Die Golf-Fitness auf eine höhere Stufe führen

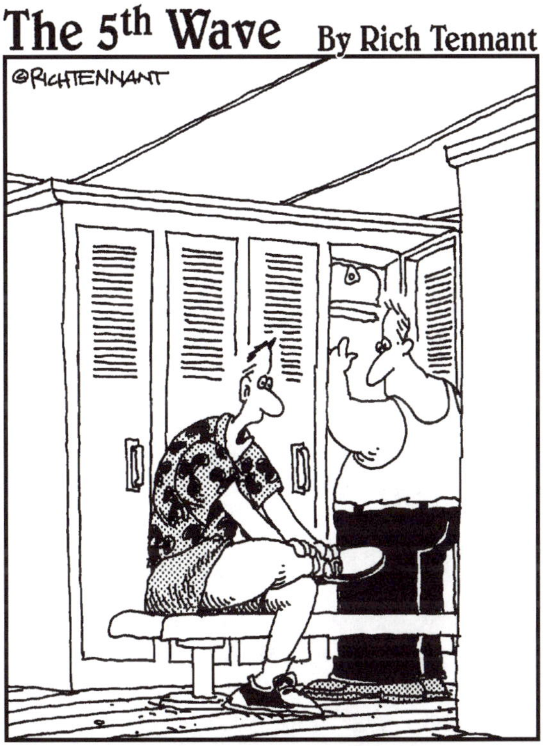

»Ich muss wirklich mehr üben. Als ich 20 war, rief ich bei jedem Schlag ›Attacke!‹. Mit 30 rief ich bei jedem Schlag ›Wau!‹. Und jetzt mit 50 rufe ich bei jedem Schlag ›Au!‹«.

In diesem Teil ...

Fitness ist unumgänglich, wenn Sie Ihr Golfspiel verbessern wollen. Das bedeutet aber nicht, dass Sie ein Vermögen ausgeben und dem schicksten Wellness-Club des Landes beitreten müssen. Ein paar Euro, ein paar Minuten pro Tag und ein bisschen Selbstdisziplin erlauben es Ihnen, Ihre Fitness auf eine höhere Stufe zu führen und Ihr Golfspiel sowie Ihren Körper ein Stück weiter nach oben zu bringen. In diesem Teil erfahren Sie, wie Sie zuhause trainieren können, wie Sie beim Training maximale Resultate erzielen und wie Sie Ihre Essgewohnheiten anpassen um besser Golf zu spielen und allgemein gesünder zu sein.

Fit für Golf im Fitnessstudio

17

In diesem Kapitel

- Ihr Golf-Fitness-Niveau analysieren und einschätzen
- Einen Fitnesstrainer um Rat fragen
- Ein ausgewogenes Programm aufbauen
- Realistische Ziele setzen

»Sie sollten bereit und fit für Golf sein, aber dieses Ziel vorsichtig angehen und es nicht übertreiben. Sie sollten fit genug sein um bequem 18 Löcher zu spielen und 100 Prozent bei jedem Schlag zu geben.«

Ernie Els

Wenn Sie fit werden wollen, ist die größte Abschreckung nicht das Anfangen. (Die meisten Menschen gehen ganz gerne ins Fitnessstudio um das Ganze einmal auszuprobieren.) Aber der Trainingskater am nächsten Morgen! Golfer sind da nicht anders als andere Fitness-Neueinsteiger. Sie betreten das Fitnessstudio mit einer gewissen Ängstlichkeit und Unsicherheit angesichts der unbekannten Umgebung. Bald legen Sie Ihre Hemmungen ab und heben, laufen, fahren Fahrrad, steppen, rudern und probieren all die neuen schönen Gerätschaften aus, die Ihnen zur Verfügung stehen.

Sie denken nun vielleicht, dass diese Art von Training kontraproduktiv, töricht und leider viel zu verbreitet ist. Warum sollten Sie all die Übungen ausführen, die in diesem Buch beschrieben sind? Möglicherweise leben Sie durch die Übungen länger und fühlen sich besser, aber vor allen Dingen werden Sie besser Golf spielen. Das ist natürlich schwierig, wenn Sie Ihren Schläger nicht über die Schulter heben können oder Ihre Stellung nicht einnehmen können ohne das Gefühl zu haben, Sie würden umfallen. Wenn Ihr Fitnesstraining Sie bei Ihrem Golfspiel behindert anstatt Ihnen zu helfen, ist das Ziel Ihres Trainings nicht erreicht.

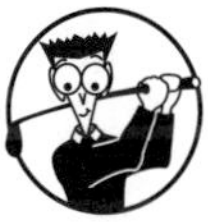

Wenn Sie zum ersten Mal in ein Fitnessstudio gehen oder das Training wieder aufnehmen, sollten Sie langsam arbeiten. Gute Gesundheit ist, wie gutes Golf, eine langfristige Angelegenheit, die Sie nicht übereilen sollten.

Dieses Kapitel hilft Ihnen bei der Einschätzung Ihres Fitnessniveaus, bevor Sie ins Fitnessstudio gehen, damit Sie wissen, was Sie können und was nicht. Zusätzlich gebe ich Ihnen noch ein paar Tipps zur Auswahl eines persönlichen Trainers und/oder Trainingspartners.

Der Anfang: Analysieren Sie Ihre Fitness

Es wäre ein schlechter Anfang, ins Fitnessstudio zu marschieren und mit dem ersten Gerät, das Sie sehen, zu beginnen. Um ein effektives Trainingsprogramm zu entwickeln das mit Ihnen wächst, müssen Sie erst einmal eine Basis, einen Anfangspunkt haben. Diese Analyse, die die Bewertung Ihrer Stärke und Beweglichkeit beinhaltet, ist relativ einfach, aber nicht subjektiv. Ich habe diese Analyse entwickelt um Golfern eine Grundlage zu bieten. Wenn Sie von einem objektiven Ausgangspunkt starten, können Sie ein Programm entwickeln, mit dem Sie zurechtkommen.

Halten Sie während der folgenden Analyse Ihre Ergebnisse auf Papier fest. Diese Ergebnisse werden Ihnen dabei helfen, Ihr allgemeines Fitnessniveau zu bestimmen (wie Sie am Ende des Tests sehen werden). Jeder Test ist tabellarisch aufgeteilt und Sie werden, abhängig von Ihren Leistungen, in eine von drei Kategorien fallen: Eagle (für erfahrene Sportler), Birdie (für Besser-als-der-Durchschnitt) und Par (für Durchschnitt). Es gibt bei diesem Test keine Bogeys. Die Tatsache, dass Sie sich die Mühe machen, streicht Bogeys und Doppel-Bogeys aus Ihrem Score.

Test 1: Beweglichkeit

Setzen Sie sich mit ausgestreckten Beinen, die Füße leicht auseinander auf den Boden. Legen Sie ein Messband zwischen Ihre Füße, mit der 38 Zentimeter-Markierung an Ihrer Ferse. Dann legen Sie eine Hand über die andere und beugen sich von der Taille so weit wie möglich nach vorne (siehe Abbildung 17.1)

Federn und zerren Sie bei dieser Übung nicht. Die Zahl, die Sie mit dem Ende Ihres Mittelfingers auf dem Messband erreichen können, zeigt Ihre Beweglichkeit an. Tragen Sie diese Zentimeterzahl in Ihre Altersgruppe in Tabelle 17.1 und/oder 17.2 ein um Ihr derzeitiges Beweglichkeitslevel zu schätzen.

Alter	30 – 39	40 – 49	50 – 59	Über 60
Eagle	Ab 46 cm	Ab 43 cm	Ab 41 cm	Ab 38 cm
Birdie	Ab 43 cm	Ab 41 cm	25 – 38 cm	23 – 36 cm
Par	30 – 43 cm	28 – 41 cm	18 – 23 cm	15 – 20 cm

Tabelle 17.1: Beweglichkeit bei Männern

Alter	30-39	40 – 49	50 – 59	Über 60
Eagle	Ab 53 cm	Ab 50 cm	Ab 48 cm	Ab 46 cm
Birdie	40 – 50 cm	36 – 48 cm	30 – 46 cm	28 – 43 cm
Par	33 – 38 cm	30 – 33 cm	23 – 28 cm	15 – 25 cm

Tabelle 17.2: Beweglichkeit bei Frauen

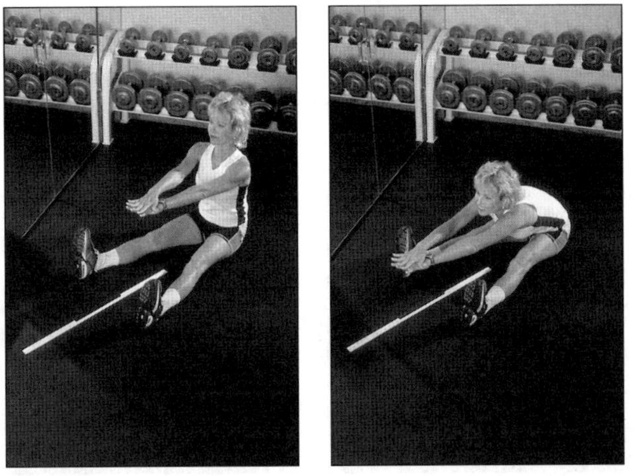

Abbildung 17.1: Benutzen Sie einen Messstab um Ihre Beweglichkeit zu testen. Strecken Sie sich so weit wie möglich und messen Sie Ihre Leistung.

Test 2: Oberkörperstärke (Männer)

Männer und Frauen müssen ihre Oberkörperstärke auf unterschiedliche Weise testen. Für Männer gilt: Führen Sie mit gestrecktem geraden Körper so viele Liegestütze aus, wie in 60 Sekunden möglich (siehe Abbildung 17.2).

Tragen Sie die Anzahl der Liegestütze in Ihre Altersgruppe in Tabelle 17.3 ein um Ihr derzeitiges Niveau bei der Oberkörperstärke einzuschätzen.

Alter	30-39	40 – 49	50 – 59	Über 60
Eagle	Ab 37	Ab 31	Ab 28	Ab 27
Birdie	25 – 36	21- 30	18 – 27	17 – 26
Par	13 – 24	11 – 20	9 – 17	6 – 16

Tabelle 17.3: Liegestütze bei Männern

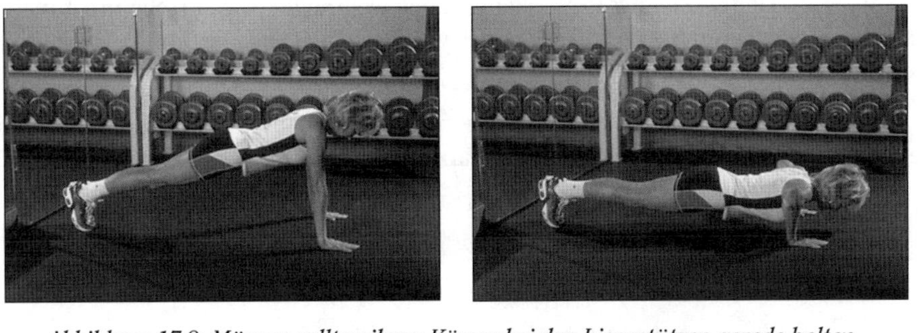

Abbildung 17.2: Männer sollten ihren Körper bei den Liegestützen gerade halten.

Test 2: Oberkörperstärke (Frauen)

Frauen sollten diese Übung in einer anderen Position verrichten. Halten Sie Ihren Rumpf gerade, balancieren Sie auf den Knien mit den Füßen in der Luft und machen Sie in 60 Sekunden so viele Liegestütze wie möglich (siehe Abbildung 17.3).

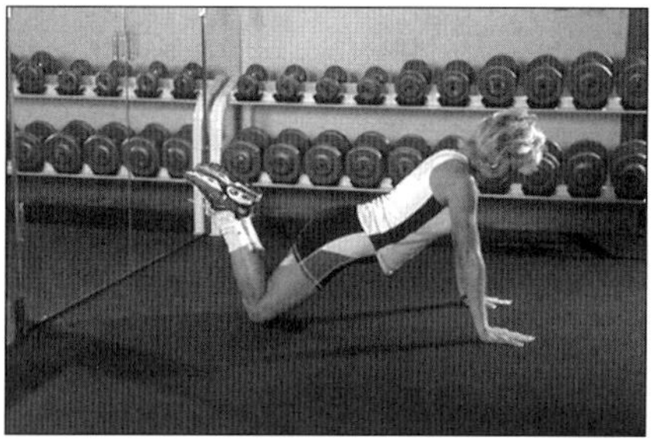

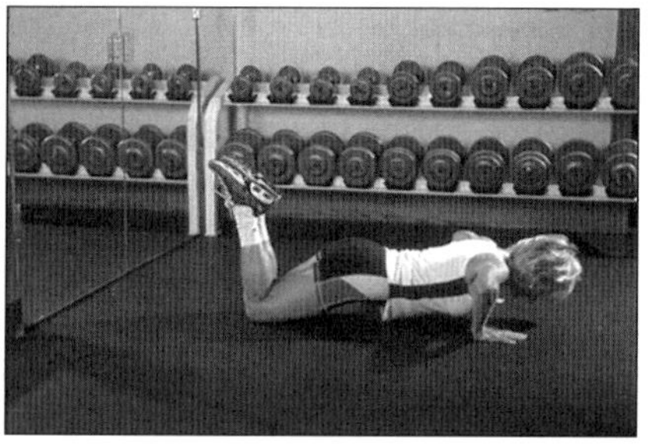

Abbildung 17.3: Frauen nehmen bei den Liegestützen eine etwas andere Haltung als Männer ein. Der Nutzen bleibt gleich.

Tragen Sie die Anzahl der Liegestütze in Ihre Altersgruppe in Tabelle 17.4 ein um Ihr derzeitiges Niveau bei der Oberkörperstärke einzuschätzen.

Alter	30-39	40 – 49	50 – 59	Über 60
Eagle	Ab 34	Ab 28	Ab 23	Ab 21
Birdie	22 – 33	18 – 27	15 – 22	13 - 20
Par	10 – 21	8 – 17	7 – 14	5 – 12

Tabelle 17.4: Liegestütze bei Frauen

Test 3: Rumpfstärke

Setzen Sie sich mit angewinkelten Knien und den Fersen auf den Boden, kreuzen Sie Ihre Arme über der Brust und senken Sie langsam Ihren Rumpf in einem 45-Grad-Winkel (siehe Abbildung 17.4). Halten Sie diesen Winkel so lange wie möglich. Wenn Sie nicht mehr können, senken Sie sich zum Boden ab anstatt sich wieder in Ausgangsposition zu bringen. Das ist einfacher für Ihren Rücken.

Jetzt tragen Sie die Sekunden, die Sie die Übung gehalten haben, in Tabelle 17.5 ein um Ihr derzeitiges Niveau der Rumpfstärke einzuschätzen.

Eagle	Ab 25 sek
Birdie	15 – 24 sek
Par	5 – 14 sek

Tabelle 17.5: Die Rumpfstärke

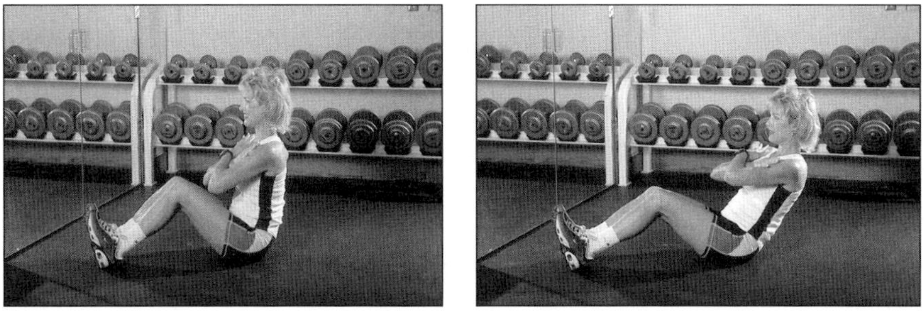

Abbildung 17.4: Diese Bewegung ist anstrengender, als Sie denken. Halten Sie sie ein paar Sekunden, dann werden Sie es merken.

Test 4: Unterkörperstärke

Stellen Sie sich mit Ihrem Rücken an eine Wand und halten Sie die Füße ungefähr 45 cm von dieser entfernt. Beugen Sie Ihre Knie und senken Sie Ihren Torso, bis Ihre Ober- und Unterschenkel ungefähr einen rechten Winkel bilden. Halten Sie diese Übung so lange wie möglich (siehe Abbildung 17.5).

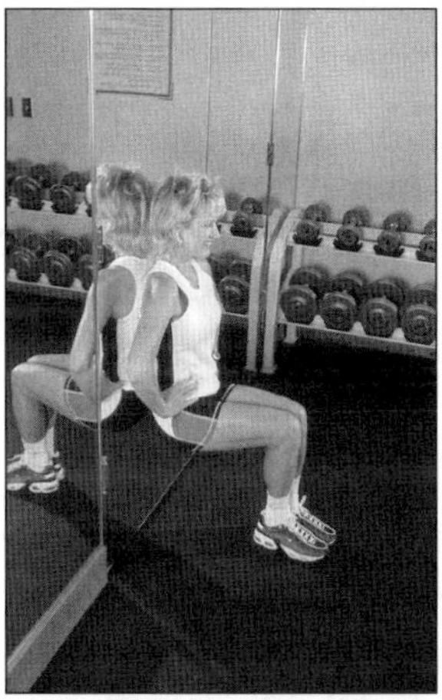

Abbildung 17.5: Stützen Sie Ihren Rücken an die Wand um Ihre Unterkörperstärke zu testen.

Tragen Sie die Sekunden, die Sie die Übung gehalten haben, in Tabelle 17.6 ein um Ihr derzeitiges Level für Unterkörperstärke einzuschätzen. Die Bewertung ist bei Männern und Frauen gleich.

Eagle	Ab 90 sek
Birdie	60 – 89 sek
Par	30 – 59 sek

Tabelle 17.6: Die Unterkörperstärke

Berechnen Sie Ihre Gesamtfitness

Um herauszufinden, wo Sie sich im Fitnessplan befinden, nehmen Sie Ihre Ergebnisse und bewerten Ihre Punktzahl anhand der folgenden Übersicht:

- ✔ Par = 1 Punkt
- ✔ Birdie = 2 Punkte
- ✔ Eagle = 3 Punkte

Jetzt zählen Sie einfach Ihre Punkte aus den Tests dazu und vergleichen:

- ✔ Eagle: 12 (oder mehr) Gesamtpunkte
- ✔ Birdie: 8-11 Gesamtpunkte
- ✔ Par: 4-7 Gesamtpunkte

Ein Beispiel: Tom (54 Jahre) erreichte 30 Zentimeter in Test 1, schaffte in einer Minute 30 Liegestütze in Test 2, hielt den 45-Grad-Winkel 15 Sekunden in Test 3 und hielt den Winkel in Test 4 für 74 Sekunden. Das sind 1 Punkt für Par, 2 für Birdie und 3 für Eagle. Toms Punkte waren 2, 3, 2 und 2, insgesamt 9 oder Birdie-Durchschnitt.

Setzen Sie Ihr Programm in die Tat um

Nachdem Sie Ihre Golf-Fitness analysiert haben, besitzen Sie einen Plan für das Fitnessstudio. Nutzen Sie die Tabellen 17.7, 17.8 und 17.9 als Anleitung zu einem Trainingsprogramm.

Da Sie im Fitnessstudio sowohl Freihanteln (also nicht an einem bestimmten Gerät angebrachte Gewichte) als auch Geräte (zum Gewichtheben mit gestapelten Gewichten für bestimmte Übungen) finden, wurden im Folgenden Übungen für beide Möglichkeiten entwickelt. Während einiger Übungen müssen Sie Freihanteln heben. Bei der Lektüre der Erläuterungen dieser Übungen werden Sie Gewichtsempfehlungen für die Hanteln bemerken. Diese Empfehlungen beziehen sich auf Bereiche, die jeweils vom geringsten bis zum höchsten Gewicht reichen. Jedes Gewicht innerhalb dieses Bereiches ist akzeptabel. Das trifft auch auf die empfohlenen Wiederholungen zu.

Wenn Sie sich an ein Gewicht, eine Zahl von Wiederholungen oder eine Zeit auf dem Fahrrad oder dem Stepper gewöhnt haben, steigern Sie Ihr Niveau. Golf-Fitness ist wie jede Art von Fitness ein wachsender Prozess. Wenn Sie ein Niveau erreicht haben, müssen Sie härter arbeiten um auf die nächste Stufe zu kommen. Das würden Sie ja auch tun, wenn Sie auf dem Golfplatz an einem Ergebnis fest hängen.

Cardiotraining	10 – 20 Minuten
Freihanteln	500 - 2500 g
Geräte	5 – 25 kg
Wiederholungen	8 – 10

Tabelle 17.7: Par-Programm – 4 bis 7 Punkte Gesamtfitness-Ergebnis

Cardiotraining	20 – 30 Minuten
Freihanteln	2,5 – 4 kg
Geräte	9 – 28 kg
Wiederholungen	10 – 15

Tabelle 17.8: Birdie-Programm – 8 bis 11 Punkte Gesamtfitness-Ergebnis

Cardiotraining	30 – 45 Minuten
Freihanteln	4 – 7 kg
Geräte	14 kg und mehr
Wiederholungen	15 – 20

Tabelle 17.9: Eagle-Programm – 12 oder mehr Punkte Gesamtfitness-Ergebnis

Par-, Birdie- und Eagle-Programme sind Ganz-Jahres-Fitnesskuren. Daher empfehle ich, diese Übungen mindestens viermal pro Woche durchzuführen. Achten Sie vor und nach dem Training auf Dehnübungen (siehe Kapitel 21) und warten Sie nach dem Training mindestens zwei Stunden, bevor Sie auf den Übungs- oder Golfplatz gehen. Es ist zwar wichtig, Bälle zu schlagen und zu spielen, während sich der Körper an die Übungen gewöhnt – aber nicht innerhalb der ersten zwei Stunden. Das ist ein bisschen so wie Schwimmen nach einem üppigen Essen. Das sollten Sie auch erst nach einer gewissen Zeit tun. Wenn Sie während des Trainings nicht weiter üben und spielen, werden Sie sich erschrecken, sobald Sie wieder auf dem Platz sind.

Beziehen Sie andere in Ihr Training mit ein

Auch wenn Sie Ihr Fitnessniveau analysiert und ein Trainingsprogramm entwickelt haben, ist es eine gute Idee, sich mit einem Fitness-Profi über Ihre individuellen Bedürfnisse und Ziele zu unterhalten.

Wenn Sie einen persönlichen Trainer suchen, sollten Sie an die folgenden Dinge denken:

- ✔ **Suchen Sie jemanden, den Sie mögen.** Wenn Sie mit dieser Person einen, zwei, drei oder vier Tage arbeiten, müssen Sie auch mit ihr oder ihm auskommen. Sie würden ja auch nicht Woche für Woche mit jemandem Golf spielen, den Sie nicht leiden können. Warum sollte das im Fitnessstudio anders sein?
- ✔ **Suchen Sie jemanden, der Ihre sportlichen Ziele versteht.** Sicherlich kann ein Nicht-Golfer einen Golfer im Fitnessstudio trainieren. Es ist aber immer besser, jemanden zu haben, der das Spiel versteht, für das man trainiert. Ansonsten kann es sein, dass Ihre golfbezogenen Ziele nicht von Ihrem Trainer verstanden werden.
- ✔ **Suchen Sie sich einen Trainer, der eher Ihrem Alter und nicht Ihrem Geschlecht entspricht.** Das Geschlecht Ihres Trainers ist weniger wichtig, als jemanden zu finden, der sich mit Gebrechen, die in Ihrem Alter auftreten, auskennt. Männer und Frauen trainieren oft ähnlich. Wohingegen Teenager und 40-Jährige doch manchmal von verschiedenen Planeten zu kommen scheinen.
- ✔ **Überprüfen Sie die Bescheinigungen Ihres Trainers.** Jeder kann behaupten ein persönlicher Trainer zu sein, genauso wie Ihnen jeder einen Golftipp anbieten kann. Der Wert eines Rates zeigt sich normalerweise in dem Training, dem sich Ihr Trainer selbst unterziehen musste.

Sollten Sie sich mit einem persönlichen Trainer nicht wohlfühlen, können Sie auch darüber nachdenken, mit einem Partner zu trainieren. Es gibt viele gute Gründe dafür. Nicht zuletzt können Sie sich gegenseitig im Fitnessstudio antreiben.

Andere Gründe für die Arbeit mit einem Partner sind:

- ✔ **Sie und Ihr Partner können sich gegenseitig zu härterer Arbeit antreiben.** Es ist viel wahrscheinlicher, dass Sie auf ein höheres Niveau gelangen, wenn Sie jemand jeden Tag antreibt, anstatt, dass Sie versuchen sich selbst zu motivieren.
- ✔ **Die Zeit verfliegt, wenn Sie zusammen arbeiten.** Jemanden um sich zu haben, der Sie beschäftigt, lässt das Training weniger als Arbeit und mehr als soziales Beisammensein erscheinen.
- ✔ **Sie können mit einem Gleichgesinnten immer leichter Ideen und Probleme austauschen als mit einem persönlichen Trainer.** Es ist gut, einen Trainingspartner zu haben, der weiß, wie sehr Sie eine bestimmte Übung verabscheuen, der Ihnen aber auch dabei hilft, diese Übung zu meistern.

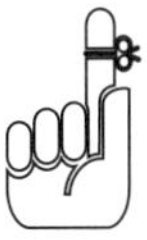

Wenn Sie einen Trainingspartner suchen, halten Sie sich an die gleichen Regeln wie bei der Suche nach einem persönlichen Trainer. Suchen Sie jemanden Ihres Alters, mit dem Sie gerne Zeit verbringen und der ähnliche Golffähigkeiten und Ziele besitzt.

Wichtige Trainingstipps für Golfer

Vergessen Sie niemals, dass Sie ein sportspezifisches Training absolvieren, das Ihnen helfen soll Ihr Golfspiel zu verbessern und Sie gleichzeitig in eine bessere physische Verfassung bringt. Sie können nicht mit einem normalen Training in Form kommen und hoffen, dass ein gutes Golfspiel der Nebeneffekt ist. Sicherlich sind einige der Übungen aus Ihrem speziellen Training denen aus anderen Programmen ähnlich, aber Ihr Training wird nicht durch einzelne Übungen, sondern durch Form, Frequenz, Intensität und Vielfalt definiert. Daher beschäftige ich mich in diesem Abschnitt mit einigen wesentlichen Dingen, die Sie sich merken müssen, um Ihre Golffähigkeiten im Fitnessstudio zu maximieren.

Schwingen Sie weiter, was auch passiert

Wenn Sie am Morgen nach dem Training im Fitnessstudio nicht mehr in der Lage sind Ihren Schläger zu schwingen, weil Sie so angespannt sind und Schmerzen haben, übertreiben Sie es. Dann müssen Sie Ihr Training verändern, weniger Gewichte nehmen oder weniger Kraftübungen und mehr Dehnübungen machen. Ziel des Programms ist es, Ihren Schwung zu verbessern, nicht Sie so zu schwächen, dass Sie Ihren Schläger nicht mehr heben können.

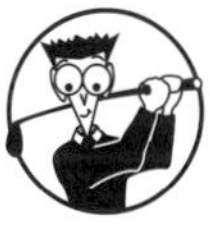

Um vom Training zu profitieren müssen Sie Ihren Golfschläger weiter schwingen. Nach dem Training sind Ihre Muskeln warm, gestärkt, gedehnt und sehnen sich nach einer Aufgabe. Das Schwingen eines Schlägers – auch wenn es nur in Ihrer Garage oder Ihrem Schlafzimmer für ein paar Minuten ist – gibt Ihren Muskeln die nötige Rückkopplung. Wenn Sie Fett ab- und Muskeln aufbauen, verändert sich Ihr Körper, was bedeutet, dass sich wahrscheinlich auch Ihr Schwung ändern wird. Das ist nicht unbedingt eine bewusste Änderung, aber eine, die aus Ihrer physischen Veränderung resultiert. So oder so müssen Sie weiterhin den Golfschläger während Ihrer Trainingskur schwingen um irgendwelche Knicke, die während der Veränderung Ihres Körpers auftauchen könnten, zu beheben.

Wenn es schmerzt, ist es falsch

Jane Fonda hat der Fitness enormen Schaden zugefügt, als sie vier simple Worte sagte, die jahrelang über die Fernsehbildschirme in der ganzen Welt gingen. »Merken Sie sich«, sagte sie mit einem kecken Lächeln, »kein Schmerz, kein Erfolg.« Sicher, es waren die Achtziger und Fitness steckte noch in den wissenschaftlichen Kinderschuhen – aber Schmerzen? Zu ihrer Verteidigung ist zu sagen, dass sie viele Menschen von ihren Sofas und aus den Sesseln holte. Sie brachte auch eine Übungs-Ethik in die amerikanische Kultur. Dennoch hätte Schmerz niemals Teil dieses Programms sein sollen.

Die Übungen und Dehnungen, die ich in diesem Buch erläutere oder die, die Sie in einem anderen Programm lesen, sehen oder von denen Sie anderweitig hören, sollen nicht wehtun. Sie wurden erarbeitet um Stärke, Beweglichkeit, Koordination und Ausdauer zu entwickeln.

Das heißt natürlich nicht, dass die Übungen einfach sind. Das sind sie nicht. Mit einem Drink und ein paar Nüssen im Ankleideraum oder am 19. Loch (Speiseraum oder Bar im Clubhaus) zu sitzen ist natürlich einfacher, als sich Sportkleidung anzuziehen und durch ein einstündiges Training zu arbeiten. Aber nur weil Übungen hart sein können, müssen sie noch lange nicht schmerzhaft sein.

Fitnessstudio-Stolz schadet Ihrem Golfspiel

Es ist so schwierig, selbstbewusst durch ein Fitnessstudio zu gehen. Egal welche Zeit Sie für Ihr Training ansetzen, Sie werden immer auf mehrere perfekt proportionierte, gestählte Athleten treffen, die zur gleichen Zeit trainieren. Das Schicksal bestimmt es, dass diese Leute die Bank neben Ihrer wählen, was bedeutet, dass Sie ihnen dabei zusehen müssen, wie sie 10 bis 12 Wiederholungen von Bizeps-Neigungen mit 35-Kilo-Gewichten machen oder sich selbst in eine meisterliche Yoga-Dehnung verdrehen, bei der Sie sich sicherlich einen Knochen brechen würden. Diese Leute lachen nicht über Sie oder grinsen Sie an. Den Schlag auf Ihr Ego geben Sie sich selbst.

So zu denken könnte Sie auch dazu verleiten, törichte Dinge zu tun, wie das Heben von 10 bis 15 Kilo mehr, als Sie sollten. Oder Sie arbeiten sich durch mehr Sätze, als Sie geplant hatten. Tun Sie das nicht! Hans Olympia und Eva Aerobic kümmert es nicht, dass Sie kein athletisch geformter griechischer Gott sind und Sie sollten das auch nicht. Hans und Eva heben vielleicht mehr Gewichte, machen mehr Bauchpressen und glänzen vielleicht heller neben den fluoreszierenden Lichtern des Gewichtraums, aber wahrscheinlich schaffen sie es nicht, einen hohen Schlag über Wasser mit einem 5er-Holz zu treffen. Erinnern Sie sich daran, warum Sie eigentlich im Fitnessstudio sind, und denken Sie nicht an die anderen um Sie herum.

Golf ist ein Geduldsspiel, ebenso wie Golf-Fitness

Wenn Sie sich daran erinnern, wann Sie mit dem Golfen angefangen haben, werden Sie sich bestimmt auch an die Frustrationen erinnern, die Sie erlebten als Sie lange Zeit anscheinend nur winzige Fortschritte machten. Egal wie viel Sie geübt oder wie sehr Sie es auch versuchten, Sie konnten einfach nicht das magische Punkte-Ziel, das Sich selbst gesetzt hatten, durchbrechen (100, 90, 80, sogar Par). Nachdem Sie endlich Ihr Ziel erreicht hatten, schienen die Fortschritte grenzenlos. Dann traf Sie wieder ein dumpfer Schlag und Sie mussten sich wieder durch eine Zeit kämpfen, in der es so aussah, als würden Sie sich nie verbessern.

Das Gleiche trifft auch auf Golf-Fitness zu. Das ist kein Prozess, der nach einem Tag, einer Woche, einem Monat oder einem Jahr beendet ist. Fitness ist eine Änderung des Lebensstils, deren Ergebnisse Sie vielleicht nicht vor sechs Monaten sehen. Sie müssen geduldig und fleißig bleiben. Die Ergebnisse werden letztendlich kommen. Aber wie beim Golf kann man sie nicht erzwingen.

Setzen Sie sich Zeiten für das Fitnessstudio, die sich nicht ändern lassen

Training muss eine Angewohnheit werden, ein Teil Ihrer Routine, der sich nicht vom Abendessen, Arbeiten oder Zähneputzen am Morgen unterscheidet. Es braucht seine Zeit, Angewohnheiten zu entwickeln. Gewöhnlich dauert es 6 bis 16 Wochen, bis Fitness ein integraler Bestandteil Ihres Lebens ist. Während dieser Zeit müssen Sie sich zwingen, an einem Trainingsplan festzuhalten, der in Stein gegossen ist. Wählen Sie für Ihr Training Zeiten und Tage, die festgelegt und beständig sind, und lassen Sie sie auf keinen Fall ausfallen. Jeder kann sich für das Nicht-Wahrnehmen einer Trainingsstunde entschuldigen. Wenn Sie einmal damit anfangen, wird es auch ein zweites, drittes, viertes und fünftes Mal geben. Bald lassen Sie Ihr Training aus, weil Sie eine Serie im Fernsehen nicht verpassen wollen. Dadurch, dass Sie Trainingstermine machen, die Sie nicht verpassen können, wird es einfacher, Fitness zu einer Angewohnheit werden zu lassen, die Sie nicht wieder ablegen.

Neben der Driving-Range und dem Green ist das Fitnessstudio der wichtigste Platz für diejenigen, die es mit der Verbesserung ihres Golfspiels ernst nehmen. Analysieren Sie Ihr Spiel und entwickeln Sie ein Programm, das Ihren individuellen Ansprüchen entspricht. Dadurch bringen Sie sich auf einen Weg zur Spielverbesserung, der so wichtig ist, wie die Stunden, die Sie im Frühling nehmen oder die Bälle, die Sie nach einer Runde schlagen. Es mag ein paar Monate dauern, aber Sie werden definitiv die Vorteile dieser Arbeit an Ihren Scores sehen.

Zu Hause trainieren

18

In diesem Kapitel

- Zu Hause ein golftaugliches Fitnessstudio einrichten
- Zu Hause regelmäßig trainieren

»Die Leute bekommen in ihrem alltäglichen Leben einfach nicht genug Bewegung. Dies zeigt sich besonders deutlich, wenn man die Turniere der Profis und Amateure mit dem Spiel von Geschäftsleuten und Vorstandsvorsitzenden vergleicht. Diese Menschen sitzen die ganze Woche über in Büros und Autos und fahren dann während des ganzen Wochenendes in Golfcarts über den Platz. Ich bin oft versucht, einem Kerl, der gerade mit seinen Händen auf einen Ball einschlägt oder ihn mit den Schulter herumwirbelt, zu sagen, er solle mehr Beinarbeit in den Schwung legen. Aber wie soll der arme Junge etwas benutzen, was er gar nicht kennt?«

Jack Nicklaus

Golftraining ist nichts, was Sie nur auf dem Golfplatz oder im Fitnessstudio absolvieren können. Ihr Zuhause ist der perfekte Ort um eine golfspezifische Trainingsfläche einzurichten, komplett mit allen Geräten und Bereichen zum Trainieren des Schwungs und zum Dehnen. Im Moment nennen Sie diese Bereiche Schlafzimmer, Badezimmer, Zusatzzimmer (der eingerichtete Raum über Ihrer Garage) und Garage, aber das sollte Sie nicht davon abhalten, sie für Golf zu verwenden.

Es kann sich allerdings als etwas schwierig entpuppen, zu Hause Zeit für das Training zu finden. Oftmals ist es schwieriger, ein oder zweimal pro Woche zum Golfspielen zu entfleuchen, als einen Friedensvertrag zu ratifizieren. Wie sollen Sie also bitteschön, *mehr* Zeit zum Trainieren finden, wenn Sie kaum die Zeit haben zu essen, zu lesen und Ihren Kindern einen Kuss zu geben. Ein Tag hat nur 24 Stunden. Wo soll diese Trainingszeit herkommen?

Die Antwort ist einfach. Zweigen Sie ein bisschen von der Zeit ab, die Sie vorm Fernseher verbringen (das dürften zwei bis drei Stunden pro Tag sein) oder auf dem Sofa und verwenden Sie sie für ein einfaches, schnelles, aber sehr effektives Golftraining. Selbst die geschäftigsten Menschen haben ein bisschen Zeit, die sie zur Verbesserung ihrer Körper und zur Vorbereitung auf das von ihnen geliebte Spiel verwenden können.

Ihr eigenes Heimfitnessstudio aufbauen

Viele Leute verbinden mit dem Wort »Heimfitnessstudio« Bilder eines zusätzlichen Flügels an ihrem Haus, mit verspiegelten Wänden im fünfstelligen Eurobereich, extraweichen Tapeten, in die Wände eingelassenen Stereoanlagen und einem unabhängigen Heizungs- und Belüftungssystem. Und das alles natürlich, bevor Sie auch nur das erste Gerät der 100.000 Euro teuren Fitnessausrüstung gekauft haben. Das ist zwar eine hübsche Vorstellung, aber auch eine unsinnige. Sie können Ihr Heim mit allem ausstatten, was Sie für ein golfspezifisches Training benötigen, ohne mehr Geld auszugeben, als für einen neuen Titaniumschläger.

Natürlich können Sie sich nicht alle Kraft- und Cardiogeräte kaufen, die in diesem Buch zu sehen sind. Sie können aber dennoch ein paar kleinere Anschaffungen machen, die Ihnen alles bieten, was Sie für das Heimtraining benötigen. (Machen Sie sich keine Gedanken über den Platz, den Sie zur Lagerung dieser Ausrüstung benötigen. Meistens können Sie alles in einem Schrank oder unter Ihrem Bett verstauen.)

Der Übungsplatz zu Hause

Ihren Golfschwung innerhalb geschlossener Räume zu üben ist nichts Neues. Der Übungsplatz zu Hause hat in den letzten Jahren viele Formen angenommen. Dazu gehören Heimnetze, in die Golfer Bälle schlagen, Matten, die als Tee-Bereiche fungieren, Schaumstoffbälle, die nicht sehr weit fliegen und weich und nachgiebig sind, ebenso wie andere Vorrichtungen, die es Ihnen erlauben, im Haus an Ihrem Schwung zu arbeiten. Es gibt heutzutage ausgefallene, computergesteuerte Simulatoren, die es Ihnen ermöglichen, auf Ihren Lieblingsplätzen zu spielen. Sie benötigen dazu nicht mehr als einen Bildschirm, eine Matte, einen Ball und eine Bildprojektion vom Computer. Außerdem gibt es Bälle, die an Plastikarmen befestigt sind, welche wie eine Narrenkappe umherwirbeln, wenn man sie schlägt.

Die häufigste Einrichtung für zu Hause ist das Golfnetz, ein gewebtes Nylonnetz in einem PVC-Rahmen mit einer Unterlage aus künstlichem Turf. Das Netz ermöglicht es Ihnen, in Ihrem Extrazimmer oder in Ihrer Garage volle Schwünge auszuführen, so lange Sie nah genug am Netz stehen, so dass außermittige Schläge nicht an den Wänden abprallen. Eine ganze Reihe von Profis hat diese Netze zu Hause – normalerweise in den Garagen –, so dass sie sich abends oder an regnerischen Tagen mit ein paar Schwüngen auflockern können.

Diese Netze sind auch perfekt dafür geeignet, Ihren Schwung auf Video aufzunehmen. Sie können einen Schwung in der Geborgenheit Ihres Eigenheims auf Video aufzeichnen und benötigen dabei nur wenig oder gar keine Hilfe. Stellen Sie die Kamera einfach so hin, dass sich die Unterlage im Bildausschnitt befindet, drücken Sie die Aufnahmetaste und legen Sie los. Ein Stativ ist die ruhigste Weise, sich selbst aufzunehmen, aber wenn Sie kein Stativ haben, können Sie die Kamera auch an einen Kleiderständer hängen oder in ein Buchregal legen. So lange Sie Ihren Schwung in den Bildausschnitt bekommen, ist es egal, wie und wo Sie die Kamera anbringen. Die Qualitätsanalyse dieser Videoaufzeichnungen wird Sie überraschen.

Sie können das Netz auch nach draußen stellen. Wenn Sie es nicht mögen, auf einer Unterlage abzuschlagen, stellen Sie das Netz in Ihren Hof. Sie können natürlich nicht sehen, wo der Ball landen würde, wenn Sie draußen abschlagen, aber in gewisser Hinsicht ist das gut. Indem Sie sich auf die Mechanik Ihres Schwungs und nicht auf die Flugbahn des Balls konzentrieren, eignen Sie sich beim Schwung eher gute, fundierte Angewohnheiten anstelle von Mätzchen an.

Wenn das Netz und die Matte (die Sie in Sportgeschäften oder im Internet für weniger als 100 Euro erhalten) für Ihren Geschmack zu teuer sind, funktioniert das Ganze auch mit einem alten Bettlaken, ein paar Metern Seil und einem Dutzend Nägeln. Befestigen Sie das Bettlaken am Seil und spannen Sie es (mit den Nägeln) zwischen zwei Bäume. So erschaffen Sie Ihren eigenen Übungsplatz im Hof. Wenn keine Bäume infrage kommen, nageln Sie das Bettlaken an einem Gestänge fest und stellen Sie es in die Garage. Mit ein wenig Erfindungsgeist ist es eine Kleinigkeit, in Ihrem Haus oder auf Ihrem Hof einen Übungsplatz einzurichten. Sie müssen sich nur damit beschäftigen.

Mit schweren Schlägern üben

Sie können für Ihr Schwungtraining zu Hause einen der vielen schweren Schläger erstehen, die auf dem Markt verfügbar sind. (Das ist ein Schläger, der bis zu 10 Mal so schwer wie ein normaler Schläger ist.) Nach meiner Auffassung ist der Momentus Swing Trainer die beste Option, weil er perfekt ausbalanciert ist und ein Lehrvideo zum Lieferumfang gehört, dass Ihnen zeigt, was Sie beim Schwungtraining im Haus dürfen und was nicht. Es ist für Ihr Spiel unerlässlich, Ihre Muskeln warm und locker zu halten und sich an die Golfbewegungen zu gewöhnen. Es gibt kaum etwas Besseres, um Ihren Schwung zu Hause auszufeilen, als einen schweren Schläger.

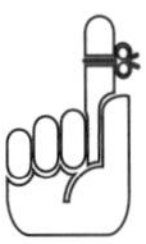

Doch genau wie alle Heimgeräte sind auch schwere Schläger nutzlos, wenn sie in der Ecke liegen. Wenn Sie einen schweren Schläger gekauft haben, sollten Sie ihn auch jeden Tag benutzen. In 5 Minuten können Sie Ihren Körper einem systematischen Schwungtraining unterziehen, das Ihrem Spiel genau so viele Vorteile bringt wie jedes Training auf dem Übungsplatz.

Mehr über schwere Schläger erfahren Sie in Kapitel 11.

Spiegelbild und abwaschbarer Stift

Die meisten Menschen besitzen einen Spiegel in Körpergröße. Wenn das bei Ihnen nicht der Fall ist, sollten Sie einen Kauf erwägen. Ein solcher Spiegel ist vergleichsweise günstig und von unschätzbarem Wert, wenn Sie an Ihrem Schwung arbeiten. Ein Spiegel in Körpergröße ermöglicht es Ihnen, regelmäßig Ihren Griff, Ihre Haltung, Ihre Stellung und Ihre Kopfposition zu überprüfen.

Sie können den Spiegel auch verwenden um gewisse Grundlagen zu testen, beispielsweise wie ruhig Sie den Kopf während des Schwungs halten. Hierfür benötigen Sie einen abwaschbaren

Stift, mit dem Sie diverse Linien, Kreise und Quadrate auf Ihren Spiegel zeichnen können. Bei der Kopfübung beispielsweise zeichnen Sie einfach einen Kasten um das Spiegelbild Ihres Kopfes und versuchen dann zu schwingen ohne den Kopf aus dem Kasten zu bewegen. Natürlich ist dieses Hilfsmittel nicht so effektiv wie ein Video, weil Sie in Ihrem Haus keinen Ball schlagen, und Sie müssen mit aufgerichtetem Kopf schwingen um Ihr Spiegelbild zu sehen. Aber für eine Heimübung ist das gar nicht so schlecht. Sie können beispielsweise auch die Position Ihres rechten Knies auf dem Höhepunkt des Rückschwungs überprüfen. Ebenso können Sie feststellen, wie weit Ihr Unterkörper beim Abschwung seitlich abweicht, indem Sie auf den Spiegel Bezugslinien zeichnen und sich selbst beim Schwung beobachten. Sie können kaum eine lohnendere Investition für Golfspiel tätigen als einen Spiegel und einen Stift für 75 Cent.

Manche Leute kleben Fotos von Profis neben den Spiegel, so dass sie ihre Aufstellung mit der der Besten vergleichen können. Das ist eine gute Idee, so lange Sie realistisch sind. Wenn Sie 1,80 Meter groß sind und 113 kg wiegen, ergibt es nicht viel Sinn, sich mit einem Foto von Tiger Woods zu vergleichen, der 1,90 groß ist und 86 kg wiegt. Wenn Sie einen Vergleich wählen wollen, nehmen Sie jemanden Ihres Alters und Ihrer Statur. Es ist ein ehrenwertes Ziel, sich wie ein Profi aufzustellen, so lange Sie bei Ihrem Vergleich den gesunden Menschenverstand einsetzen.

Hanteln kaufen kann jeder

Mit einem Hantelsatz können Sie bei sich zu Hause einen Kraftraum für weniger Geld als für einen Kinobesuch und ein Abendessen einrichten.

Viele Leute gehen noch einen Schritt weiter und kaufen eines der vielen Heimtrainingssysteme, die bei Homeshopping-Sendungen angeboten werden. (Wählen Sie einfach nur die gebührenfreie Nummer und halten Sie Ihre Kreditkarte bereit.) Das ist in Ordnung! Wenn die Werbesendung attraktiv genug war und Sie enthusiastisch genug sind, eine Ecke Ihres Hauses für das Neueste und Tollste aus der Heimfitnesstechnologie frei zu räumen, rufen Sie auf jeden Fall an. Notwendig ist es nicht. Zwei Hantelsätze mit veränderbaren Gewichten bieten bei ordnungsgemäßem Gebrauch genug Widerstand um zu Hause für den Golfsport zu trainieren. Jedes gute Sportgeschäft führt eine breite Auswahl von absolut akzeptablen und bezahlbaren Hanteln. Sie müssen sich nur das gewünschte Gewicht aussuchen und den Kauf tätigen.

Wenn Sie auf Geschäfts- oder Vergnügungsreise sind, ist die neueste und pfiffigste Erfindung der Fitnessindustrie die Wasserhantel – eine transportable Hantel mit auffüllbaren Blasen. Sie lassen einfach das Wasser ab, falten die Hantel zusammen, packen Sie in Ihren Koffer und haben ein komplettes Fitnessstudio bei sich. Wenn Sie in Ihr Hotel kommen, bringen Sie einfach die Blasen an den Griffen an und füllen sie mit Wasser. Voilà! Das Wasser fügt das benötigte Gewicht hinzu und Sie müssen nie wieder ein Training auslassen.

Einen Schritt höher

Viele Innenübungen können am besten auf einer Stufe ausgeführt werden. Meistens ist dies eine 10 – 20 cm hohe Trittfläche, die die Form der professionellen Übungsbänke hat, die von Aerobic-Lehrern verwendet werden. Natürlich sollten Sie nicht losgehen und eine Trittfläche in Studioqualität kaufen, falls Sie nicht vorhaben, eine Menge von Kursvideos in Ihrer Freizeit anzusehen. Sie können sich aber selbst eine vernünftige Alternative bauen. Sie werden auf diesem Ding nicht tanzen, also brauchen Sie auch nicht das TÜV-Siegel. Aber Sie sollten eine stabile, 10 cm hohe Trittfläche mit zusätzlichen 5 cm hohen Stufen bauen, auf der Sie beim Üben bequem stehen und sitzen können. Sie sollte lang genug sein, das Sie bequem auf ihr stehen können, aber schmal genug um breitbeinig über ihr stehen zu können ohne sich zu verletzen. 1,20 m lang und 40 cm breit sind gut. Aber Sie müssen sich nicht unbedingt daran halten. Solange Ihre Trittfläche stabil genug ist, sind die Ausmaße zweitrangig

Ärgern Sie sich nicht, wenn Sie handwerklich nicht begabt sind und wenn es für Sie genau so schwierig ist, eine Trittfläche zu bauen, wie in Ihrer Garage eine Kernspaltung durchzuführen. Sie können die meisten Übungen auch auf der untersten Stufe Ihrer Treppe ausführen. Das einzige, was Sie vom Heimtraining abhalten kann, ist mangelnde Motivation.

Der Power Ball

Die altmodischen Medizinbälle, die Ronald Reagan und James Cagney in den Hinterhofturnhallen bei den Warner Brothers herumgeworfen haben, haben sich in ein kleineres, schwereres und beliebteres Trainingswerkzeug namens *Power Ball* verwandelt. Diese schweren Bälle bieten Widerstand für das Krafttraining, können aber auch dabei helfen, größere, schwer zu erreichende Muskeln zu dehnen. Daher betrachten viele Trainer für Tennis, Golf und Leichtathletik den Power Ball als unersetzbares Hilfsmittel zur Kräftigung und Dehnung bestimmter Muskelgruppen.

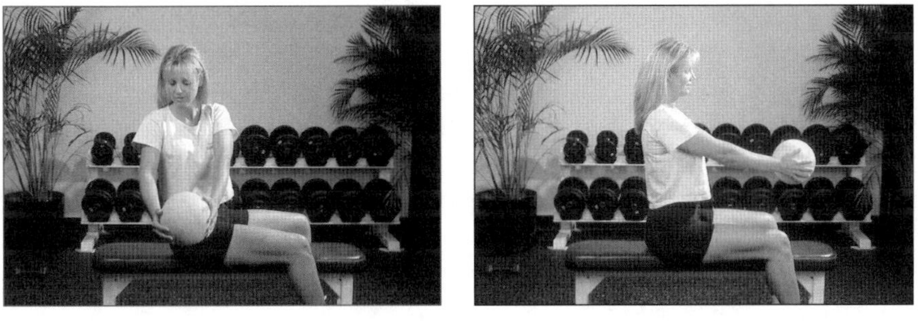

Abbildung 18.1: Die Rumpfdrehung mit einem Power Ball

Golfer können bei vielen der beidhändigen Freihantelübungen den Power Ball als Ersatz für die Hanteln einsetzen, beispielsweise für Deltoidstreckungen oder Curls (siehe Kapitel 21).

Die Bälle sind jedoch auch gut dafür geeignet, um die Rumpfdrehung (siehe Abbildung 18.1) und die Obliquusübungen (siehe ebenfalls Kapitel 21) auszuführen.

Mit Gymnastikbällen in Form kommen

Gymnastikbälle sehen wie übergroße Spielzeuge aus, wie diese großen, weichen Gummibälle, mit denen Kleinkinder umherrollen, wenn sie laufen lernen. Doch diese weichen großen Bälle sind großartige Trainingshilfen für Zu Hause. Wenn Sie keine Bank haben, auf der Sie bei Freihantelübungen liegen oder sitzen können (siehe Abbildung 18.2), dann kann der Gymnastikball als Sitz, Bank oder Gleichgewichtshilfe dienen. Wenn Sie sich nicht um Gleichgewicht und Körperhaltung kümmern, werden Sie wahrscheinlich seitlich vom Ball rutschen, was Ihr Ego schwer schädigen kann (unter anderem).

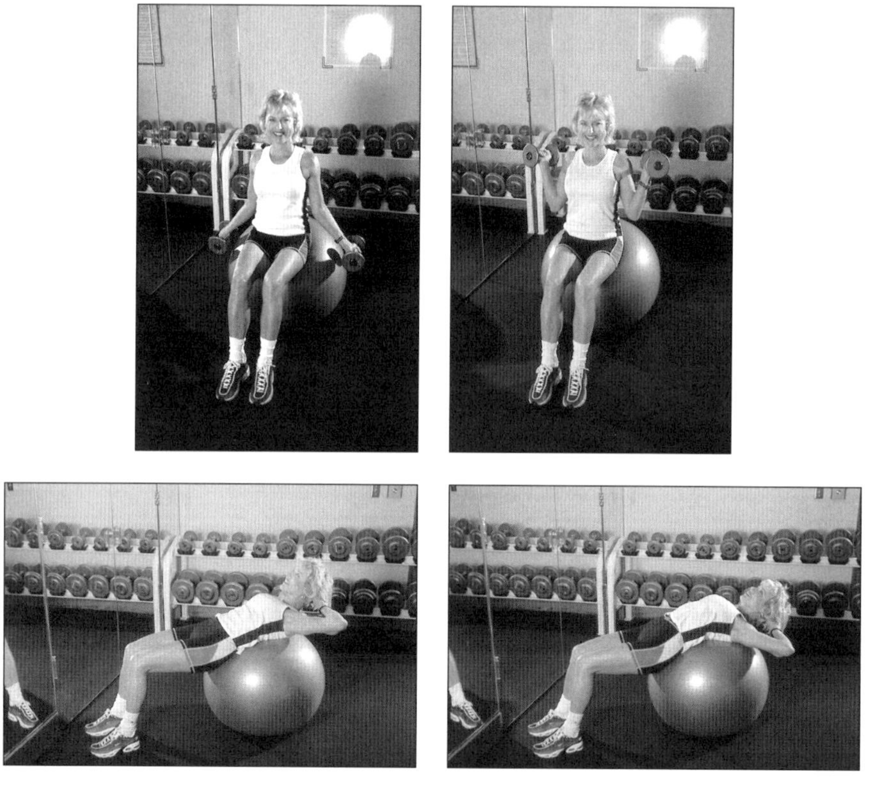

Abbildung 18.2: Laura macht Kraft- und Dehnübungen auf dem Stability Ball.

Gymnastikbälle sind für Ihr Heimfitnessstudio nicht unbedingt erforderlich, aber sicherlich für einige Zwecke zu gebrauchen. Wenn Sie Platz sparen und Ihr Trainingserlebnis zu Hause mit sowenig Durcheinander wie möglich maximieren wollen, ist der Gymnastikball das Richtige für Sie. Sie erhalten ihn im Sportgeschäft oder unter http://www.sportbedarf-katalog.de/sport-online-shop.nsf/katalog/gymnastik-baelle-online-shop.htm.

Dehnhilfen

Sie können den professionelle entwickelten Golf-Fitness-Stretch-Trainer erwerben, mit dem Sie Ihre Geschmeidigkeit und Ihren Fortschritt messen können. Sie können aber auch einfach einen Gürtel, einen Frotteetuch oder irgendeinen anderen Gurt als Dehnhilfe verwenden. Die Vorteile des Stretch-Trainers sind die Handgriffe an jedem Ende (anhand derer Sie Ihre Fortschritte beim Dehnen ablesen können und die Ihnen bei der Verbesserung der Dehnung selbst helfen) und die Griffe, die den Gurt säumen. Durch diese können Sie den Gurt bei verschiedenen Dehnübungen besser greifen und sie dienen auch als Maßstab. Wenn Sie sich im Verlauf Ihres Programms vom zweiten bis zum dritten Griff oder vom dritten bis zum vierten bewegen können, wissen Sie, dass Sie geschmeidiger geworden sind und Ihr Training sich auszahlt. Abbildung 18.3 zeigt Laura Baugh bei der Verwendung des Stretch-Trainers.

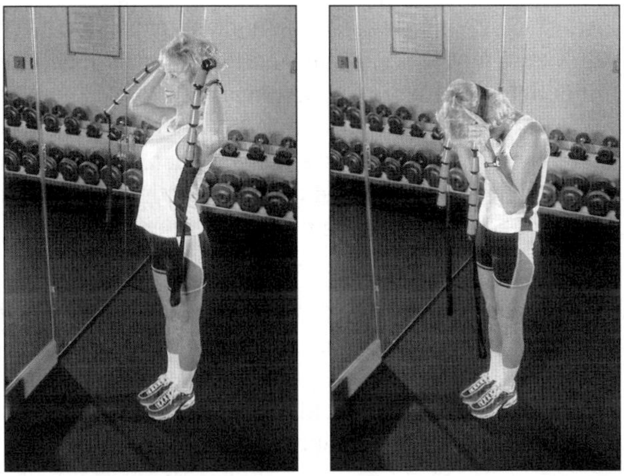

Abbildung 18.3: Laura dehnt ihren Nacken mit dem Golf-Fitness-Stretch-Trainer.

Ein paar Grundregeln

Es gibt einige Grundregeln für das Training im Fitnessstudio. Ebenso sollte es klare Regeln für Ihr Heimtraining geben. Training ist Training, ungeachtet des Ortes.

Sie können aus einem guten Training in Ihrem Wohnzimmer genau so viel Nutzen ziehen wie aus einer Stunde im Fitnessstudio, aber Sie können sich auch zu Hause genau so leicht verletzen wie im Kraftraum, wenn Sie sich nicht an die Regeln halten.

Benutzen Sie Ihren gesunden Menschenverstand

Die Hauptregel, die auch in diesem Buch immer wiederkehrt, ist: Benutzen Sie bei jedem Training stets Ihren gesunden Menschenverstand. Bedenken Sie, dass Sie nicht für die olympischen Spiele trainieren. Sie können natürlich Ihr Golfspiel und Ihre allgemeine Gesundheit verbessern, wenn Sie zu Hause oder im Studio trainieren, aber Sie sollten kein Programm mit unrealistischen Erwartungen beginnen und sich niemals über das Vernünftige hinaustreiben. Der Zweck dieses Buches ist es, Sie zu einem besseren Golfer zu machen, und nicht, Sie für eine Eliteeinheit tauglich zu machen.

Wählen Sie eine Zeit und bleiben Sie dabei

Es ist wichtig, eine bestimmte Zeit für die Golf-Fitness zu reservieren und dabei zu bleiben. Es ist deshalb wichtig, weil Ihre Muskeln sich daran gewöhnen werden, zu einer bestimmten Zeit beansprucht zu werden. Es ist auch wichtig, weil Sie eine Routine etablieren müssen, die genauso zum Bestandteil Ihres Lebens zu Hause wird wie der Morgenkaffee oder die Abendnachrichten.

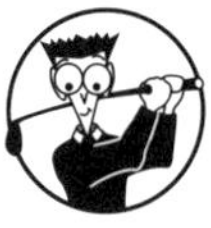

Gesundheit ist ein Charakterzug. Ungesundheit leider auch. Wenn Sie eine Routine entwickeln – etwa morgens eine halbe Stunde Kraftübungen, gefolgt von 15 Minuten Dehnübungen – dauert es schätzungsweise 6 Wochen, bis Sie sich an diese Routine gewöhnt haben. Dann benötigen Sie weitere 3 bis 5 Wochen, bevor Sie auf dem Golfplatz messbare Ergebnisse wahrnehmen. Aber diese Angewohnheit wird ein Bestandteil Ihres Lebens und die gesundheitlichen Vorzüge, die Sie aus dieser Routine ziehen, können Ihnen beim Golfspiel helfen und allem anderen, was Sie tun.

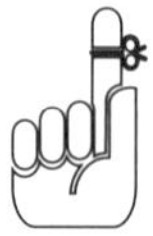

Effektives Training ist wie gutes Golfspielen: Übung macht nicht perfekt, bringt Sie aber näher an Ihr Ziel. Sie müssen bei Ihrem Heimtraining genauso gewissenhaft sein wie bei jedem anderen Aspekt Ihres Golfspiels. Wenn Sie sich verbessern wollen, sollten Sie Übungsbälle schlagen, Ihre Chips und Putts trainieren und jeden Tag einen bestimmten Zeitraum für golfbezogene Kraft- und Dehnübungen freihalten.

Stärken und dehnen Sie gleichermaßen

Ein Training, das sich hauptsächlich auf Kraft konzentriert und nur wenig Zeit für Dehnungen enthält, ist kontraproduktiv und wird Ihrem Golfspiel eher schaden als nutzen. Das gilt immer, egal ob Sie im Fitnessstudio oder zu Hause trainieren. Aber aufgrund von anderen Ablenkungen tendieren die meisten Golfer eher zu Hause als im Studio dazu, die Sache zu verkürzen. Und die erste Kürzung geht immer zu Lasten der Geschmeidigkeit.

Aus irgendeinem Grund denken Golfer, das Stemmen von Hanteln oder ein paar Bauchpressen sei zu Hause wichtiger als Dehnungen. Nichts könnte von der Wahrheit weiter entfernt sein. Ganz gleich, wie ausgedehnt oder fortgeschritten Ihr Training ist, müssen Sie auch zu Hause Kraft und Geschmeidigkeit die gleiche Zeit zukommen lassen. Das Eine ohne das Andere wird Ihrem Schwung eher schaden als nutzen.

Achten Sie auf die Ausführung

Man wird sehr schnell faul, insbesondere zu Hause, wenn der Fernseher läuft und der Lehnstuhl in Reichweite ist. Im Gegensatz zum Fitnessstudio mit seinen hellen Lichtern, verspiegelten Wänden und muskelbepackten Körpern, die Sie auf den Beinen halten, gibt es in Ihrem Wohnzimmer nicht allzu viele Kontrollmechanismen. Daher geht manchmal die Ausführung daneben, ohne dass Sie es merken. Sie müssen der Ausführung beim Training zu Hause besondere Aufmerksamkeit widmen. Wenn möglich vollziehen Sie Ihre Übungen vor einem Spiegel, so dass Sie einen visuellen Anhaltspunkt haben. Malen Sie sich zumindest vor Ihrem geistigen Auge ein Bild von sich selbst, wie Sie diese bestimmten Übungen perfekt ausführen und versuchen Sie, diesem Bild zu entsprechen, etwa so, wie Sie sich einen Golfschlag vorstellen, bevor Sie Ihre Haltung einnehmen.

Vergessen Sie nicht, dass die richtige Ausführung der Schlüssel für gute Ergebnisse ist, wenn Sie zu Hause trainieren.

Hören Sie auf Ihren Körper

Es ist genauso leicht, es beim Heimtraining zu übertreiben, wie im Fitnessstudio einen Muskel zu überbeanspruchen oder zu zerren. Zu Hause denken Sie nicht über die Wiederholungszahl nach, die Sie abspulen oder über die Geschwindigkeit, mit der Sie eine bestimmte Übung ausführen. Sie denken an die Spinnweben, die aus der Ecke entfernt werden müssen, oder an den Rasen, den Sie mähen müssen. Im Gegensatz zum Studio, wo Ihr Hauptaugenmerk auf der Übung liegt, können die Ablenkungen zu Hause zu Überbeanspruchungen und Zerrungen führen, wenn Sie nicht auf die Signale Ihres Körpers achten.

Ob nun zu Hause, im Fitnessstudio oder auf dem Goldplatz: Wenn eine Übung schmerzt, hören Sie sofort auf. Wenn Ihr Körper müde ist und Sie das Gefühl haben, sich weh zu tun, machen Sie langsam, treten Sie kürzer oder hören Sie ganz auf.

Auf dem richtigen Gleis anfangen

Dieses gesamte Buch umreißt Methoden, die Ihnen dabei helfen, Ihren Körper für den Golfsport besser in Form zu bringen. Natürlich können Sie aus rein praktischen Gründen nicht jede Übung auf diesen Seiten am ersten Tag, in der ersten Wochen oder auch nur im ersten

Monat Ihres Trainingsprogramms durchführen. Ob Sie nun zu Hause oder im Fitnessstudio trainieren, Sie müssen einen Plan erstellen. Was das Training zu Hause angeht, beginnen Sie mit diesen drei Punkten:

- ✔ Führen Sie die vier Fitnesstests durch, die ich in Kapitel 17 erkläre und errechnen Sie dann Ihre Fitnessstufe. Es ist für die Zukunft wesentlich, eine Ausgangsbasis einzurichten, ganz gleich, wo Sie planen zu trainieren.
- ✔ Überlegen Sie sich, ob Sie den Rat eines professionellen Trainers einholen wollen. Ihr Körper ist ebenso einzigartig wie Ihre Art Golf zu spielen. Auch beim Heimtraining ist der Ratschlag eines Experten von unschätzbarem Wert, wenn Sie bei Ihrer Fitness Fortschritte erzielen möchten.
- ✔ Schlagen Sie Kapitel 21 auf und gestalten Sie ein Zehn-Tages-Programm für Ihr Heimfitnessstudio. Nachdem Sie die nötige Ausrüstung erworben und eine Zeit und einen Ort für das Heimtraining gefunden haben, brauchen Sie nur noch den Anweisungen zu folgen. Sie werden wohl kaum am elften Tag einen neuen Platzrekord aufstellen, aber Sie können auf dem rechten Weg zu besseren Scores und zu einem erfreulicheren Golferlebnis sein.

Es gibt keine Entschuldigung dafür, sich gehen zu lassen. Übergewicht und schlechte Kondition sind ein sicherer Weg, Ihr Golfspiel zu ruinieren, doch ein starker, geschmeidiger Körper sorgt für bessere Golfschwünge. Denken Sie daran, wenn Sie sich das nächste Mal in den Lehnstuhl legen, die Fernbedienung in der einen und eine Tüte Chips in der anderen Hand. Möchten Sie bei der nächsten Runde einen besseren Score haben? Dann denken Sie darüber nach, was Sie zu Hause für Ihr Golfspiel tun können, und tun Sie es.

Die richtige Ernährung

19

In diesem Kapitel

- Gute Ernährung und Golf gehören zusammen
- Wissen, was Sie essen und trinken müssen – und was nicht – um bestmöglich zu spielen
- Die Wahrheit über Alkohol, Sportgetränke und Wasser aufdecken

»Ich hatte das ganze Jahr über gut gespielt, aber ich konnte irgendwie nicht drei oder vier aufeinander folgende Runden durchstehen ohne müde zu werden. Ich war mir nicht sicher, was das Problem war. Dann ging ich zu einem Ernährungsberater, der ein paar Tests durchführte, und ich war platt. Das Ergebnis war, dass ich beinahe schon unterernährt war. Nachdem ich meine Ernährungsweise geändert habe, bin ich in der Lage über längere Phasen hell und wach zu bleiben.«

Larry Nelson

Sie haben zweifellos schon gehört oder gelesen, dass gute Ernährung eine Voraussetzung für einen guten Gesundheitszustand ist. Die Redensart »Der Mensch ist, was er isst« kursiert seit ewigen Zeiten, weil sie wahr ist. Wenn Sie richtig essen – Vitamine, Mineralien, Proteine und Kohlenhydrate – erhöhen sich Ihre Chancen gesund zu sein erheblich. Eine Ernährung hingegen, die reich an Fett und Zucker und arm an Proteinen und komplexen Kohlenhydraten ist, führt zu Muskelschwund, Mattigkeit und einem hohen Cholesterinspiegel und erhöht das Risiko für Bluthochdruck, Herzinfarkt und Fettleibigkeit. Und außerdem wirkt sich eine solche »Iss-was-du-willst«-Diät verheerend vor Ihrem Golfspiel aus.

Richtige Ernährung erhöht Ihre Kraft, Ihre Ausdauer und Ihre Konzentration während des Tages, egal was Sie tun. Diejenigen, die sich richtig ernähren, haben auch ein geringeres Verletzungsrisiko als Fast-Food-Junkies. Ebenfalls heilen Verletzungen normalerweise bei Menschen schneller, die gut essen. Das gilt für Golfer und andere Sportler in allen Größen, Formen und Altersstufen. Golfer mit ausgewogener Ernährung können sich über längere Zeiträume hinweg besser konzentrieren und bleiben kräftiger, im Gegensatz zu denen, die es sich vor der Runde mit Süßigkeiten und Bier gütlich tun und danach zum Hamburger mit Fritten übergehen. In diesem Kapitel erläutere ich Ihnen, wie bessere Scores mit dem zusammenhängen, was Sie Ihrem Körper zuführen.

Die Ernährung der Golfer: Gesund ist sie nicht

Golfer sind gewohnheitsmäßig schlechte Essen. Diejenigen, die morgens auf den Platz gehen, beginnen den Tag üblicherweise mit Marmeladenbrötchen und Kaffee oder, falls sie es gehaltvoller mögen, mit Eiern und Wurstbrötchen. Die Mahlzeit hält neun Löcher vor. Zwischen neun Löchern holen sie Schokoriegel oder Kekse und Limonade hervor, es sei denn, es ist Nachmittag und ein Bier könnte angebracht sein. Diese Kalorien bringen sie ein paar Löcher weiter. Dann gibt es noch einmal eine Ladung Süßigkeiten, Chips und gemischtes Minderwertiges, die mit Dosen flüssigen Zuckers oder noch mehr Bier hinuntergespült wird. Nach der Runde geht es zurück zum Clubhaus, wo ein Sammelsurium aus Hamburgern, Fritten, Chips, Erdnüssen, frittiertem Fisch und Zwiebelringen wartet. Und diese Golfer wundern sich dann, warum ihre Scores so schlecht sind.

Kommt Ihnen das bekannt vor? Wenn Sie ehrlich sind, werden Sie zugeben müssen, dass Sie bestimmt schon einige dieser Esssünden begangen haben – wenn nicht gar alle.

Fettiges Essen mit nutzlosen Kalorien ist in Golfclubs gang und gäbe. Sehen Sie sich einfach mal die Speisekarten in den meisten Clubhäusern an. Sie enthalten normalerweise ein oder zwei scheinbar gesunde Sachen, aber diese müssen Sie sich sorgfältig ansehen. Ein Salat, der in einem Dressing auf Mayonnaise-Basis ertränkt wird, ist nicht gesünder als eine frittierte Hühnerbrust auf Weißbrot mit Gürkchen. Beide sind schädlich für Ihr Spiel.

Schlechte Ernährung = schlechte Scores

Golf ist ein Spiel von ausgedehnter Dauer. Es ist kein 100-Meter-Lauf, wo Sie all Ihre Energie auf einmal loslassen. Sie können es auch nicht mit einem Tennismatch vergleichen, wo Sie in kurzen energiereichen Spurts schnell reagieren müssen und zwischen den Punkten gleichermaßen kurze Ruhephasen haben. Golf ist eher wie eine Bergwanderung, eine gleichmäßige aber langsame Belastung, bei der Konzentration, Rhythmus und Konsistenz für einen Zeitraum von vier bis fünf Stunden wesentliche Elemente sind.

Eine gute Ernährung liefert Ihrem Körper eine ganze Runde hindurch Energie, wogegen eine schlechte Ernährung zum Verlust der Energie und der Ausdauer führen kann, bevor die Runde zu Ende ist. Der Energieverlust spiegelt sich in Ihren Scores wieder. Daher ist es nicht überzogen zu sagen, dass schlechte Ernährung schlechte Scores verursacht.

Sie möchten während aller 18 Löcher gleichermaßen stark, geschmeidig, konzentriert und physisch wie psychisch bei der Sache sein, mit so wenig Schwankungen wie möglich. Leider sabotiert die Golfdiät dieses Ziel, bevor Sie auch nur den Fuß an den ersten Tee gesetzt haben.

Nehmen Sie als Beispiel das Frühstück, das ich zuvor in diesem Kapitel beschrieben habe. Nichts könnte für jemanden, der gleichmäßig ausdauernd bleiben möchte, schlimmer sein. Als eine Dosis komplexen Zuckers (Marmeladenbrötchen) und ein Schuss Koffein (Kaffee).

Eine solche Mahlzeit jagt den *Stoffwechsel* nach oben (die Geschwindigkeit, mit der Kalorien verbrannt werden und Energie erzeugt wird), indem der Herzschlag und der Adrenalinspiegel erhöht werden. Die Auswirkung einer solchen Mahlzeit sind kurzlebig. Ein erhöhter Blutzuckerspiegel erzeugt ein so genanntes *Zuckerhoch* und Koffein aktiviert zeitweilig Ihre *Adrenaldrüse*, die Adrenalin in Ihre Blutbahn schießt und einen kurzen Energieschub gibt. Bei Aktivitäten wie Golf klingen diese Effekte in nur wenigen Minuten ab. Nach drei oder vier Löchern kommen Sie wieder auf den Boden zurück, da der Zucker und das Koffein aus Ihrem Blutstrom verschwunden sind.

Dieses Nachlassen nach einem Zuckerhoch erzeugt vorzeitige Ermüdung und lässt Sie nach mehr Zucker lechzen. Tatsächlich ist die molekulare Zusammensetzung von Zucker dem Kokain ähnlich und obwohl die Hochs und Tiefs bei beiden ziemlich unterschiedlich sind, ist das Verlangen des Körpers nach ihnen ähnlich. Genau dann, wenn Sie sich gerade zum Abschlag am vierten Loch vorbereiten, bricht Ihr Stoffwechsel zusammen und Ihr Körper schreit nach einem Muntermacher.

Stubenhocker unerwünscht

Es gibt immer mehr Spieler – junge und alte –, die aufgrund von guter Ernährung und Training eine Wiederbelebung ihres Spiels erfahren. »Ich war entschlossen, Golf professionell zu spielen und mir keine Gedanken über eine großartige Kondition zu machen«, sagte Ernie Els. »Ich war jung genug und dumm genug zu glauben, dass ich niemals außer Form geraten würden, und überhaupt ist Golf doch keine große körperliche Herausforderung. Ich war faul und Golf machte mir Spaß.«

Kommt Ihnen das bekannt vor? Viele Amateure tappen in dieselbe Falle wie Ernie zu einem frühen Zeitpunkt seiner Karriere. Oberflächlich betrachtet, scheint Golf nicht besonders anstrengend zu sein. Übergewichtige Raucher können immer noch Golf spielen. Daher ist es sehr einfach, sich von dem Irrglauben einlullen zu lassen, dass Golf-Fitness nicht wichtig sei. Doch die Spieler, die in diese Falle tappen, sind auch diejenigen, die mit Verletzungen und Ermüdung zu kämpfen haben, die sich darüber wundern, warum sie an Schlagweite und Konzentration einbüßen, und die nicht verstehen können, warum ihre Scores und ihre Schläge nicht mehr so knackig sind wie zuvor.

»Ende 1995 fing ich mit schlechten Runden an und ich war zu den falschen Zeiten müde,« sagte Els. »Ich wollte es nicht glauben, aber ich fühlte, dass sich ein Muster zu entwickeln begann und entschied mich fit zu werden. Das Spiel wurde konkurrenzbetonter und die guten Spieler – also die Gewinner – waren in guter Form. Und dann gab es da Gary Player, mein Vorbild, der mit 62 noch gut aussah und spielte und gewann. Der war in Form! Ich beschloss, es sei Zeit vorwärts zu kommen und aufzuhören mich selbst zum Narren zu halten. Ich musste wieder in Form kommen. Das Spiel als solches hatte sich verändert – es war ein athletischerer Sport als je zuvor.«

Die Dinge werden auch nicht besser, wenn Sie mehr Zucker und Kalorien in Form von Süßigkeiten, Limonade oder Chips zu sich nehmen. Diese Kalorien halten für weitere zwei Löcher vor, bevor Sie irgendwann bei Loch 13 vor die zweite Mauer Ihrer Runde laufen. Dieser Abfall ist aufgrund der Anzahl der Schwünge und der erbrachten Anstrengungen ein wenig dramatischer.

Bei den letzten sechs Löchern einer Runde möchten Sie normalerweise am besten spielen, aber aufgrund dessen, was Sie zu sich genommen haben, verweigert sich Ihr Körper. Dies ist gemeinhin als *13er Mauer* bekannt: Viele Golfer erleben nach dem 13. Loch einer Runde ein Nachlassen. Und nicht selten errichten Sie diese 13er Mauer, bevor Sie das 13. Tee erreichen. Die Nahrung, die Sie vor und während einer Runde zu sich nehmen, bestimmt, ob Sie diese Mauer erklimmen können oder nicht und damit Ihre Runde effektiv beenden.

Den Faktor Alkohol überwinden

Nichts schmeckt in der Mitte einer heißen Runde besser als ein eiskaltes Bier. Und nichts ist schlechter für Ihr Spiel. Alkohol auf dem Golfplatz ist so normal wie Gras und Sand. Das ist nicht erstaunlich, wenn man bedenkt, dass kein anderer Sport einen solchen Alkoholkonsum toleriert. Können Sie sich vorstellen, nach ein oder zwei Drinks 15 bis 20 Minuten Basketball zu spielen? Wie steht's mit Tennis? Glauben Sie, Sie würden noch einen oder zwei Sätze mehr schaffen, wenn Sie ein Bier intus haben? Natürlich nicht. Aber viele Golfer sind davon überzeugt, dass sie besser spielen können, wenn sie vor oder während einer Runde einen oder zwei zur Brust nehmen.

Die übliche Begründung der Golfer ist der alte Spruch, dass ein Drink die Nerven und die Hände beruhigt und dadurch Ihr Gefühl auf dem Grün verbessert. Diese Vorstellung ist auf gefährliche Weise falsch. Alkohol beeinträchtigt Ihre feinmotorischen Fähigkeiten und bringt Ihr Gleichgewicht durcheinander. Das bedeutet, dass Sie nach einem oder zwei Bieren tatsächlich weniger Gefühl auf dem Grün haben. Außerdem dehydriert Alkohol Ihren Körper und entzieht ihm wesentliche Nährstoffe. Auch wenn also ein schönes, kaltes Bier an einem heißen Nachmittag auf dem Golfplatz gut schmecken kann, schadet es langfristig gesehen Ihrem Körper und Ihrem Spiel.

Ihre Ernährung verbessern

Es ist nicht nur ein Trauerspiel, wenn es um Golfer und deren Ernährung geht. Ein paar Änderungen bei dem, was Sie essen, können außerordentliche Verbesserungen bei Ihren Scores bewirken. Je mehr Sie darüber wissen, welche Nahrungsmittel gut für Sie sind, desto besser sind Sie darauf vorbereitet, Ihre Ernährung sinnvoll zu ändern.

Die meisten Nährstoffe, die für sportliche Betätigungen notwendig sind, lassen sich in zwei Kategorien einordnen:

- *Makronutrienten*: Dazu gehören Kohlenhydrate, Proteine, Fette und Wasser, die Ihr Körper in großen Mengen benötigt, um einen aktiven und sportlichen Lebenswandel beizubehalten.
- *Mikronutrienten:* Dazu gehören Vitamine und Mineralien, die für die Leistungsfähigkeit und die Gesundheit bedeutsam sind. Ihr Körper benötigt jeden Tag kleine Mengen dieser Nährstoffe. Sie finden Mikronutrienten in gewissen Nahrungsmitteln oder in Form von Ersatzstoffen.

Makronutrienten sind die wichtigsten Elemente in der Ernährung eines Golfers. Diese Nährstoffe bestimmen Ihr Energieniveau und halten Sie über längere Zeiträume hinweg auf den Beinen. Sie unterstützen Ihren Stoffwechsel und ermöglichen es Ihrem Körper, Kalorien gleichmäßig und effizient zu verbrennen.

In diesem Abschnitt erkläre ich Ihnen, wie Sie Ihre Ernährung verändern, und erläutere Ihnen die wesentlichen Nährstoffe, die Ihnen helfen Ihr Golfspiel zu verbessern.

Die richtige Art von Kohlenhydraten

Es gibt zwei verschiedene Typen von Kohlenhydraten, die sehr verschiedene Auswirkungen auf Ihren Körper haben. Einfache Kohlenhydrate werden sehr schnell in Zucker umgewandelt, wogegen komplexe Kohlenhydrate langsamer zerlegt werden. Jede Ernährungsweise, sei sie nun gut oder schlecht, besteht aus einer Mischung von Kohlenhydraten, Zucker, Fetten und Proteinen. Schlechte Diäten sind reich an Fetten, Zucker und einfachen Kohlenhydraten, die im Blutkreislauf schnell in Zucker umgewandelt werden. Gute Diäten enthalten mehr komplexere Kohlenhydrate, wie z. B. Hülsenfrüchte (Bohnen), Früchte mit geringem Zuckergehalt wie beispielsweise Äpfel und Birnen, grünes Gemüse, Vollkornbrot und Müsli, Nudeln und Reis.

Um beim Golf die höchstmögliche Leistung zu erbringen müssen Sie mindestens zwei Stunden vor dem ersten Abschlag komplexe Kohlenhydrate zu sich nehmen. Das funktioniert mit einer Schale Müsli oder ein paar Früchten, vorausgesetzt, dass diese im Rahmen einer ausgewogenen Mahlzeit eingenommen werden. Spinat ist eine weitere hervorragende Quelle komplexer Kohlenhydrate und stellt einen der Gründe dar, warum Popeye niemals die Kraft verliert.

Wenn Sie auf dem Golfplatz sind, vergessen Sie die Schokoriegel und die Chips. Wenn Sie Ihre Energie die ganze Runde hindurch bewahren und über die 13er Mauer springen wollen, als ob sie nicht da wäre, essen Sie zwischendurch einen Apfel oder bringen Sie sich eine Tüte Studentenfutter mit, so dass Sie auf den letzten 9 Löchern etwas zu knabbern haben. Die komplexen Kohlenhydrate in diesem Snack halten Sie länger auf den Beinen. Das Knabbern von ein paar Nüssen und Rosinen könnte den Unterschied ausmachen, ob Sie gegen die Mauer prallen oder bis zum Ende stark bleiben.

Larrys Rezept

Als Larry Nelson die Diagnose erhielt, dass er beinahe schon unterernährt war, wusste er nicht recht, was er davon halten sollte. Er nahm drei kräftige Mahlzeiten pro Tag zu sich und wenn er unterwegs war, bekam er immer das beste Essen, das die gastgebenden Clubs anbieten konnten. Jeder Golfplatz auf der PGA-Tour möchte mit seinen Küchenchefs angeben. Deshalb genießen die Spieler Woche für Woche ein Aufgebot von Appetithappen, Vorspeisen, Broten und Nachspeisen. Wie könnte da jemand unterernährt sein? Er war doch nicht in einem Dritte-Welt-Land unterwegs; es waren die feinsten Golfclubs der Welt!

Tatsache ist, dass die Qualität der Speisen in diesen Clubs erstklassig war. Larry aß schlicht und einfach nicht genug angesichts seiner körperlichen Aktivitäten und wenn er etwas aß, war es für seinen Körper nicht das Richtige. Das war ein Schock für ihn. Abgesehen davon, dass er seit über 20 Jahren auf Tour war, war er auch ein Vietnam-Veteran, der wusste, wie es ist, sich in einer keinesfalls einladenden Umgebung etwas zu essen zu besorgen, zumal Ernährung dort das Letzte war, was er im Kopf hatte. Im Alter von 53 Jahren zu hören, dass er nicht richtig zu essen wusste, ergab für ihn keinen Sinn.

Doch wie bei jedem anderen auch, änderten sich Larrys Stoffwechsel und seine Ernährungsbedürfnisse im Laufe der Zeit. Er konnte immer noch die gleiche Energie aufbringen wie mit 25 oder 30 Jahren, aber dafür musste er seine Essgewohnheiten und -zeiten ändern. Anstelle von drei Mahlzeiten pro Tag wurde er nun auf sechs Mahlzeiten pro Tag gesetzt, wobei jede Mahlzeit klein, aber hochkonzentriert mit komplexen Kohlenhydraten war. Er ging auch dazu über, auf dem Golfplatz kleine Tüten Studentenfutter mit sich zu führen. Jede Woche konnte man sehen, wie Larry zwischen dem 10. und dem 18. Loch Nüsse und Rosinen knabberte um sein Energieniveau und seine Konzentration aufrecht zu erhalten. Die Ergebnisse waren unstrittig. Nach der Änderung seiner Ernährungsweise spielte Larry die beste Saison seiner Karriere und wurde zum Spieler des Jahres 2000 der Senior PGA Tour ernannt.

Kraft durch Proteine

Proteine geben Ihnen Energie und bilden und erhalten Muskelgewebe. Darum werden proteinreiche Diäten häufig für Bodybuilder empfohlen. Fleisch enthält normalerweise vollständige Proteine, wogegen die meisten Proteine in Gemüse unvollständig sind. Das bedeutet, dass Ihnen die wesentlichen chemischen Bestandteile fehlen, die zur Anregung des Wachstums notwendig sind. Darum bekommen viele Vegetarier den Rat, ihre Ernährung um Soja und andere proteinreiche Zusatzstoffe zu bereichern.

Sie müssen täglich ausreichend Proteine zu sich nehmen um Muskeln zu bilden und zu erhalten, aber Sie sollten sich auch des Fettes bewusst sein, dass in den Nahrungsmitteln enthalten ist, die Sie für Proteinquellen halten. Rind- und Schweinefleisch sind proteinreich, können aber auch sehr fetthaltig sein. Die angemessene Einnahme von Protein hängt stark von Ihrer Aktivität und Ihrem Körpergewicht ab. Achten Sie auf Ihre Ernährung, wenn Sie ein Fitnessprogramm für Golf absolvieren. Sie benötigen definitiv zusätzliches Protein, weil Ihre Aktivität größer sein wird – schätzungsweise 1,2 Gramm pro Kilo Körpergewicht um Ihr Trainingsprogramm effektiv durchführen zu können.

Ich werde oft gefragt, was die ideale Golfernährung sei. Sie ist eine ausgewogene Mischung aus Kohlenhydraten, Proteinen und Fett. Die genaue Menge eines jeden Bestandteils hängt von Ihrer Trainingsintensität ab. Für das Trainingsprogramm in diesem Buch ist eine Mischung von 25 % Proteinen, 50 % Kohlenhydraten und 25 % Fett erforderlich. Ihr Arzt kann Sie bei der Entwicklung einer Diät unterstützen, die Ihrem Alter, Ihrem Körpertyp und Ihrem Trainingsplan angemessen ist.

Wasser kontra Sportgetränke

Wasser ist einer der wesentlichsten Bestandteile Ihres Körpers und es ist entscheidend für Ihren Rhythmus, Ihre Geschmeidigkeit, Ihre Kraft und Ihre Ausdauer hydriert zu bleiben. Forschungen haben ergeben, dass ein Glas Wasser während einer Runde die Leistungsfähigkeit eines Spielers bis zu 90 Minuten lang unterstützen kann. Manche Leute empfehlen, auf den ersten 9 Löchern bei jedem Tee ein Glas Wasser oder mehr zu trinken, ganz gleich, ob Sie durstig sind oder nicht. Diese Leute sagen, dass die kontinuierliche Zuführung von Wasser Sie während der Runde frisch und konzentriert hält.

Auch wenn Wasser von großem Nutzen ist, kann es dennoch einige Nährstoffe nicht liefern, wie zum Beispiel Kohlenhydrate und *Elektrolyten* (Stoffe, die Elektrizität durch den Körper leiten). Wenn Sie sich an besonders heißen und feuchten Tagen mehr als 4 Stunden in der Sonne aufhalten, muss Ihr Körper sein Elektrolytenreservoir wieder auffüllen. Dann sind Sportgetränke angebracht. Die meisten dieser Getränke besitzen eine hohe Traubenzuckerkonzentration sowie eine ausreichende Dosis von Kohlenhydraten und Elektrolyten um Ihren Körper auch unter großen Belastungen leistungsfähig zu halten.

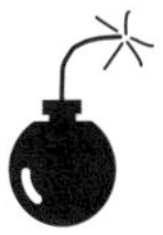

Es gibt jedoch eine zeitliche Überlegung, wenn Sie Sportgetränke mit hohem Traubenzuckergehalt zu sich nehmen. Studien haben ergeben, dass diese kohlenhydratreichen Getränke Ihren Insulinspiegel anheben und Hypoglykämie (Unterzuckerung) verursachen, wenn Sie sie 30 Minuten vor dem Spiel (zu Hause oder im Clubhaus) trinken. Dies kann zum Nachlassen der Leistungsfähigkeit und Ermattung führen. Wenn Sie Sportgetränke richtig einsetzen wollen, nehmen Sie sie nur dann zu sich, wenn Ihr Körper sie benötigt, also während der Belastung, so dass Ihr Blutzuckerspiegel gehalten werden kann.

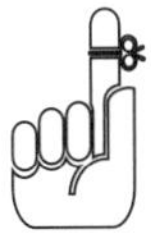

Jedes gute Ernährungsprogramm beginnt mit einer Kombination aus Kohlenhydraten, Proteinen, Fetten und Wasser, damit Sie lange Zeit gleichmäßig durchhalten. Sie erleben mit dieser Diät keine künstlichen Hochs oder Tiefs, nur ein ständig gleich bleibendes Energieniveau, dass Sie während der gesamten Runde wach hält.

Ihre Beziehung ist auf Wasser gebaut

Wenn Sie je bei einer Veranstaltung auf der PGA Tour waren, haben Sie wahrscheinlich bei jedem Abschlagspunkt, die großen, mit Wasserflaschen gefüllten Kühltaschen gesehen. Und wahrscheinlich ist Ihnen auch aufgefallen, dass die Spieler und die Caddys an fast jedem Loch Wasser trinken. Das ist kein Zufall. Die Profis wissen, wie wichtig es ist, während einer Runde hydriert zu bleiben. Das gilt umso mehr in der Hitze eines Wettkampfes. Wenn sie nicht daran denken, steht es ihren Caddys frei sie daran zu erinnern.

Eine der besten Caddys im heutigen Golfsport ist Jim McKay. Er hat Phil Mickelsons Tasche seit dessen erster Saison getragen. Dadurch wurde das Verhältnis der beiden zu einem der längsten im professionellen Golf. McKay ist nicht nur einer der gewissenhaftesten, sondern auch einer der gescheitesten Männer im Golf. Er begreift die Feinheiten des Spiels und tut alles Notwendige um Mickelson während einer Runde wach zu halten.

Dazu gehört Phil während der gesamten Runde daran zu erinnern viel Wasser zu trinken, insbesondere wenn er im Wettkampf steht. Es ist kein ungewöhnlicher Anblick, wenn McKay bei den letzten Löchern in der letzten Runde an jedem Tee zusätzliche Wasserflaschen aus den Kühltaschen nimmt. Dann gibt er ohne zu fragen Phil eine Flasche, während die beiden den Fairway entlanggehen. Vielleicht würde Mickelson das Trinken vergessen, wenn McKay nicht die Initiative ergriffe. Das ist einer der Gründe, warum die beiden Männer so gut zusammenarbeiten.

Teil VII

Der Top-Ten-Teil

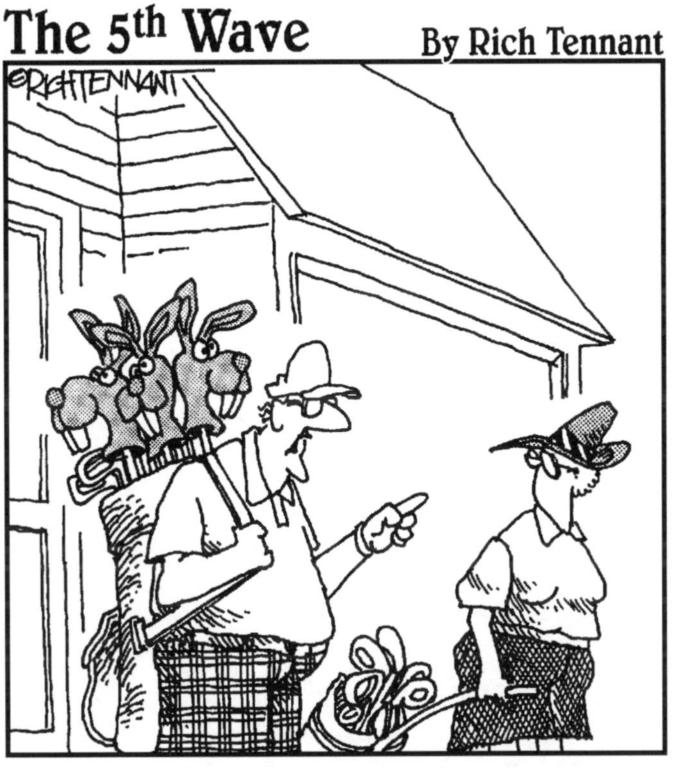

»Lisa, du wirst mich noch nicht mit diesem Hut im Golfclub blamieren wollen, oder?«

In diesem Teil ...

Ab jetzt wird es lustig. Vom praktischen Standpunkt her ist dies der vielleicht ergiebigste Teil des Buchs – nicht, weil die Inhalte besser wären, als die der anderen Teile, aber in diesem Teil erhalten Sie schnelle, nützliche Informationen, die Sie unmittelbar in die Praxis umsetzen können. Von den zehn häufigsten Fehlern, die Sie wahrscheinlich machen werden, wenn Sie Ihr neues Leben als Golfer beginnen, bis hin zu einem Zehn-Tages-Programm für Zuhause erhalten Sie in diesem Teil nutzbare Neuigkeiten.

Zehn Fragen zur Einschätzung Ihres Spiels

20

In diesem Kapitel

- Ihr Spiel, Ihr Alter und Ihren Gesundheitszustand einschätzen
- Ehrlich gegenüber dem eigenen körperlichen Zustand sein
- Über einige wichtige Fragen nachdenken

Wenn Sie für sich ein Programm entwickeln wollen, das Ihnen weiter hilft, müssen Sie schonungslos offen mit sich sein, wenn es um die Einschätzung geht, wo Sie sich in Bezug auf Spiel und Fitness befinden. Das ist nicht so einfach, wie es klingt. Selbsteinschätzung kann hart sein, besonders wenn es um die kalten, harten Fakten der Fitness und des Alterns geht. Vielleicht stehen Sie plötzlich einigen herben Wirklichkeiten über sich gegenüber, über die Sie noch nie nachgedacht haben. Womöglich müssen Sie ein paar Fragen beantworten, die Sie noch nie beantwortet haben. Doch das Endergebnis ist die Sache wert.

Nachdem Sie alle Fragen in diesem Kapitel offen und ehrlich beantwortet haben, verfügen Sie über einen Ausgangspunkt um sich einen neuen Körper, ein neues Spiel und eine neue Einstellung aufzubauen. Und nicht zuletzt wissen Sie, wo Sie stehen, falls Sie schon etwas älter sind.

Wenn Sie es richtig machen wollen, nehmen Sie sich Papier und Bleistift. Einige der Antworten erfordern eine Berechnung, andere Selbstbeobachtung. Sie sollten alle Ihre Antworten auf Papier festhalten. Nur mit einer schriftlichen Fixierung Ihres aktuellen Status können Sie einen Weg zur Verbesserung aufzeichnen. Halten Sie also etwas zum Schreiben bereit und beantworten Sie die folgenden Fragen. Lassen Sie sich Zeit, seien Sie gründlich – aber vor allen Dingen seien Sie ehrlich sich selbst gegenüber.

Sind Sie - gemäß Ihrem Alter, Ihrer Größe und Ihrer Kraft - weit vom Abschlag entfernt?

Nein, Sie werden den Ball nicht 300 Meter weit schlagen, es sei denn, Sie sind ein nationaler Langzeit-Champion. Sie schaffen wahrscheinlich keine 200 Meter, falls Sie es je getan haben, aber darum geht es gar nicht. Der Standard, den Sie sich setzen sollten, richtet sich nicht nach dem, was Sie früher geschafft oder bei anderen im Fernsehen gesehen haben: Ihr Standard beim Tee-Abschlag sollte sich nach anderen Leuten Ihres Alters, Ihrer Größe, Ihrer Kraft und mit ähnlichen Fähigkeiten wie Sie richten. Sind Sie in Ihrem üblichen Viererspiel der längste oder der kürzeste Driver? Schlagen Sie den Ball weiter als andere Clubmitglieder Ihres Alters?

Wo stehen Sie im Vergleich zu anderen Spielen, die Sie kennen und mit denen Sie sich messen, auf der Entfernungsskala?

Wenn Sie diese Antwort aufgeschrieben haben, überprüfen Sie sie auf dem Golfplatz! Wenn Sie das nächste Mal spielen, gehen Sie die Strecke einiger Drives ab und vergleichen die Entfernung mit anderen Spielern Ihres Alters, die Sie kennen. Dazu zählen auch Profis, deren Statistiken in Zeitungen und im Internet für alle sichtbar sind. Es könnte Sie überraschen, was Sie über sich selbst herausfinden.

Wie sind Ihre Scores verglichen mit denen vor 10, 20 oder 30 Jahren?

Leben Sie in der Vergangenheit? Schlagen Sie jeden Samstagmorgen am Tee ab und glauben, dass Sie immer noch den Wahnsinnswert jenes längst vergangenen gloriosen Nachmittags erreichen? Positives Denken ist völlig in Ordnung und sicher sollten Sie Ziele und Träume haben, aber Sie müssen auch mit beiden Beinen auf dem Boden der Tatsachen stehen um diese Träume wahr werden zu lassen. Wenn Sie vor langer Zeit im 70er Bereich lagen, aber im ganzen letzten Jahr die 85 nicht geschafft haben, merken Sie sich das. Sie können eine Abnahme nicht korrigieren ohne zuvor anzuerkennen, dass sie das ist.

Schlagen Sie die meisten schlechten Schläge früh oder spät in der Runde?

Diese Frage erfordert eine Menge Selbstbeobachtung und eine ehrliche Analyse der vergangenen Runden. Sie erfordert aber auch eine Einschätzung Ihrer derzeitigen Spielweise. Führen Sie bei Ihren nächsten Gängen auf den Platz Buch über Ihre Runde. Protokollieren Sie danach Ihre guten und Ihre schlechten Schläge, was sie waren und wo sie in der Runde aufgetaucht sind. Falls die meisten Ihrer schlechten Schläge spät in der Runde auftreten, haben Sie womöglich ein Ausdauerproblem (siehe Kapitel 12). Wenn Sie in Ihren Runden zum frühen Zeitpunkt schlechte Schläge haben, aber im Laufe des Tages besser werden, müssen Sie vielleicht Ihre Übungen für den Rhythmus, die Geschmeidigkeit und zum Aufwärmen neu bewerten (siehe Kapitel 11). Auf jeden Fall ist diese Information sehr nützlich, wenn sie ein langfristiges Programm für ein besseres Golfspiel entwickeln wollen. Und schließlich erfahren Sie, wann Sie gute und schlechte Schläge ausführen. Dadurch wissen Sie, worauf Sie sich konzentrieren müssen.

In welchen Körperteilen haben Sie nach der Ausübung Schmerzen?

Die meisten Amateure, insbesondere die älteren, haben nach dem Golf Schmerzen, aber nur wenige nehmen sich die Zeit, nach der Quelle dieses Problems zu suchen. Oftmals tun Sie diese kleineren Beschwerden als Teil des Älterwerdens ab oder Sie ignorieren sie, weil die Beschäftigung mit einem wunden Daumen oder einem empfindlichen Ellbogen Sie wie ein Weichei erscheinen lässt. So geht man nicht mit seinem Körper um. Sicher, kleinere Beschwerden gehören dazu, aber Sie müssen schon wissen, was aus welchem Grund weh tut, wenn Sie ein effektives Trainingsprogramm strukturieren wollen. Sie können Schmerzen nicht komplett ausschalten, aber das braucht Sie nicht davon abzuhalten, ihre Existenz zur Kenntnis zu nehmen.

Können Sie sich während der gesamten Runde konzentrieren?

Die Beantwortung dieser Frage erfordert sehr viel nachträgliche Analyse. Sie sagen wohl kaum mitten in einer Runde zu sich selbst: »Ei, ich konzentriere mich aber gerade nicht so, wie ich möchte.« Sie müssen nach einer Runde Ihre Schläge vor Ihrem geistigen Auge Revue passieren lassen um zu entscheiden, wie gut Sie sich konzentrieren konnten. Wenn Sie sich an bestimmte Schläge oder Löcher nicht erinnern können, waren Sie wahrscheinlich nicht so aufmerksam, wie Sie sein sollten. Ein paar einfache Schläge wegen schlechter Vorbereitung oder Faulheit entgleiten zu lassen signalisiert ebenfalls ein Nachlassen der Konzentration.

Führen Sie Buch darüber, wie gut Sie sich konzentrieren, und aktualisieren Sie es nach jeder Runde. Indem Sie die Runde Revue passieren lassen, solange Ihre Erinnerung an sie noch frisch ist, können Sie hoffentlich die Momente ausmachen, in denen Sie geistige Lücken hatten. Nachdem Sie bestimmt haben, *wann* und *wo* Ihre Konzentration ausgesetzt hat, haben Sie eine größere Chance herauszufinden, *warum* das so war.

Wie oft üben Sie abseits des Platzes?

Über 75 Prozent dieses Buchs befassen sich mit golfspezifischen Übungen, die Sie abseits des Golfplatzes durchführen können. Bevor Sie aber die erste davon in Ihren Trainingsablauf aufnehmen, müssen Sie sich eingestehen, wo Sie sich beim Thema Golfübungen befinden. Haben Sie jemals zu Hause einen schweren Schläger geschwungen (siehe Kapitel 11)? Gehen Sie ins Fitnessstudio? Sie können ein erfolgreiches Einsteigerprogramm nur entwickeln, wenn Sie wissen, wo Sie stehen. Das bedeutet: Schreiben Sie auf, was Sie für den Golfsport tun, wenn Sie sich nicht auf dem Golfplatz befinden.

Woraus besteht Ihr wöchentliches Krafttraining?

Heben Sie Gewichte? Machen Sie morgens Liegestütze? Sind Sie einer der vielen Menschen, die nie etwas heben, was schwerer ist als 300 Gramm? Es braucht Ihnen nicht peinlich zu sein, wenn Sie nicht regelmäßig trainieren. Solange Sie bereit sind, Ihren Lebensstil zu ändern und sich einem regelmäßigen Krafttraining zu unterziehen, sollte Ihr Ausgangspunkt nur als genau das betrachtet werden: der Punkt, an dem Ihre Reise losgeht. Wenn Sie jetzt kein Krafttraining machen und sich auch künftig weigern, stehen Ihre Aussichten Ihre Schlagweite, Ihre Genauigkeit und Ihre Scores zu verbessern gegen Null. Es ist keine Schande ein Anfänger in Sachen Golf-Fitness zu sein, aber es ist eine Schande einer zu bleiben.

Woraus besteht Ihr Ausdauertraining?

Denken Sie darüber nach, wie Sie trainieren. Gehen Sie, wenn Sie Golf spielen? Gehen Sie mit Ihrem Hund Gassi? Steigen Sie jemals Treppen? Wann standen Sie das letzte Mal auf einem Laufband oder saßen auf einem Fahrrad (siehe Kapitel 12)? Tatsache ist, dass Sie nicht in ein Fitnessstudio gehen und die üblichen Ausdauerübungen ausführen müssen – also stationäres Fahrrad oder Stepper – um Ihr Herz zu trainieren. Wenn Sie regelmäßig gehen, laufen, schwimmen, Rad fahren, rudern oder sonst eine herzintensive Tätigkeit ausüben, können Sie das als Teil Ihres Ausdauertrainings betrachten. Es gibt hunderte Möglichkeiten Ihr Herz zu trainieren. Sie müssen sich nur Ihre täglichen Aktivitäten ansehen und etwas finden, was Sie mögen.

Wie (und wie oft) dehnen Sie sich?

Dies ist wieder ein Bereich, in dem das Wort »Niemals!« nicht bedeutet, dass Sie hoffnungslos dem Fegefeuer des Golfs verfallen sind. Wenn Sie sich nicht regelmäßig dehnen – oder wenn Sie sich gar nicht dehnen –, haben Sie einfach einen noch grundlegenderen Punkt, von dem aus Sie Ihr Programm beginnen. Beginnen müssen Sie allerdings. Ganz gleich, wie gut Sie trainiert sind oder wie jung Sie sich fühlen: ältere Körper sind nicht so geschmeidig wie jüngere Körper. Sie können es aber sein, wenn Sie daran arbeiten. Geschmeidigkeitstraining erfordert kein Talent und nur sehr wenig Geschicklichkeit. Alles was Sie brauchen um geschmeidiger zu werden, ist die Entschlossenheit die Übungen zu vollziehen und das auch jeden Tag zu tun.

Was essen und trinken Sie vor, bei und nach dem Golfspiel?

Die Ernährung ist im Golfsport genau so wichtig wie in jedem anderen Sport. Sie würden auch nicht erwarten, dass ein Fußballspieler ein Bier trinkt und eine Currywurst isst, während er auf der Reservebank wartet. Ebenso wenig sollten Golfer ihre Körper mit fettigem Essen und Alkohol malträtieren, während sie versuchen zu spielen. Eine ausgewogene Diät mit der richtigen Menge von Proteinen und Kohlenhydraten kann die Konzentration und die Sportlichkeit erheblich verbessern, die Sie für eine lange Runde benötigen.

Ein Zehn-Tages-Programm für zu Hause

21

In diesem Kapitel

- Kraft- und Dehnübungen für zu Hause
- Neue Übungen hinzufügen
- Cardiotraining
- Einen besseren Körper in kaum mehr als einer Woche aufbauen

Heimtraining ist preisgünstig, einfach und bequem (siehe Kapitel 18). Angenehm in Ihr eigenes Heim eingebettet, haben Sie keine berechtigte Ausrede, um Ihr Trainingsprogramm zu vernachlässigen, selbst wenn Sie vielleicht hunderte von Gründen dafür finden würden. Tatsache ist, dass Sie die Zeit zum Heimtraining finden müssen. Nachdem Sie eine Stunde Ihres Tages erübrigt haben, folgen Sie den einfachen Schritten, die ich in diesem Kapitel umreiße, zehn volle Tage lang. Das Resultat wird Sie erstaunen.

Der erste Schritt ist ein Selbsttest mit den Fitness-Analyser-Tests aus Kapitel 17. Diese Tests geben Ihnen am Anfang eine Anleitung, wie viel Gewicht Sie heben, wie viele Übungen Sie von jeder Übung dieses Kapitels durchführen und wie viel Zeit Sie mit dem Cardiotraining verbringen sollten. (Im Abschnitt »Ihr Programm in die Praxis umsetzen« in Kapitel 17 finden Sie mehr Details.)

Verfallen Sie nicht in Panik, wenn Sie den Umfang der Übungen in diesem Kapitel sehen. Sobald Sie mit jeder davon vertraut sind, können Sie sich schnell durch das Training bewegen. Der Rhythmus und der Übergang von einer Übung zur anderen werden Ihnen bis zum Ende der ersten Woche zur zweiten Natur werden. Und dabei dauert das ganze Programm nicht mehr als eine Stunde.

Sie finden am Ende des Kapitels auch ein Trainingsprotokoll (siehe Abbildung 21.32). Wenn Sie Ihr Zehn-Tages-Programm durchgehen, führen Sie jede absolvierte Übung in diesem Protokoll auf und notieren dabei das Gewicht und die Anzahl der Wiederholungen, die Sie jeden Tag vollzogen haben. Die Sichtbarkeit der Ergebnisse ist ein wichtiger Bestandteil dieses Prozesses. Lang bevor Sie die sichtbaren Ergebnisse im Spiegel oder auf dem Golfplatz erkennen können, liegen Ihnen messbare Ergebnisse durch dieses Protokoll Schwarz auf Weiß vor.

Tag 1

Ziehen Sie locker sitzende Kleidung an, atmen Sie ein paar Mal tief durch und bereiten Sie sich auf Ihr erstes offizielles golfspezifisches Heimtraining vor.

Ausfallschritt

Sie stehen in bequemer Distanz zu Ihrem Trittbrett (siehe Kapitel 18) und halten in jeder Hand eine Hantel, wobei die Arme seitlich herabhängen. Machen Sie nun langsam einen Ausfallschritt in Richtung des Trittbretts. Der gesamte führende Fuß muss auf dem Trittbrett stehen. Nachdem der Fuß in Kontakt mit dem Trittbrett gekommen ist, beugen Sie beide Knie und bewegen sie sich nach unten, nicht nach vorne. Wenn das vordere Bein einen rechten Winkel bildet, kehren Sie langsam zur Ausgangsposition zurück und wiederholen das Ganze mit dem anderen Bein. In Abbildung 21.1 sehen Sie ein Beispiel für einen Ausfallschritt mit dem Trittbrett.

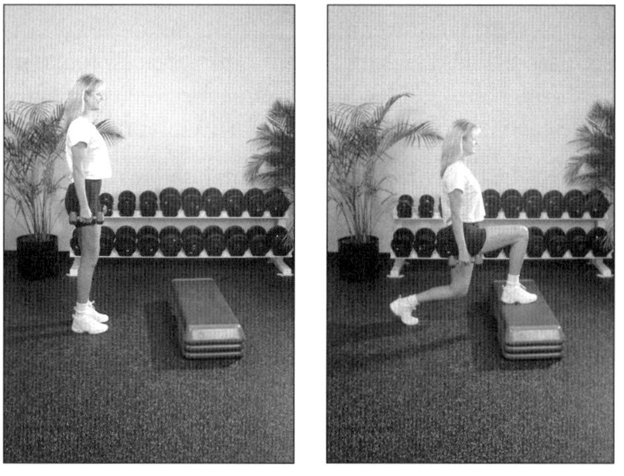

Abbildung 21.1: Kelly demonstriert den Ausfallschritt.

Quadrizepsdehnung

Sie sitzen mit ausgestreckten Beinen und aufrechten Füßen auf dem Boden, wickeln die Mitte des Golf-Fitness-Stretch-Trainer um Ihren rechten Fußballen und halten beide Enden des Stretch-Trainers (eines professionell entwickelten Gurtes) in Ihrer rechten Hand. Dann rollen Sie sich langsam auf Ihre linke Seite, während Sie gleichzeitig das rechte Knie beugen und den rechten Fuß zu Ihrem Gesäß ziehen. Um die Dehnung zu erhöhen, halten Sie beide Enden des Stretch-Trainers hinter Ihrem Kopf und ziehen Sie aufwärts. In Abbildung 21.2 sehen Sie ein Beispiel für eine Quadrizepsdehnung. Halten Sie diese Dehnung 30 Sekunden und wiederholen Sie sie auf der anderen Seite.

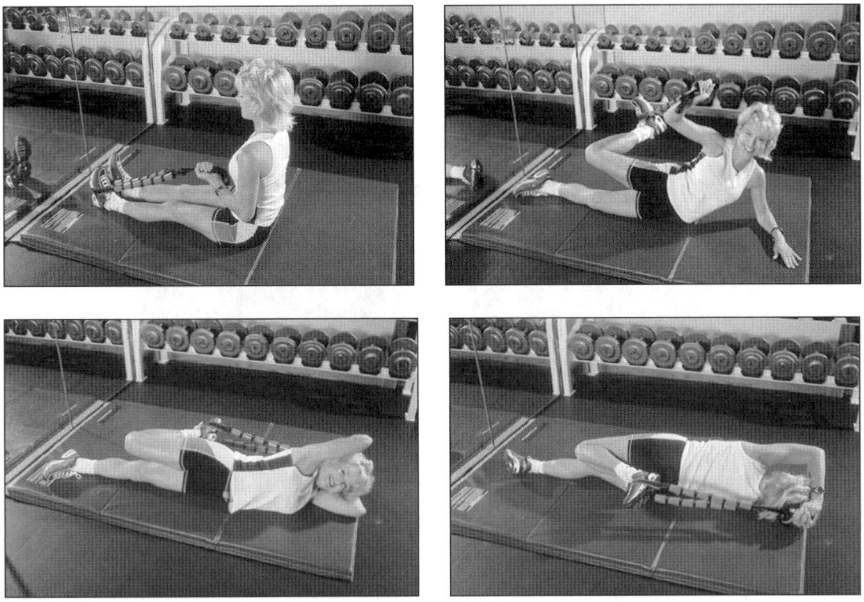

Abbildung 21.2: Laura zeigt die Quadrizepsdehnung.

Kniebeuge

Stellen Sie sich breitbeinig hin und drehen Sie die Zehen leicht heraus. Sie halten in jeder Hand eine Hantel, die Arme hängen seitlich herab. Bewegen Sie sich nun mit gespannten Bauchmuskeln abwärts, als ob Sie sich auf einen Stuhl setzen würden, indem Sie die Knie beugen und Ihr Gesäß zurückdrücken. Halten Sie Ihr Gewicht auf Ihren Fersen und senken Sie Ihre Hüften auf Kniehöhe – oder leicht darüber – ab. Lassen Sie bei dieser Übung niemals Ihre Hüften unter die Knie rutschen. Kehren Sie dann langsam zur Ausgangsposition zurück, indem Sie sich durch Ihre Fersen nach oben drücken. In Abbildung 21.3 sehen Sie ein Beispiel für eine Kniebeuge.

Kniesehnendehnung

Legen Sie sich auf den Rücken, beugen Sie die Knie und stellen Sie die Füße flach auf den Boden. Ziehen Sie nun das rechte Bein an Ihre Brust und wickeln Sie die Stretch-Trainer um das Fußgewölbe. Strecken Sie danach das Bein aus und halten Sie dabei mit beiden Händen den Stretch-Trainer fest. Wenn das Bein gerade ist, ziehen Sie es langsam an Ihre Brust um die Dehnung zu intensivieren und halten Sie es dort 30 Sekunden. Wiederholen Sie diesen Vorgang mit dem anderen Bein. In Abbildung 21.4 sehen Sie ein Beispiel für diese Übung.

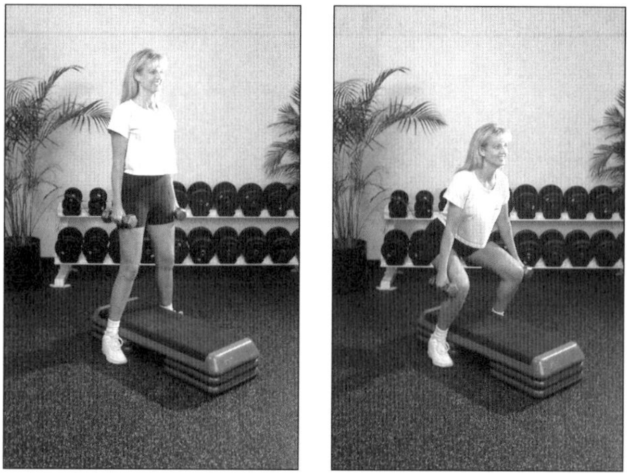

Abbildung 21.3: Kelly zeigt eine Kniebeuge für den Quadrizeps.

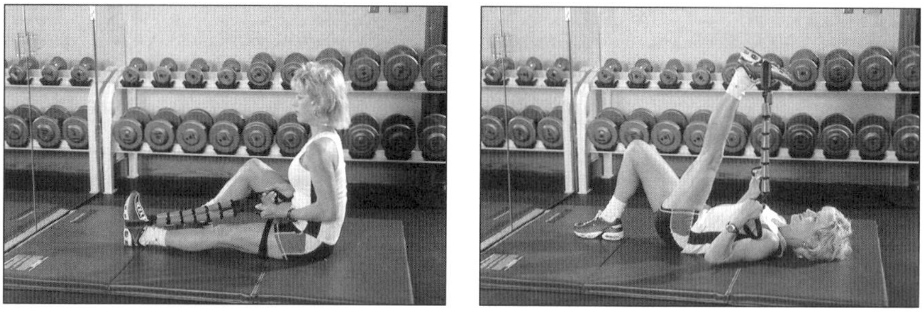

Abbildung 21.4: Laura zeigt die Kniesehnendehnung.

Rudern mit gebeugtem Rücken

Stellen Sie einen Fuß auf ein Trittbrett und legen Sie die entsprechende Hand auf Ihr Knie. In der anderen Hand halten Sie eine Hantel und strecken den Arm so weit aus, dass sich das Gewicht über Ihrem aufgesetzten Fuß befindet. Dann beugen Sie Ihren Ellbogen und ziehen das Gewicht in einer einzige Bewegung zurück, als ob Sie Unkraut vom Hof jäten oder den Anlasser eines Rasenmähers ziehen würden. Kehren Sie langsam zur Ausgangsposition zurück und wiederholen Sie die Übung mit beiden Armen. In Abbildung 21.5 sehen Sie ein Beispiel für diese Übung.

Katzenbuckel

Stellen Sie sich auf die Mitte Ihres Golf-Fitness-Stretch-Trainers, bringen Sie Ihre Füße zusammen und halten Sie beide Enden des Gurts in Ihren Händen. Während Sie Ihre Arme abwärts ausstrecken, krümmen Sie langsam den Rücken (womit Sie einen Katzenbuckel simulieren) und drücken Ihr Kinn auf Ihre Brust. Halten Sie diese Dehnung 30 Sekunden lang. In Abbildung 21.6 sehen Sie ein Beispiel für diese Übung.

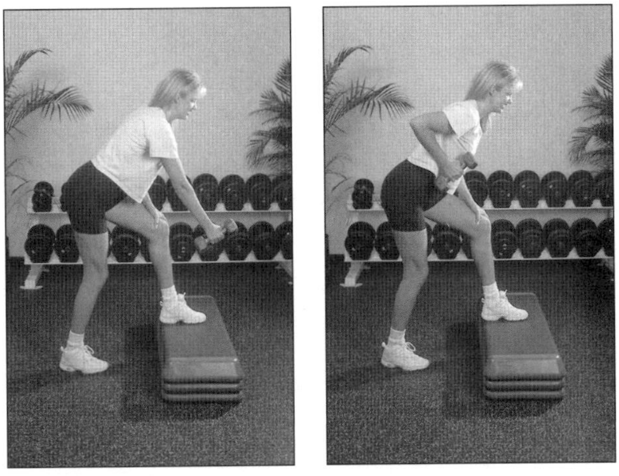

Abbildung 21.5: Kelly zeigt das Rudern mit gebeugtem Rücken.

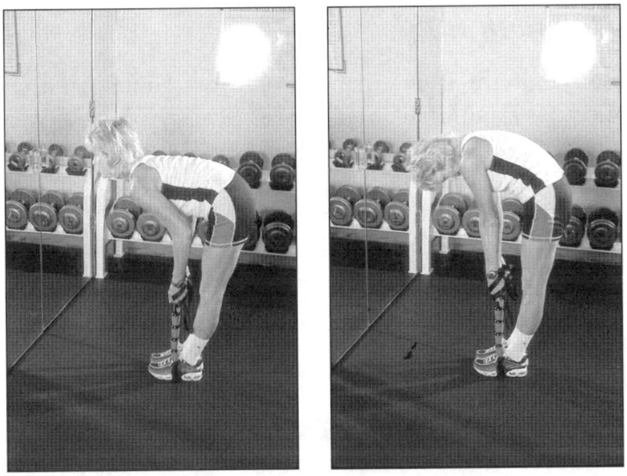

Abbildung 21.6: Laura zeigt den Katzenbuckel.

Sitzender, abwechselnder Bizeps-Curl

Setzen Sie sich auf eine Bank, so dass Ihre Beine zusammen stehen und Ihr Oberkörper aufrecht ist. Nehmen Sie nun eine Hantel in jede Hand und strecken Sie Ihre Arme abwärts. Drehen Sie Ihre Handgelenke, so dass Ihre Handflächen zu den Schenkeln weisen, und heben

Sie langsam den linken Arm zu Ihrer Schulter, wobei Sie den Ellbogen als Hebel benutzen. Kehren Sie langsam zur Ausgangsposition zurück und wiederholen Sie das Ganze mit dem anderen Arm. In Abbildung 21.7 sehen Sie ein Beispiel für diese Übung

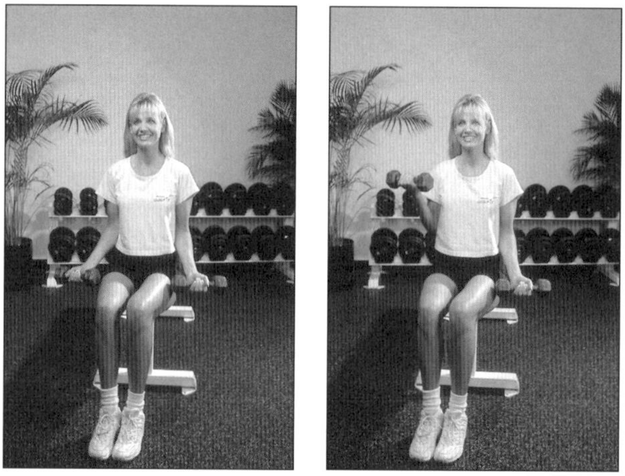

Abbildung 21.7: Kelly zeigt den sitzenden, abwechselnden Bizeps-Curl.

Unterarm-/Bizepsdehnung

Sie stehen, die Füße schulterbreit auseinander, und Ihre Hüften sind nach vorne gedreht. Legen Sie nun Ihre rechte Hand in die Schleife des Stretch Trainers. Wenn Sie keinen Golf Fitness Stretch Trainer haben, schlingen Sie einen Gürtel um die ersten Fingerknöchel, wo die Finger in die Hand übergehen. Strecken Sie den Arm gerade nach vorne aus und ziehen Sie den Stretch Trainer (oder den Gürtel) nach unten, bis Sie die Dehnung in Ihrem Bizeps und in Ihrem Unterarm spüren. Halten Sie diese Dehnung 30 Sekunden und wiederholen Sie sie auf der anderen Seite. In Abbildung 21.8 sehen Sie ein Beispiel für diese Übung.

Liegende Brustpresse

Sie liegen mit dem Rücken auf einer Bank und stellen Ihre Füße ebenfalls auf die Bank. Nehmen Sie eine Hantel in jede Hand und strecken Sie beide Arme über Ihrer Brust nach oben aus. Beugen Sie nun Ihre Ellbogen und entfernen Sie die Gewichte voneinander. Ihre Arme müssen einen rechten Winkel zu Ihrem Körper bilden. Kehren Sie dann langsam zur Ausgangsposition zurück und wiederholen Sie das Ganze. In Abbildung 21.9 sehen Sie ein Beispiel für diese Übung.

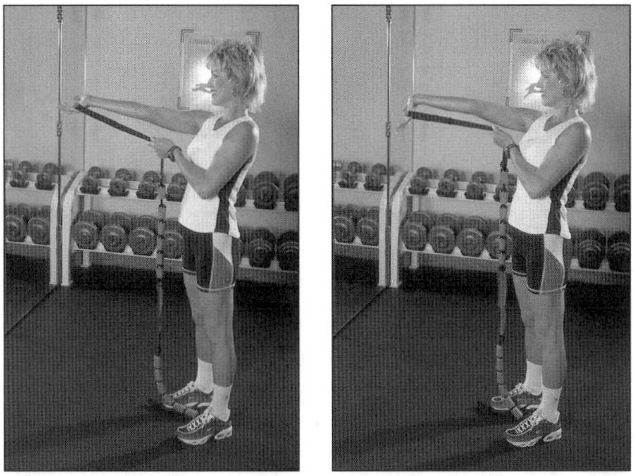

Abbildung 21.8: Laura demonstriert die Unterarm-/Bizepsdehnung.

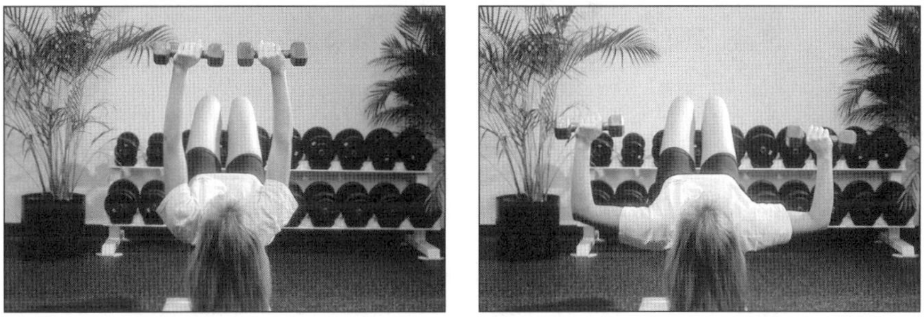

Abbildung 21.9: Kelly zeigt die liegende Brustpresse.

Brust- und Schulterdehnung

Stellen Sie sich hin, die Füße schulterbreit auseinander und drehen Sie Ihre Hüften nach vorne. Halten Sie nun den Golf-Fitness-Stretch-Trainer (ein Gürtel tut's auch) parallel zu Ihrem Rücken, wobei die Arme abwärts ausgestreckt sind. Ziehen Sie nun an beiden Enden des Stretch-Trainers um ihn zu spannen und heben Sie langsam die Arme, bis Sie die Dehnung in Ihrer Brust und Ihrer Schulter fühlen. Halten Sie diese Dehnung 30 Sekunden. In Abbildung 21.10 finden Sie ein Beispiel für diese Übung.

Sitzendes Frontheben

Sie sitzen mit geradem Rücken auf einer Bank, Ihre Füße stehen auf dem Boden. Nehmen Sie nun zwei Hanteln in die Hände, die mit den Handflächen nach unten zeigen, und lassen Sie die Hände auf den Knien ruhen. Heben Sie langsam die Gewichte auf Schulterhöhe, wobei die Arme gerade bleiben und die Handflächen weiterhin nach unten weisen. Bringen Sie dann die Hanteln in die Ausgangsposition zurück. In Abbildung 21.11 sehen Sie ein Beispiel für diese Übung.

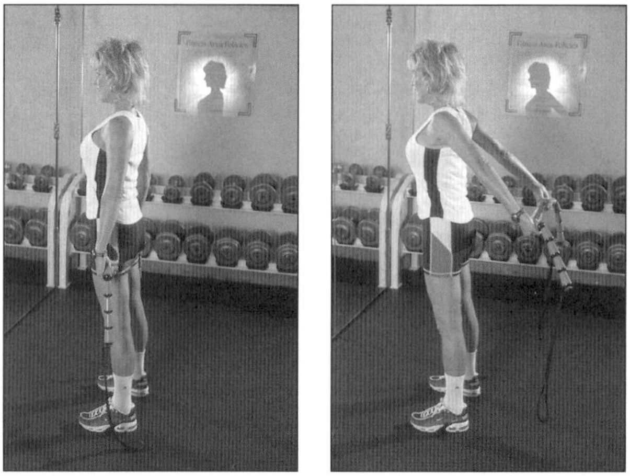

Abbildung 21.10: Laura zeigt die Brust- und Schulterdehnung.

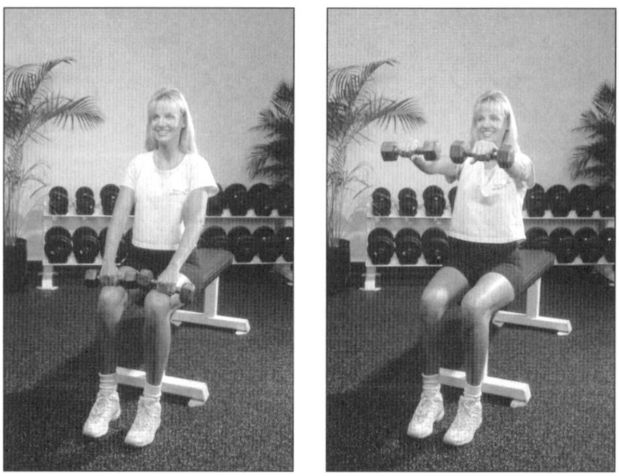

Abbildung 21.11: Kelly demonstriert das sitzende Frontheben.

Schulterdehnung

Wiederholen Sie die Übung, die Sie in Abbildung 21.10 sehen.

Liegende Überkreuzstreckung

Legen Sie sich auf den Rücken, winkeln Sie Ihre Knie an und stellen Sie die Füße flach auf eine Bank. Nehmen Sie eine Hantel in die rechte Hand und strecken Sie den Arm über der Brust nach oben aus. Unterstützen Sie Ihren rechten Ellbogen mit der linken Hand und senken Sie das Gewicht langsam auf Ihre linke Schulter ab, indem Sie Ihren rechten Ellbogen beugen. Kehren Sie dann zur Ausgangsposition zurück und wiederholen Sie das Ganze mit beiden Armen. In Abbildung 21.12 sehen Sie ein Beispiel für diese Übung.

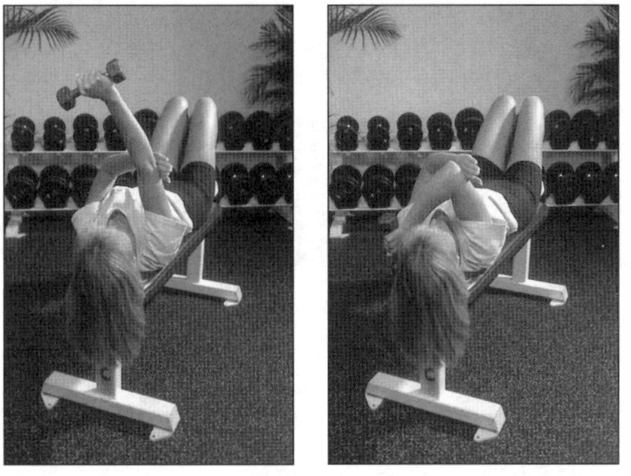

Abbildung 21.12: Kelly zeigt die liegende Überkreuzstreckung.

Trizepsdehnung

Stellen Sie sich hin, die Füße schulterbreit auseinander, und drehen Sie die Hüfte nach vorne. Legen Sie die Schlaufe des Stretch-Trainers über Ihre rechte Hand und heben Sie die Hand über Ihren Kopf, so dass der Gurt hinter Ihnen hängt. Bringen Sie die andere Hand hinter Ihren Rücken und ergreifen Sie den Stretch-Trainer. Beugen Sie den Ellbogen des ausgestreckten Arms und ziehen Sie langsam den Gurt nach unten, so dass Sie den Trizeps dehnen. Wiederholen Sie das mit beiden Armen und halten Sie auf jeder Seite etwa 30 Sekunden. In Abbildung 21.13 finden Sie ein Beispiel für diese Übung.

Unterstützte Bauchpresse

Wenn Sie einen Bauchroller besitzen (ein Trainingsgerät, dass Ihren Kopf und Ihre Schulter an Ort und Stelle hält, während Sie die Bauchregion trainieren, legen Sie sich flach auf den Rücken, winkeln Sie die Knie an und stellen Sie die Füße flach auf den Boden. Ergreifen Sie den Bauchroller und spannen Sie Ihre Bauchmuskeln an, indem Sie sie nach oben drücken. Wenn Sie keinen Bauchroller haben, legen Sie die Hände hinter den Kopf und halten Ihren

Nacken gerade, während Sie die Bauchmuskeln zusammenpressen. Das Resultat ist dasselbe. In Abbildung 21.14 sehen Sie ein Beispiel für die Bauchpresse mit einem Bauchroller.

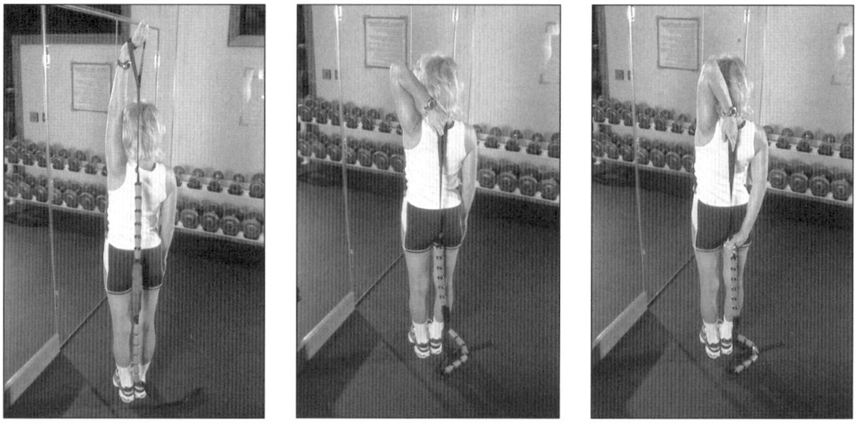

Abbildung 21.13: Laura demonstriert die Trizepsdehnung.

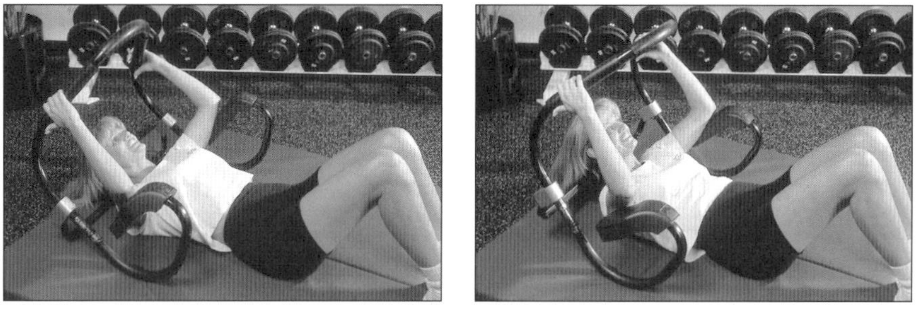

Abbildung 21.14: Kelly zeigt die unterstützte Bauchpresse.

Bauchdehnung

Legen Sie sich auf den Bauch, winkeln Sie Ihre Ellbogen an und legen Sie die Hände so hin, dass Sie Ihre Daumen aus den Augenwinkeln sehen können. Drücken Sie nun langsam Ihren Oberkörper nach oben, strecken Sie Ihre Arme durch und krümmen Sie Ihren Rücken (Holkreuz). Halten Sie diese Dehnung 30 Sekunden. In Abbildung 21.15 finden Sie ein Beispiel für diese Übung.

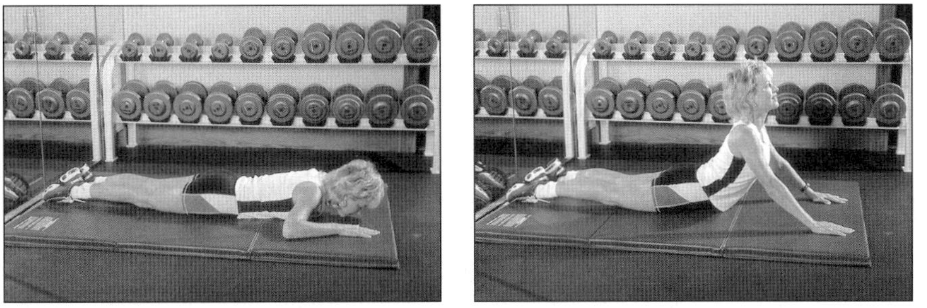

Abbildung 21.15: Laura zeigt die Bauchdehnung.

Tag 2

Wiederholen Sie alle Dehnübungen von Tag 1, aber machen Sie heute keine Kraftübungen. Machen Sie stattdessen einen Spaziergang oder fahren Sie Fahrrad. Überprüfen Sie dabei Ihre Herzfrequenz um sicherzugehen, dass Sie im aeroben Bereich arbeiten.

Tag 3

Wiederholen Sie die folgenden Übungen von Tag 1:

- ✔ Ausfallschritt
- ✔ Quadrizepsdehnung
- ✔ Kniebeuge
- ✔ Kniesehnendehnung
- ✔ Rudern mit gebeugtem Rücken
- ✔ Katzenbuckel
- ✔ Sitzender, abwechselnder Bizeps-Curl
- ✔ Unterarm-/Bizepsdehnung
- ✔ Liegende Brustpresse
- ✔ Brust- und Schulterdehnung
- ✔ Sitzendes Frontheben
- ✔ Liegende Überkreuzstreckung
- ✔ Trizepsdehnung

- Unterstützte Bauchpresse
- Bauchdehnung

Auch die folgenden Übungen gehören zu Ihrem Trainingsprogramm

Stehendes Rudern

Ihre Füße stehen schulterbreit auseinander und Sie halten eine Hantel in jeder Hand. Ihre Arme sind vor Ihnen ausgestreckt. Halten Sie nun die Köpfe der Gewichte zusammen und heben Sie sie langsam durch Beugen der Ellbogen. Rudern Sie mit den Gewichten aufwärts, auf Ihr Kinn zu. Wenn die Köpfe der Gewichte die Höhe des Nackens erreicht haben, kehren Sie zur Ausgangsposition zurück und wiederholen das Ganze. In Abbildung 21.16 sehen Sie ein Beispiel für diese Übung.

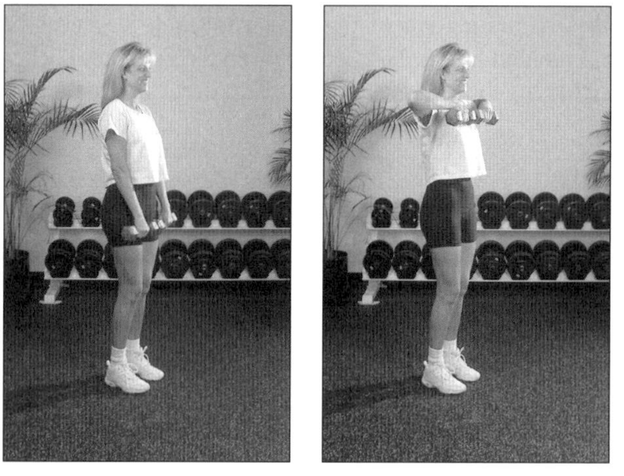

Abbildung 21.16: Kelly demonstriert das stehende Rudern.

Sitzender, beidhändiger Curl

Setzen Sie sich hin, halten Sie Ihren Rücken gerade und stellen Sie Ihre Beine aneinander. Nehmen Sie eine Hantel in jede Hand und halten Sie Ihre Ellbogen seitlich von sich, wobei beide Arme nach unten gestreckt sind. Beugen Sie dann langsam die Ellbogen und bewegen Sie gleichzeitig die Hanteln zu Ihren Schultern. Kehren Sie langsam in die Ausgangsposition zurück und wiederholen Sie das Ganze. In Abbildung 21.17 sehen Sie ein Beispiel für diese Übung.

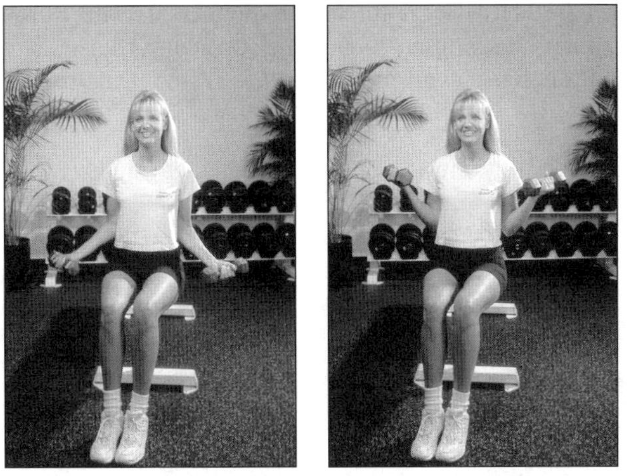

Abbildung 21.17: Kelly demonstriert den sitzenden, beidhändigen Curl.

Liegendes Seitheben

Legen Sie sich mit angewinkelten Knien auf eine Bank und stellen Sie die Füße flach darauf. Nehmen Sie in jede Hand eine Hantel und strecken Sie beide Arme nach oben, so dass sich die Gewichte über Ihrer Brust befinden. Dann bewegen Sie die Gewichte voneinander weg und beugen Ihre Ellbogen so, als ob Sie Ihre Arme um ein großes Fass legen wollten. Senken Sie die Gewichte langsam ab, bis Ihre Arme in den Ellbogen einen rechten Winkel bilden. Kehren Sie dann zur Ausgangsposition zurück und wiederholen Sie das Ganze. In Abbildung 21.18 sehen Sie ein Beispiel für diese Übung.

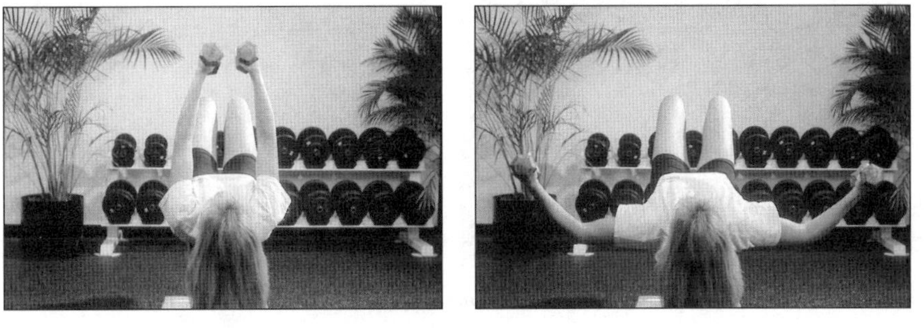

Abbildung 21.18: Kelly zeigt das liegende Seitheben.

Sitzendes Seitheben

Setzen Sie sich mit geradem Rücken auf den Rand Ihrer Bank, nehmen Sie eine Hantel in jede Hand und strecken Sie die Arme an Ihren Seiten nach unten aus. Beugen Sie dann die Ellbogen leicht und heben Sie die Gewichte auf Schulterhöhe, so dass Ihr Körper ein T bildet. Kehren Sie dann langsam zur Ausgangsposition zurück und wiederholen Sie das Ganze. In Abbildung 21.19 finden Sie ein Beispiel für diese Übung.

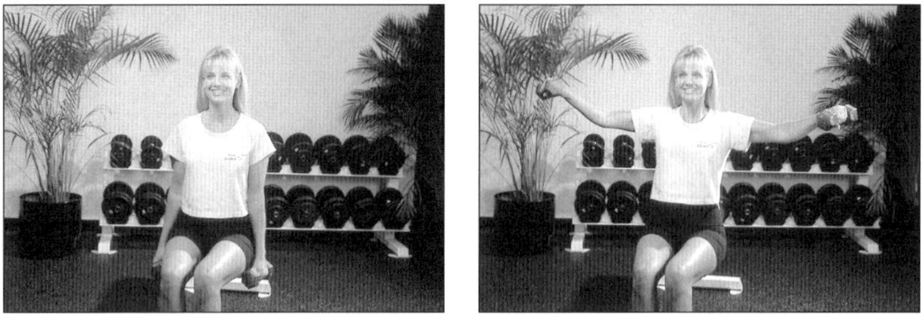

Abbildung 21.19: Kelly zeigt das sitzende Seitheben.

Umgekehrte Trizepsstreckung

Legen Sie sich mit dem Rücken auf eine Bank, winkeln Sie Ihre Knie an und stellen Sie die Füße flach auf die Sitzfläche. Halten Sie eine Hantel mit beiden Händen an den Hantelköpfen fest (also da, wo die eigentlichen Gewichte sind). Strecken Sie die Arme aus, so dass sich die Hantel über Ihrer Stirn befindet. Beugen Sie dann die Ellbogen und senken Sie das Gewicht hinter Ihren Kopf ab. Beugen Sie die Trizeps (die langen hinteren Muskeln des Oberarms) um zur Ausgangsposition zurückzukehren und wiederholen Sie das Ganze. In Abbildung 21.20 finden Sie ein Beispiel für diese Übung.

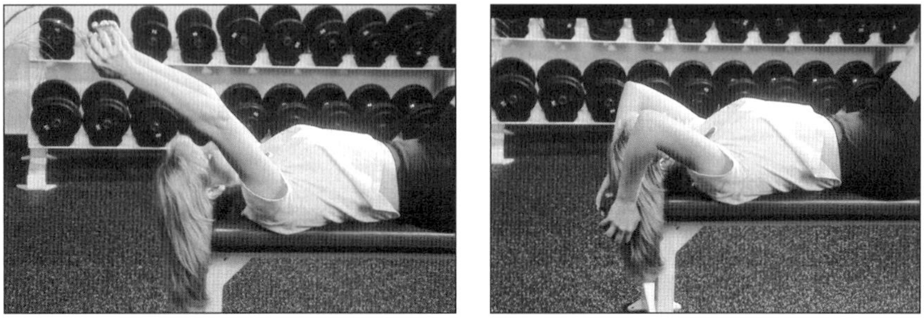

Abbildung 21.20: Kelly zeigt die umgekehrte Trizepsstreckung.

Tag 4

Wiederholen Sie alle Dehnübungen von Tag 3. Halten Sie aber nicht jede Dehnung nur einmal für 30 Sekunden, sondern wiederholen Sie jede Dehnung drei Mal, und halten Sie sie jedes Mal 30 Sekunden. Heben Sie heute keine Gewichte und machen Sie keine Liegestütze

Tag 5

Wiederholen Sie alle Dehnungsübungen von Tag 4 und halten Sie jede Dehnung 30 Sekunden. Wiederholen Sie außerdem Ihr Cardiotraining von Tag Zwei, aber versuchen Sie, die Geschwindigkeit zu erhöhen.

Tag 6

Wiederholen Sie die folgenden Übungen von Tag 3:

- ✔ Ausfallschritt
- ✔ Quadrizepsdehnung
- ✔ Kniebeuge
- ✔ Kniesehnendehnung
- ✔ Rudern mit gebeugtem Rücken
- ✔ Stehendes Rudern
- ✔ Katzenbuckel
- ✔ Sitzender, abwechselnder Bizeps-Curl
- ✔ Bizeps-/Unterarmdehnung
- ✔ Liegende Brustpresse
- ✔ Liegendes Seitheben
- ✔ Brust- und Schulterdehnung
- ✔ Sitzendes Frontheben
- ✔ Sitzendes Seitheben
- ✔ Liegende Überkreuzstreckung
- ✔ Umgekehrte Trizepsstreckung
- ✔ Trizepsdehnung
- ✔ Unterstützte Bauchpresse
- ✔ Bauchdehnung

Auch die folgenden Übungen gehören zu Ihrem Trainingsablauf von Tag 6:

Kniebeuge für den Adduktor

Stellen Sie sich breitbeinig hin, die Füße etwa 15 bis 30 cm über Schulterbreite auseinander und die Zehen leicht nach außen gerichtet. Nehmen Sie eine Hantel in jede Hand und strecken Sie die Arme direkt vor sich aus. Beugen Sie Ihre Knie und senken Sie langsam Ihre Hüften, so als ob Sie beim Ballett ein Plié machen würden. Kehren Sie dann langsam zur Ausgangsposition zurück und wiederholen Sie das Ganze. In Abbildung 21.21 sehen Sie ein Beispiel für diese Übung.

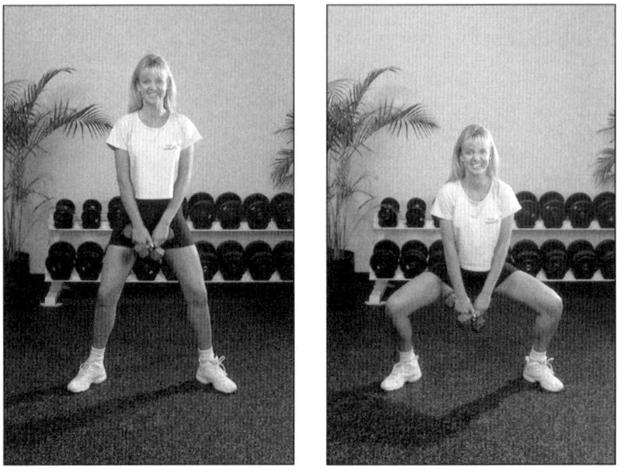

Abbildung 21.21: Kelly zeigt die Kniebeuge für den Adduktor.

Rumpfdrehung

Setzen Sie sich auf eine Bank, führen Sie die Beine zusammen und halten Sie einen *Power Ball* (einen schweren Ball von der Größe eines Basketballs) ausgestreckt knapp unterhalb der Brusthöhe vor sich. Drehen Sie sich dann langsam zu einer Seite und halten Sie Ihre Arme dabei ausgestreckt, als ob Sie den Ball neben sich auf dem Boden ablegen wollten. Beugen Sie dabei nicht die Arme und heben Sie nicht Ihr Gesäß von der Bank. Drehen Sie sich so weit wie möglich, kehren Sie dann langsam zur Ausgangsposition zurück und wiederholen Sie das Ganze. Verwenden Sie keinen Power Ball, der mehr als 3,5 kg wiegt. In Abbildung 21.22 sehen Sie ein Beispiel für diese Übung.

Sitzende Hammer-Curls

Setzen Sie sich mit aneinander gestellten Beinen und geradem Rücken auf eine Bank. Nehmen Sie eine Hantel in jede Hand und lassen Sie Ihre Arme seitlich nach unten hängen. Drehen Sie die Handgelenke, so dass Ihre Handflächen zu den Schenkeln weisen. Heben Sie dann einen Arm langsam in Richtung Schulter, indem Sie den Ellbogen beugen, aber das Handgelenk ruhig halten. Kehren Sie langsam zur Ausgangsposition zurück und wiederholen Sie den Vorgang mit dem anderen Arm. In Abbildung 21.23 finden Sie ein Beispiel für diese Übung.

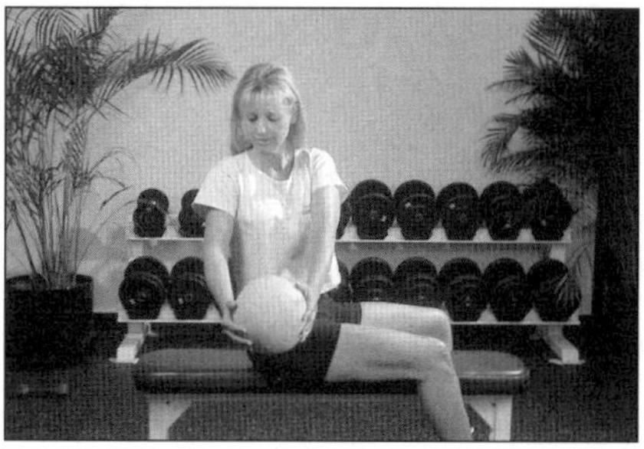
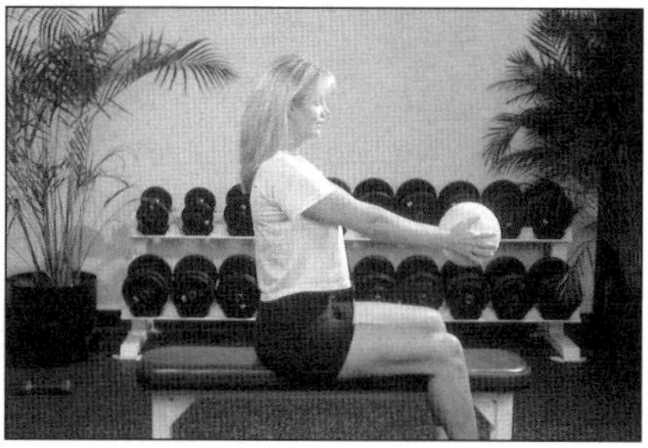

Abbildung 21.22: Kelly zeigt die Rumpfdrehung.

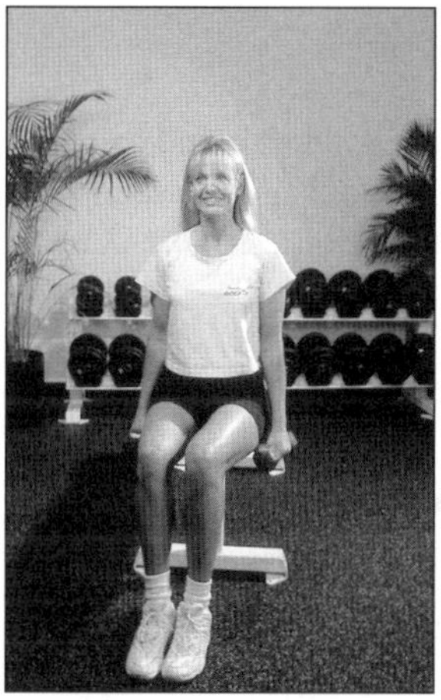
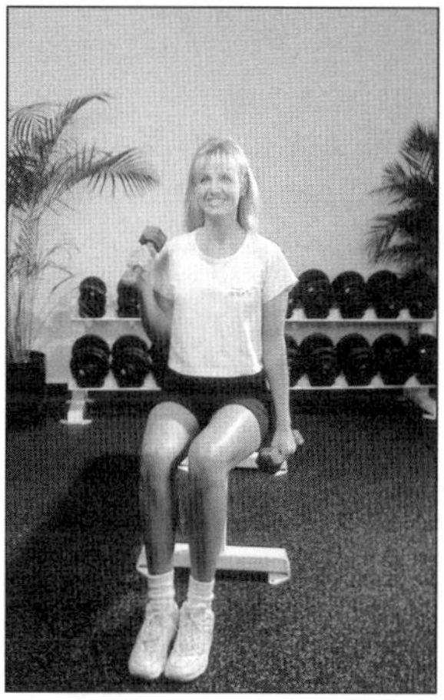

Abbildung 21.23: Kelly demonstriert die sitzenden Hammer-Curls.

Unterstützte Obliquuspresse

Legen Sie sich auf den Rücken, die Knie angewinkelt und die Füße flach auf den Boden. Nehmen Sie den Bauchroller (wenn Sie einen haben) und senken Sie die Knie rechts auf den Boden ab. Drücken Sie nun Ihren Rumpf nach oben – die Schulter und der Kopf bleiben dabei ruhig –, bis Ihre Schultern vom Boden abheben. Kehren Sie dann langsam zur Ausgangsposition zurück und wiederholen Sie das Ganze. Wiederholen Sie diese Übung auch zur anderen Seite um beide Obliquus-Muskeln gleichmäßig zu trainieren. Wenn Sie keinen Bauchroller haben, können Sie diese Übung machen, indem Sie die Hände hinter dem Kopf verschränken und Ihre Schultern vom Boden heben. Falls Sie sich fragen, was die Obliquus-Muskeln sind, erhalten Sie die Antwort nach fünf bis zehn Wiederholungen, wenn Sie die Spannung in Ihren Seiten spüren. In Abbildung 21.24 sehen Sie, wie diese Übung funtioniert.

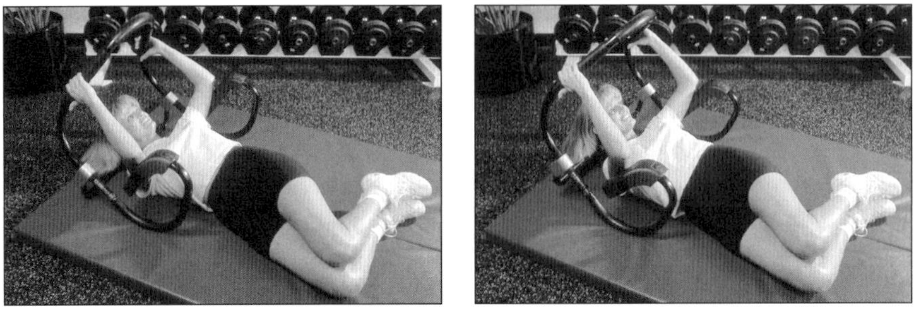

Abbildung 21.24: Kelly zeigt die unterstützte Obliquuspresse.

Tag 7

Führen Sie alle Dehnübungen von Tag 6 in drei Sätzen durch und halten Sie jede Dehnung 30 Sekunden. Wiederholen Sie die Cardioübung von Tag 5, aber treiben Sie sich selbst ein bisschen an und erhöhen Sie sowohl die Geschwindigkeit als auch die Dauer.

Tag 8

Wiederholen Sie die folgenden Übungen von Tag 6:

- ✔ Ausfallschritt
- ✔ Quadrizepsdehnung
- ✔ Kniebeuge
- ✔ Kniebeuge für den Adduktor
- ✔ Kniesehnendehnung
- ✔ Rumpfdrehung
- ✔ Rudern mit gebeugtem Rücken
- ✔ Stehendes Rudern
- ✔ Katzenbuckel
- ✔ Sitzender, abwechselnder Bizeps-Curl
- ✔ Sitzender beidhändiger Bizeps-Curl
- ✔ Sitzender Hammer-Curl

- ✔ Bizeps-/Unterarmdehnung
- ✔ Liegende Brustpresse
- ✔ Liegendes Seitheben
- ✔ Brust- und Schulterdehnung
- ✔ Sitzendes Frontheben
- ✔ Sitzendes Seitheben
- ✔ Liegende Überkreuzstreckung
- ✔ Umgekehrte Trizepsstreckung
- ✔ Trizepsdehnung
- ✔ Unterstützte Bauchpresse
- ✔ Unterstützte Obliquuspresse
- ✔ Bauchdehnung

Auch die folgenden Übungen gehören zu Ihrem Trainingsablauf von Tag Acht:

Drehung nach außen

Legen Sie sich auf die Seite und benutzen Sie den Bizeps des unten liegenden Arms als Kopfkissen. Beugen Sie Ihren oben liegenden Arm, so dass Ihr Ellbogen fest auf Ihrer Seite ruht. Nehmen Sie eine Hantel in die obere Hand (mit der Handfläche nach unten) und heben Sie das Gewicht in einer kreisenden Bewegung nach oben. Hierbei bleiben Ihr Ellbogen an Ihrer Seite und Ihr Trizeps am Körper. Kehren Sie langsam zur Ausgangsposition zurück und wiederholen Sie das Ganze mit beiden Armen. In Abbildung 21.25 finden Sie ein Beispiel für diese Übung.

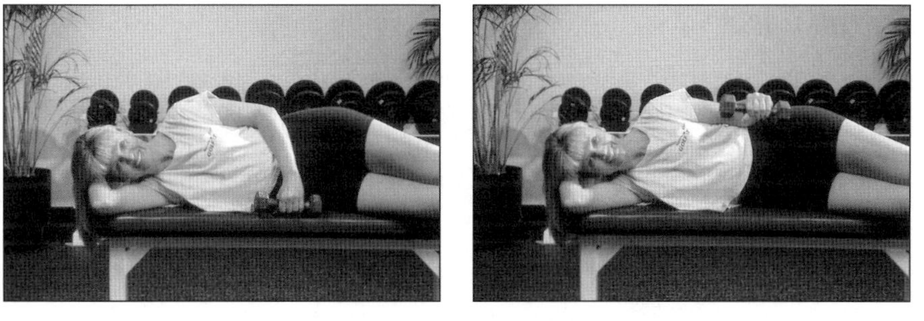

Abbildung 21.25: Kelly zeigt die Drehung nach außen.

Drehung nach innen

Legen Sie sich auf die Seite und stützen Sie Ihren Kopf mit einem festen Kissen oder einem zusammengerollten Handtuch. Bringen Sie den unten liegenden Arm mit einer Hantel in der Hand dicht an Ihren Körper und beugen Sie ihn im Ellbogen. Heben Sie nun langsam das Gewicht mit einer kreisenden Bewegung auf Ihre Brust zu. Ihr Ellbogen bleibt dabei auf der Bank und Ihr Trizeps bleibt am Körper. Kehren Sie zur Ausgangsposition zurück und wiederholen Sie den Vorgang mit beiden Armen. In Abbildung 21.26 sehen Sie ein Beispiel für diese Übung.

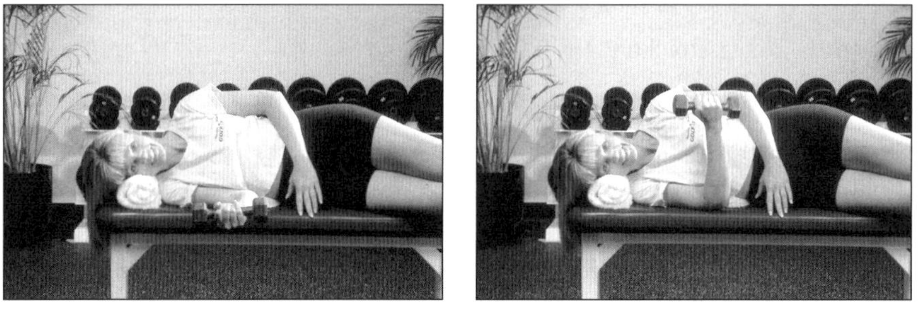

Abbildung 21.26: Kelly demonstriert die Drehung nach innen.

Überkopf-Trizepspresse

Setzen Sie sich auf eine Bank, stellen Sie die Füße auf den Boden und halten Sie Ihren Rücken gerade. Halten Sie eine Hantel mit beiden Händen am Hantelkopf und strecken Sie Ihre Arme direkt über Ihrem Kopf aus. Beugen Sie dann die Ellbogen und senken Sie das Gewicht hinter Ihrem Kopf ab. Spannen Sie dann die Trizeps an um zur Ausgangsposition zurückzukehren und wiederholen Sie das Ganze. In Abbildung 21.27 finden Sie ein Beispiel.

Unterarm-Curls

Setzen Sie sich auf die Bank und stellen Sie die Füße auf den Boden. Legen Sie nun Ihre Unterarme so auf die Schenkel, dass die Handgelenke über die Knie hinausragen. Heben Sie eine Hantel hoch (die Handfläche zeigt nach oben), wobei der Rest der Körpers so ruhig wie möglich bleibt. In Abbildung 21.28 sehen Sie, wie diese Übung funktioniert.

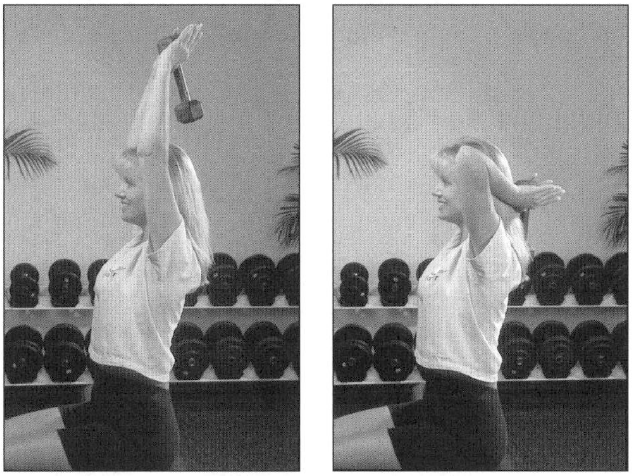

Abbildung 21.27: Kelly zeigt die Überkopf-Trizepspresse.

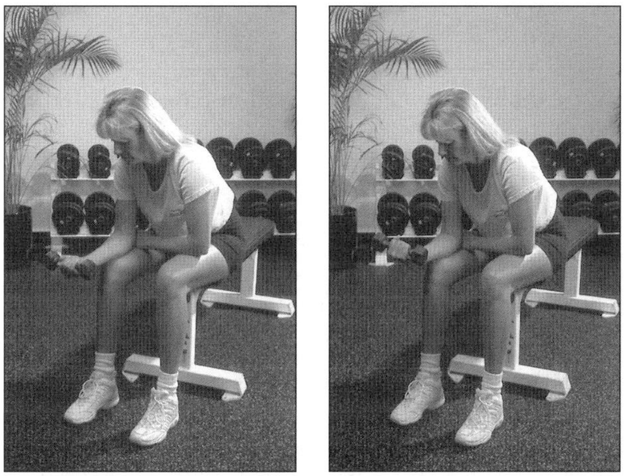

Abbildung 21.28: Kelly demonstriert Unterarm-Curls.

Handgelenk-Curls

Sie befinden sich in derselben Position wie für die Unterarm-Curls. Aber diesmal drehen Sie Ihre Handfläche nach unten und heben Ihr Handgelenk nach oben, bis Ihr Handrücken auf Ihre Brust zeigt. Kehren Sie langsam zur Ausgangsposition zurück und wiederholen Sie das Ganze. In Abbildung 21.29 sehen Sie, wie es funktioniert.

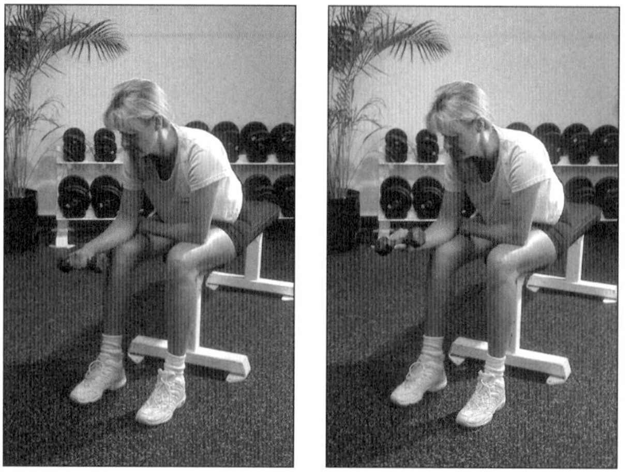

Abbildung 21.29: Kelly zeugt die Handgelenk-Curls.

Tag 9

Wiederholen Sie alle Dehnübungen von Tag 8 in drei Sätzen. Halten Sie jede Dehnung 30 Sekunden. Heben Sie heute keine Gewichte.

Tag 10

Wiederholen Sie die folgenden Übungen von Tag 8:

- ✔ Ausfallschritt
- ✔ Quadrizepsdehnung
- ✔ Kniebeuge
- ✔ Adduktordehnung
- ✔ Kniesehnendehnung
- ✔ Rumpfdrehung
- ✔ Rudern mit gebeugtem Rücken
- ✔ Stehendes Rudern
- ✔ Katzenbuckel
- ✔ Sitzender, abwechselnder Bizeps-Curl
- ✔ Sitzender, beidhändiger Bizeps-Curl

- ✔ Sitzender Hammer-Curl
- ✔ Bizeps-/Unterarmdehnung
- ✔ Liegende Brustpresse
- ✔ Liegendes Seitheben
- ✔ Brust- und Schulterdehnung
- ✔ Sitzendes Frontheben
- ✔ Sitzendes Seitheben
- ✔ Drehung nach außen
- ✔ Drehung nach innen
- ✔ Liegende Überkreuz-Streckung
- ✔ Umgekehrte Trizeps-Streckung
- ✔ Überkopf-Trizeps-Presse
- ✔ Trizepsdehnung
- ✔ Unterarm-Curls
- ✔ Handgelenk-Curls
- ✔ Unterstützte Bauchpresse
- ✔ Unterstützte Obliquuspresse
- ✔ Bauchdehnung

Auch die folgenden Übungen gehören zum letzten Tag Ihres Zehn-Tages-Programms:

Handdrücken

Bei dieser Übung drücken Sie einfach einen kleinen Ball und trainieren damit die Muskeln des Unterarms und die Sehnen der Hand. Sie sollten den Ball so oft wie möglich drücken, aber jede Hand gleichermaßen trainieren. In Abbildung 21.30 sehen Sie, wie es funktioniert.

Fingerstrecken

Nehmen Sie ein gewöhnliches Gummiband, wickeln Sie ein Ende des Bandes um Ihren Daumen und das andere um einen Finger, so dass das Gummiband entspannt ist, wenn sich Daumen und Finger dicht beieinander befinden. Spannen Sie dann das Gummiband, indem Sie Daumen und Finger auseinanderdrücken. Kehren Sie langsam wieder in die Ruheposition zurück und wiederholen Sie die Übung so oft wie möglich mit jedem Finger jeder Hand. Abbildung 21.31 zeigt diese Übung.

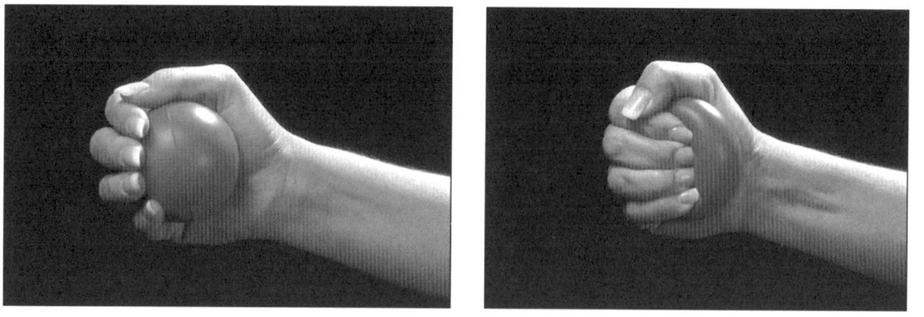

Abbildung 21.30: Handdrücken

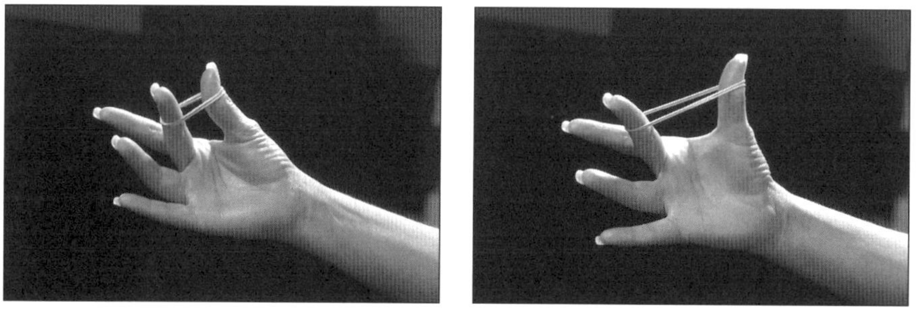

Abbildung 21.31: Fingerstrecken

Ohne je die Tür zu einem Fitnessstudio durchschritten zu haben, kann Sie dieses Programm auf den Weg zur Golffitness bringen. Nach den ersten 10 Tagen können Sie regelmäßig Krafttraining mit Dehnübungen oder Cardiotraining abwechseln. Dabei müssen Sie sich selbst in jedem Bereich vorwärts treiben. Wenn Sie dieses Programm durchhalten, werden Sie erstaunliche Ergebnisse erzielen.

Protokoll des Krafttrainings zu Hause

Startdatum:
Cardioübung:
Dauer der Cardioübung:

Übung	Tag	#1	#2	#3	#4	#5	#6	#7	#8	#9	#10	#11	#12	#13	#14	#15	#16	#17	#18	#19	#20	#21
	kg																					
	Wdh.																					
	kg																					
	Wdh.																					
	kg																					
	Wdh.																					
	kg																					
	Wdh.																					
	kg																					
	Wdh.																					
	kg																					
	Wdh.																					
	kg																					
	Wdh.																					
	kg																					
	Wdh.																					
	kg																					
	Wdh.																					
	kg																					
	Wdh.																					
	kg																					
	Wdh.																					
	kg																					
	Wdh.																					
	kg																					
	Wdh.																					
	kg																					
	Wdh.																					
	kg																					
	Wdh.																					
	kg																					
	Wdh.																					
	kg																					
	Wdh.																					

Abbildung 21.32: Das Trainingsprotokoll

Die zehn Fehler des Wochenendsportlers

22

In diesem Kapitel

- Die häufigsten Fehler der Wunschdenker auf dem Golfplatz
- Erkennen, warum Übung nicht immer den Meister macht
- Die Ausreden vieler Wochenendsportler entkräften

Das größte Geheimnis des Golfsports hat nichts zu tun mit dem Schwung, mit der Aufstellung, mit dem Griff oder mit sonst einer mystischen Zauberei, die Hollywood oder gewisse langweilige Golfautoren diesem Sport andichten wollen. Das große, ungelöste Rätsel, dieses alten, königlichen Spiels ist nicht, wie man den Ball weiter oder höher schlägt, niedriger oder gerader. Und ganz gleich, was Sie Woche für Woche im Fernsehen hören: Das große Mysterium des Golfsports ist auch nicht das Putten. Alles läuft auf ein großes, noch nicht zusammen gesetztes Puzzle hinaus. Die größte unbeantwortete Frage für Golfer jedes Alters ist für alle Zeit: »Was ist eigentlich in deiner Birne los?«

Golf ist ein Spiel für einen denkenden Menschen. Sie müssen nicht nur eine Strategie für Ihren Weg über den Golfplatz entwickeln, Sie müssen auch recht lange darüber nachdenken, wie Sie sich auf das Golfspiel vorbereiten. Was machen Sie mit Ihrem Körper vor, bei und nach einer Runde – und welche Art von Ergebnissen können Sie erwarten? Wie kaum bei einem anderen Spiel zeigt sich beim Golf das Prinzip von Ursache und Wirkung. Wenn Sie den Ball lang und gerade schlagen und konsistent einputten, spielen Sie gut. Wenn Sie einen Hook schlagen (ein Schlag, der links an Ihrem Ziel vorbeifliegt), werden Sie eher einen großen Score haben. Und wenn Sie Ihren Körper vor einem Spiel schlecht behandeln, behandelt Ihr Körper Sie auch schlecht. Das sehen Sie dann ebenfalls am Schluss auf der Scorekarte.

Wochenendgolfer müssen keine Wochenendsportler sein – diese schweißgetränkten Dummköpfe, die den Trainings- und Spielaufwand von sieben Tagen in fünf Stunden am Samstagmorgen quetschen. Aber die Versuchung ist groß für die, die leidenschaftlich gerne spielen. Es ist schwer, nicht so viel Zeit wie nur irgend möglich auf dem Platz zu verbringen, wenn man die Gelegenheit dazu hat. Das ist ja auch nicht falsch, solange Sie dabei Ihren Kopf benutzen. Sie können es verhindern, zum Wochenendsportler zu werden, aber vorher müssen Sie genau wissen, was das ist. Sie müssen die größten Fehler dieser Leute erkennen.

Die Extravaganz des Ballschlagens

Es ist so leicht dem überwältigenden Wunsch, besser zu werden, nachzugeben. Sie lieben das Spiel so sehr, dass an einem freien Tag oder während ein paar sonniger Nachmittagsstunden Folgendes passiert: Sie gehen auf den Übungsplatz, haben einen Korb mit Bällen bei sich und sind bereit und begierig alle Probleme zu lösen, die Ihnen das Golfspiel bereiten kann. Zwei Stunden später platzt eine der Blasen an Ihrem kleinen Finger, Ihr unterer Rücken tut weh und Ihre Arme schmerzen derart, dass Sie kaum Ihre Tasche schultern und zum Clubhaus zurückgehen können. Und das nennen Sie dann einen produktiven Tag!

Auf diese Weise den Ball zu schlagen hilft Ihnen nicht beim Spiel. Wenn überhaupt, schadet es. Sie müssen sich jedem Aspekt Ihres Spiels geduldig und angemessen nähern, das Üben eingeschlossen. Sie würden ja auch nicht nach einmonatiger Pause gleich wieder vier oder fünf Stunden am Stück im Fitnessstudio trainieren. Gehen Sie also auch nicht auf den Übungsplatz und prügeln Sie den Ball wie ein Besessener, nur weil Sie gerade ein bisschen Zeit haben. Machen Sie langsam. Ihr Spiel wird es Ihnen danken.

»Der Geist ist willig, aber das Fleisch ist schwach!«

Ein 60-Jähriger steht für einen Schlag über 199 Meter bereit. Der Schlag führt über Wasser zu einer Fahne, die im vorderen rechten Teil des Grüns steht. Es gibt keinen Spielraum für einen Fehlschlag. Entweder schlägt er einen perfekten Schlag über 200 Meter oder der Ball fällt ins Wasser. Er hat nur eine Möglichkeit. Er muss 150 Meter auf ein wunderschönes Stück Land kurz links vor dem Grün schlagen. Von da aus sind es nur noch 44 Meter bis zum Loch und viel Grün, auf dem man arbeiten kann. Und macht der Mann das? Natürlich nicht! Er versucht nicht nur das Grün zu treffen, er versucht ein 2er-Eisen in die Fahne zu federn. Und dann ist er natürlich schockiert, erzürnt, verdattert und irritiert, wenn sein Ball wie ein hüpfender Stein über das Wasser flutscht, bevor er versinkt.

Warum eigentlich sollte ein Mann diesen Alters, der Golf ein oder zwei Mal pro Woche spielt, einen solchen Schlag überhaupt versuchen. Die Antwort ist einfach: Er konnte es früher. Also kann er es doch jetzt auch noch. Leider lässt Ihr Körper lang vor Ihrem Gedächtnis nach. Beim Golf geht es darum, zu maximieren, was vorhanden ist, und nicht wiederzuerschaffen, was weg ist. Je eher Ihnen das klar wird, desto eher können Sie Ihre Scores senken.

Überdehnen und das gefürchtete Federn

Bloß weil Sie Ihre Zehen vor 10 Jahren berühren konnten, heißt das nicht, das Sie mit Ihrem Rumpf federn sollen (auf und ab wackeln, bis die Schwerkraft und der Impuls Sie ans Ziel gebracht haben). Das ist die Theorie des größeren Hammers. Wenn ein Dübel nicht in das richtige Loch passt, holen Sie einen größeren Hammer. Wenn Sie nicht mehr so gelenkig sind wie früher, federn Sie, bis Sie da sind.

Federn beim Dehnen kann sehr oft beim Golf Verletzungen verursachen. Dehnungen benötigen Zeit und Dehnen ist ein Prozess, nicht ein 5-sekündiges Federn. Wenn Sie beim Dehnen federn, werden Sie sich verletzen. Die Frage ist nur wann und wie schwer.

Raus aus dem Auto und ab an das Tee!

Das Leben ist schneller und hektischer als je zuvor und Zeit ist ein wertvolles Gut. Ihr Chef verlangt mehr von Ihnen; Ihre Familie verlangt mehr von Ihnen. Bestimmt wünschen Sie sich, ein paar Minuten mehr am Tag zu haben. Aber letzten Endes wird es Sie einholen, dass Sie diesen einen Anruf noch schnell untergebracht haben, bevor Sie in den Club gestürmt sind. Kein Mensch kann aus dem Büro stürzen, wie ein Verrückter zum Golfplatz rasen, aus dem Auto springen, zum ersten Tee rennen, einen perfekten Drive in die Mitte des Fairway setzen und dann die ganze Runde spielen, als ob alles in Ordnung wäre. So geht es nicht.

Nehmen Sie sich ein paar Minuten um sich aufzuwärmen und zu dehnen. Schlagen Sie ein paar Pitches und ein paar Putts, wärmen Sie Ihre Muskeln und Gelenke auf und bringen Sie Ihren Körper in den Rhythmus für Golf. Diese Vorgehensweise zahlt sich reichlich auf dem Golfplatz aus. Golf soll Spaß machen. Nehmen Sie sich ein bisschen mehr Zeit, damit es noch mehr Spaß macht.

Harte Übung vor einer Runde

Der Übungsdurchgang vor der Runde ist gar kein Übungsdurchgang: Er ist eine Aufwärmphase, in der Sie Ihren Rhythmus finden und ein paar positive Gedanken über Ihren Schwung bekommen sollen, bevor Sie auf den Platz gehen. Sie können das Aufwärmen zu einer vollständigen Übungseinheit machen, komplett mit Sportübungen und Probeschlägen, gefolgt von Bällen, Bällen und noch mehr Bällen. Aber das ist eine dumme Art, den Tag zu verbringen, es sei denn, Sie möchten Ihren Score schon ruinieren, bevor Sie an das erste Tee treten. Vor einer Runde sollen Sie Ihren Körper und Ihren Geist auf das Spiel einstimmen. Alles andere ist vergebliche Mühe.

Abends hart trainieren, am nächsten Morgen spielen

Spielen und Trainieren schließen sich nicht gegenseitig aus, wie ich Ihnen in diesem ganzen Buch aufzuzeigen versucht habe. Eines aber funktioniert nicht: spät am Abend schwere Gewichte heben, kurz danach schlafen gehen, am nächsten Morgen aufstehen und sofort spielen wollen. Ihre Muskeln brauchen nach einem harten Trainer eine kleine Erholungsphase. Das kann eine halbe Stunde mit Dehnungen sein oder vielleicht auch ein paar Minuten in der Badewanne. Sie müssen irgendetwas tun um Ihre hart arbeitenden Muskeln nach dem Training locker zu halten, selbst wenn Sie schlafen gehen. Sie werden sich selbst beim ersten Tee am nächsten Morgen dankbar sein.

Fehler auf dem Platz liegen nicht immer an der Technik

Viele Anzeichen signalisieren, wie eine Golfpartie verläuft. Ein narrensicherer Weg den Stand einer bestimmten Partie zu erkennen, besteht darin, den Spieler zu suchen, der seine Schwungebene und seine Handposition auf dem Höhepunkt des Rückschwungs vor und nach dem Schlag überprüft. Der Mann verliert. Sie können Ihr Haus darauf verwetten.

Viele Wochenendsportler können nun einmal nicht die Schwungtheorie auf dem Übungsplatz oder im Clubhaus lassen und einfach den Schlag spielen, der in der aktuellen Situation erforderlich ist. Profis bezeichnen diese Unzulänglichkeit als *Golfschwung spielen* statt Golf spielen. Der Golfplatz ist nicht der Ort, sich Gedanken um die Schwungmechanik zu machen. Und falls Sie sich fragen, wie Ihr Schläger oben positioniert ist, werden Sie wahrscheinlich die Partie verlieren.

Sie können am selben Tag trainieren, an dem Sie spielen

Tourprofis trainieren an den Tagen, an denen sie auch spielen. Die meisten machen vor der Runde Dehnübungen, andere beginnen den Tag mit einem Aufwärmprogramm für das Herz-Kreislauf-System, z. B. 15 bis 20 Minuten auf dem Fahrrad. Nach den Runden gehen sie in den Kraftraum und legen noch eine ordentliche Dosis Krafttraining nach, bevor sie sich noch einmal dehnen und etwas Cardiotraining absolvieren.

Die Wahrheit ist, dass Sie am selben Tag trainieren können und sollten, an dem Sie spielen. Sie dürfen dabei nur nicht durchdrehen. Wenn Sie eine Stunde vor Ihrem Spiel 100 Bizeps-Curls machen, werden Sie den Schläger nicht gut schwingen. Aber 30 bis 45 Minuten Dehnungen, bevor Sie an das Tee gehen, geben Ihnen eine mehr als durchschnittliche Chance auf einen guten Score. Solange Sie Ihren Kopf benutzen, kann das Training durchaus ein normaler Bestandteil eines Spieltages sein.

»Nur ein Bierchen zur Beruhigung.«

Golf ist schon schwierig genug, wenn Sie alle Sinne und all Ihr Können beisammen haben. Wenn Sie anfangen Ihr Gleichgewicht, Ihr Gefühl, Ihre Koordination und Ihr Timing mit Alkohol zu beeinträchtigen sind Sie erledigt. Der Geschmack eines kühlen Bieres kann an einem heißen Tag wie die Gnade göttlichen Nektars sein. Aber wenn Sie diesem Verlangen auf dem Golfplatz nachgeben, können Sie ein gutes Spiel vergessen. Sie können Golf spielen oder trinken, aber nicht beides gleichzeitig.

»Nur ein Gläschen nach der Runde.«

Sie haben gerade während einer 18-Loch-Runde viele Kohlenhydrate, Kalorien und Elektrolyten verbrannt. Womit kann man diese lebenswichtigen Nährstoffe am besten wieder auffüllen und den Körper für den Rest des Tages wieder in Form bringen? Ganz sicher nicht mit einem großen Bier. Alkohol entzieht Ihrem Körper noch mehr Nährstoffe als Golf. Sie brauchen deshalb auf Ihr großes, kühles Lieblingsbier nicht gänzlich zu verzichten. Sie müssen einfach nur warten, bis Ihr Körper etwas von dem zurückbekommen hat, was er braucht, bevor Sie sich das verabreichen, was Sie möchten.

23 Zehn Dehnungen am Golfcart

In diesem Kapitel

- Dehnübungen, die Sie vor dem ersten Tee auflockern
- Dehnübungen um Ihren Rücken und Ihre Beine in der Mitte einer Runde locker zu halten
- Den Golfcart während der ganzen Runde zu Ihrem Vorteil einsetzen

Selbst wenn Sie sich vor der Runde die Zeit nehmen um sich ordentlich aufzuwärmen und zu dehnen, kann es immer noch sein, dass Sie das Bedürfnis verspüren sich ein bisschen mehr zu dehnen oder einen bestimmten Golfmuskel etwas intensiver zu dehnen. Dies gilt besonders für solche Tage, an denen Sie unter nicht gerade idealen Wetterbedingungen spielen und Ihre Muskeln sich anspannen, weil sie warm bleiben wollen. Dann ist zusätzliches Dehnen ein Muss.

Wenn Sie in einem Golfcart von Abschlag zu Abschlag fahren, hat Ihr Rücken genug Zeit um sich zu versteifen. Daher empfehle ich allen Golfern, zu Fuß zu gehen, insbesondere aber den älteren, die locker und aktiv bleiben müssen. Aber angesichts der Tatsache, dass Sie womöglich einen Cart benutzen, wenn einer da ist, gebe ich Ihnen hier zehn einfache Übungen um diese mechanische Monster auf eine Weise einzusetzen, die vielleicht sogar Ihr Spiel verbessert.

Kniesehnendehnung

Legen Sie Ihre Ferse auf die Achse und die entsprechende Hand auf das Dach des Carts um im Gleichgewicht zu bleiben (siehe Abbildung 23.1). Ihre Zehen zeigen in die Luft und Ihre Knie sind leicht gebeugt. Lehnen Sie sich nun in der Hüfte nach vorne, bis Sie die Dehnung spüren. Halten Sie diese Dehnung 15 bis 30 Sekunden, bevor Sie den Vorgang mit dem anderen Fuß wiederholen.

Quadrizepsdehnung

Ihr Gesicht ist vom Golfcart abgewandt und Sie legen die Oberseite Ihres Fußes auf die Achse des Wagens, wobei Sie hinter sich greifen um sich am Cart im Gleichgewicht zu halten (siehe Abbildung 23.2). Wenn Sie nun Ihre Hüften anziehen, spüren Sie die Dehnung im vorderen Muskel Ihres Beins. Halten Sie diese 15 bis 30 Sekunden, bevor Sie den Vorgang auf der anderen Seite wiederholen.

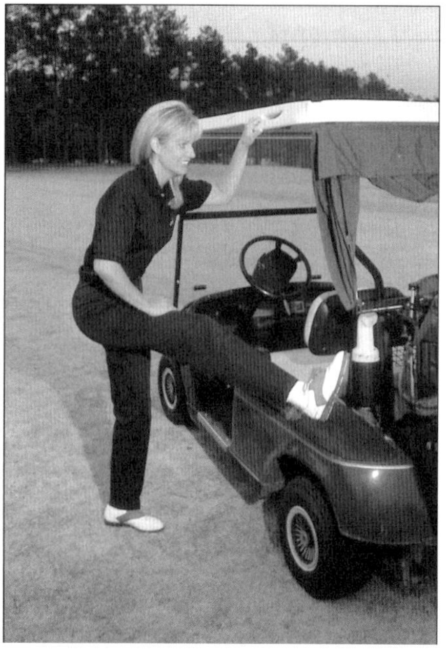

Abbildung 23.1: Dehnung der Kniesehne am Golfcart

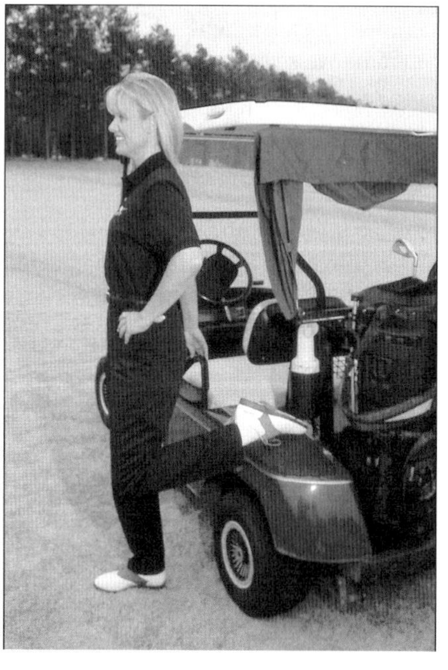

Abbildung 23.3: Quadrizepsdehnung am Golfcart

Wadendehnung

Stellen Sie einen Fußballen auf das Trittbrett und halten Sie sich am Dach des Wagens im Gleichgewicht. Nun halten Sie die Zehen in die Luft, während Sie die Ferse vorsichtig nach unten drücken, bis Sie die Dehnung in Ihrem Wadenmuskel spüren (siehe Abbildung 23.3). Halten Sie diese Dehnung 15 bis 30 Sekunden und wiederholen Sie sie mit dem anderen Bein.

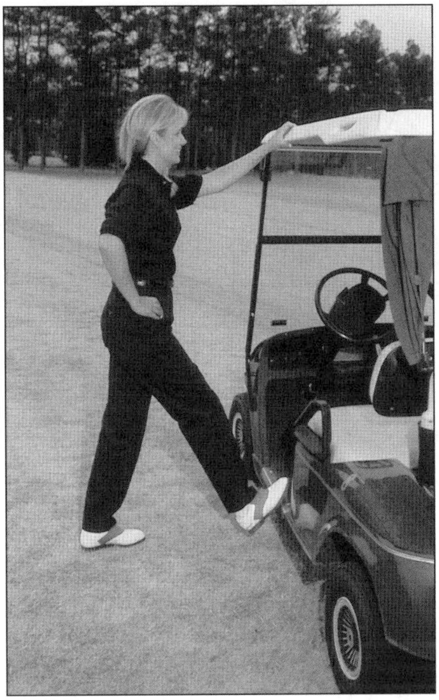

Abbildung 23.3: Wadendehnung am Golfcart

Abduktordehnung

Sie stehen seitlich neben dem Golfcart und strecken den ihm zugewandten Arm aus um sich am Gestänge im Gleichgewicht zu halten. Bei ausgestrecktem Arm kreuzen Sie das äußere über das innere Bein und beugen sich mit der Hüfte langsam in Richtung Wagen, bis Sie die Dehnung im Abduktor spüren. Das ist der Muskel im Unterkörper, der die Hüften seitlich bewegt und es Ihnen ermöglicht, Ihre Beine seitlich zu heben (siehe Abbildung 23.4). Halten Sie diese Dehnung 15 bis 30 Sekunden, bevor Sie sie auf der anderen Seite wiederholen.

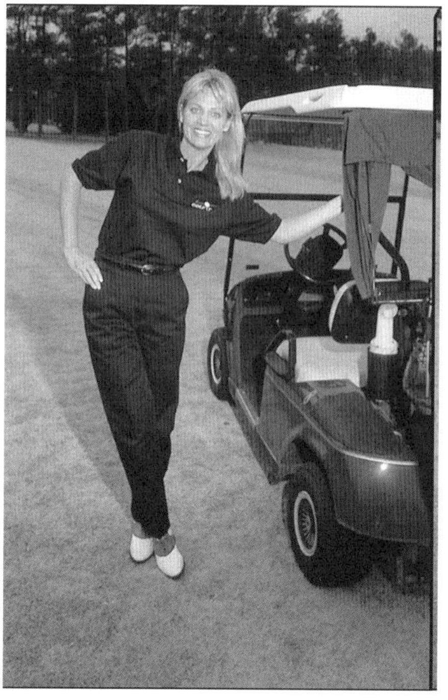

Abbildung 23.4: Abduktordehnung

Dehnung des oberen Rückens

Stellen Sie sich mit dem Gesicht zum Golfcart und ergreifen Sie mit beiden Händen die Abdeckung. Strecken Sie dann Ihre Arme aus und krümmen Sie Ihren Rücken vom Cart weg, wobei das Gewicht des Fahrzeugs die Dehnung unterstützt. Halten Sie diese Position 15 bis 30 Sekunden, aber wiederholen Sie die Dehnung während der gesamten Runde so oft wie nötig (siehe Abbildung 23.5)

Schulterdehnung

Stellen Sie sich mit zugewandter Seite neben den Golfcart und ergreifen Sie mit Ihrem äußeren Arm über Ihren Körper hinweg den Träger der Abdeckung. Drehen Sie Ihren Körper langsam vom Wagen weg um die Dehnung zu steigern (siehe Abbildung 23.6). Halten Sie diese Dehnung 15 bis 30 Sekunden und wiederholen Sie sie auf der anderen Seite.

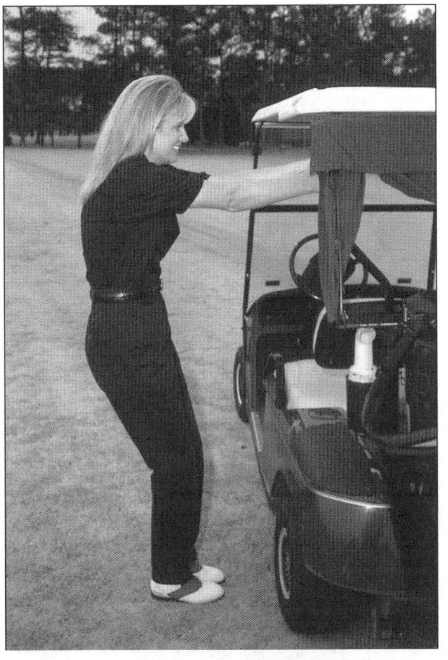

Abbildung 23.5: Dehnung des oberen Rückens am Golfcart

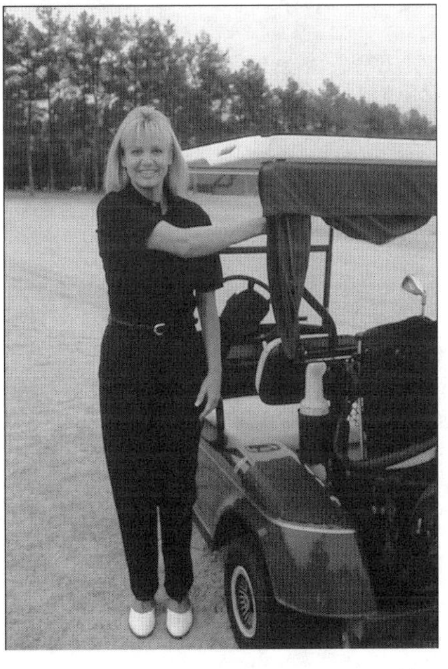

Abbildung 23.6: Schulterdehnung am Golfcart

Brustdehnung

Sie stehen an der Seite des Golfcarts und ergreifen mit dem näheren Arm den Träger der Abdeckung. Entfernen Sie sich nun vom Wagen, bis Ihr Arm völlig ausgestreckt ist, und drehen Sie Ihren Rumpf langsam vom Wagen weg, bis Sie die Dehnung in Ihrer Brust fühlen (siehe Abbildung 23.7). Halten Sie die Dehnung 15 bis 30 Sekunden und wiederholen Sie sie auf der anderen Seite.

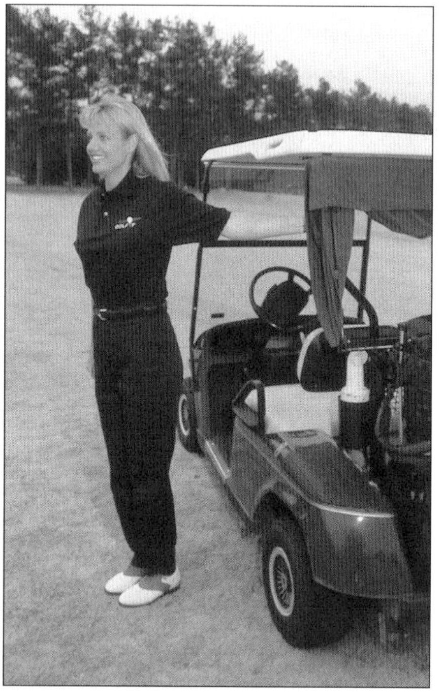

Abbildung 23.7: Brustdehnung am Golfcart

Dehnung des unteren Rückens

Sie sitzen im Golfcart, greifen nach unten und verschränken Ihre Arme unter Ihren Knien, während beide Füße auf dem Bodenbrett bleiben (siehe Abbildung 23.8). Sie spüren diese Dehnung im unteren Rücken, doch wenn Sie sie erhöhen wollen, krümmen Sie langsam Ihren Rücken, bis Sie die gewünschte Dehnung erreichen. Halten Sie diese Dehnung 15 bis 30 Sekunden.

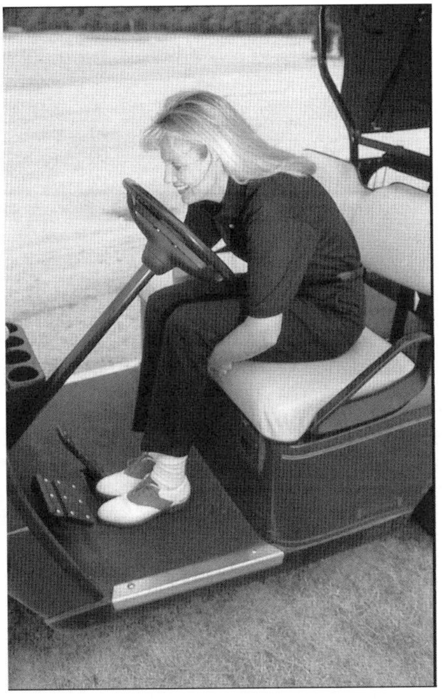

Abbildung 23.8: Dehnung des unteren Rückens

Dehnung durch Rumpfdrehung

Sie sitzen in der Mitte des Golfcarts, Ihr Rücken ist gerade und Ihre Füße stehen auf dem Bodenbrett. Dann drehen Sie Ihren Oberkörper zu einer Seite und ergreifen die Stange hinter dem Sitz. Bewegen Sie bei dieser Drehung die Hüfte so wenig wie möglich und Sie spüren diese Dehnung überall in Ihrem Rumpf (siehe Abbildung 23.9). Halten Sie diese Dehnung 15 bis 30 Sekunden und wiederholen Sie sie zur anderen Seite.

Unterarmdehnung

Sie sitzen auf dem Fahrersitz des Golfcarts, legen die Hände mit dem Fingeransatz unten auf das Lenkrad und strecken beide Arme durch. Dann drücken Sie die Handballen nach unten, wobei Ihre Ellbogen leicht gebeugt bleiben, bis Sie die Dehnung in den Unterarmen spüren (siehe Abbildung 23.10). Halten Sie diese Dehnung 15 bis 30 Sekunden.

Lassen Sie sich diese Dehnungen während Ihrer Runden zur Gewohnheit werden und merken Sie sich, wie weit Sie sich jedes Mal, wenn Sie spielen, strecken können. Das ist nicht so lohnenswert wie ein Birdie am schwierigsten Loch des Platzes, aber die Dehnungsreichweite bei jedem Spiel zu erhöhen ist eine Herausforderung, die Sie an sich selbst stellen sollten. Vielleicht sind Sie überrascht von dem Ergebnis, das letztlich dabei herauskommt.

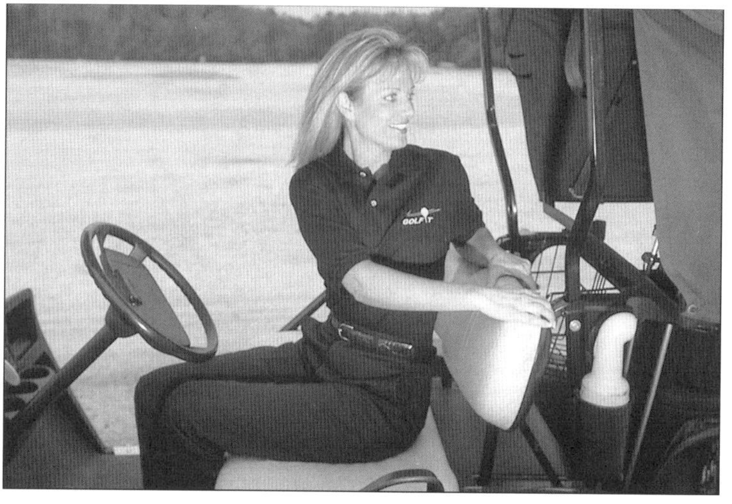

Abbildung 23.9: Dehnung durch Rumpfdrehung im Golfcart

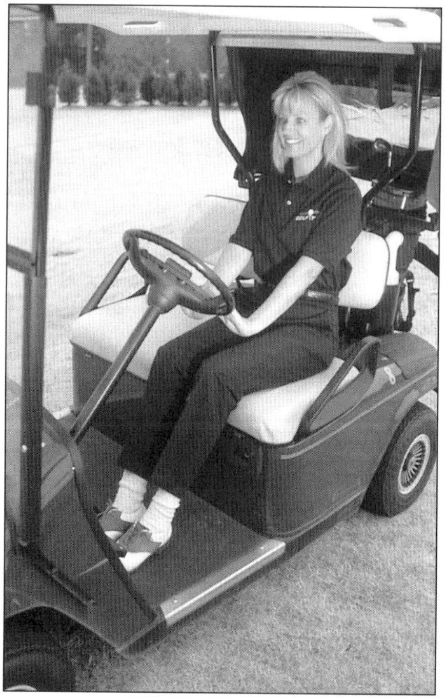

Abbildung 23.10: Unterarmdehnung

Stichwortverzeichnis

Symbole

A

B

C

H

I

K

L

M

N

O

P

Q

R

S